AF360926

Paris. — Imp. RAMLOT et Cie, 52, avenue du Maine.

Les Causeries Médicales

de

DIOSCORIDE

Docteur RAOUL BLONDEL

Ancien Chef de Laboratoire des Hôpitaux de Paris

Les Causeries Médicales

DE

DIOSCORIDE

2me VOLUME

ALBIN MICHEL, ÉDITEUR

PARIS, 22, Rue Huyghens, 22, PARIS

L'HYGIÈNE DE LA PEAU

L'hygiène de notre peau, exposée à toutes les souillures du dehors, constamment encrassée par ses propres sécrétions, consiste, avant tout, vous vous en doutez bien, dans sa propreté absolue.

Lavage et savonnage sont donc le premier mot de cette hygiène, mais non cependant le dernier. Si l'on en croît même la plupart des médecins voués à l'étude des maladies de la peau, celle-ci n'aurait pas de pire ennemie que l'eau.

C'est une opinion, si j'ose dire « à propos de bottes », dans le sens le plus exact du terme. Rien n'est plus mauvais pour un cuir, vous le savez, que d'être constamment exposé à l'humidité : il se dessèche dès que celle-ci s'est évaporée, perd sa souplesse, se fissure et laisse alors les impuretés le pénétrer et l'altérer plus ou moins gravement. Une expérience séculaire a établi que le véritable ingrédient conservateur du cuir, ce sont les corps gras.

Notre orgueilleuse humanité n'a pas le cuir fait autrement que les divers mammifères qu'elle a dépouillés à son profit, dans cette occasion.

Aussi le Créateur, qui devait s'en douter, a-t-il bien pris soin de recouvrir ce qui constitue proprement notre tégument, d'une couche protectrice, très résistante, d'un dallage de petites tuiles de corne, minuscules, minces et transparentes, s'imbriquant sur plusieurs plans superposés, — qui

sont les cellules épidermiques, et dont l'ensemble
forme l'épiderme, imperméable à l'eau, dans les
conditions ordinaires. Constamment usées par les
contacts, les frottements, les irritations de toutes
sortes qu'elles subissent, ces cellules-tuiles se multiplient sans relâche, naissent dans les couches
profondes, passent peu à peu à la surface, y viennent jouer leur rôle protecteur quelques instants,
puis meurent et sont emportées, pendant qu'au-
dessous d'elles d'autres se préparent déjà à les remplacer.

D'autre part, tout ce revêtement épidermique
est criblé de trous minuscules par où passe le goulot
de petites glandes (glandes sébacées) fabriquant
sans cesse un corps gras, qui se répand sur l'épiderme
et lui conserve, ainsi qu'à la peau tout entière, la
souplesse nécessaire. Nous possédons de la sorte
chacun quelques millions de ces petites boîtes à
graisse, si utiles, fournies par la nature, et dont
certaines, en des régions déterminées, s'ornent d'une
belle tige poussant en leur milieu, qui n'est autre
qu'un poil.

Parsemées entre ces glandes, d'autres, d'une
autre espèce, sécrètent la sueur, qui se répand à son
tour sur la peau, contribue à la maintenir moite, et
qui sert à éliminer, avec le trop-plein de l'eau de
notre sang (concurremment avec le rein), divers produits dont j'aurai l'occasion de vous parler. Mais
cette sueur est de l'eau, et lorsqu'elle baigne la peau
trop abondamment ou séjourne dans les recoins peu
aérés (plis de l'aîne, creux de l'aisselle, etc.), elle
finit par ramollir l'épiderme et le rendre plus sensible.

D'autre part, tout un fin réseau nerveux vient

aboutir de l'intérieur à notre tégument et le pénétrer plus ou moins, du fonds vers la surface. Il y a là
des nerfs, dits sensitifs, qui font connaître à notre
moelle les diverses impressions du dehors perçues
par notre peau, organe du tact, comme vous le
savez. D'autres nerfs apportent, au contraire, vers
les diverses couches cutanées, en provenance de la
moelle et du système nerveux sympathique, des
actions directrices essentielles, la régulation du débit
du sang dans le réseau vasculaire de la peau, la faisant rougir ou pâlir en réponse aux excitations
qu'elle reçoit, ou même à titre de signal de quelque
incident dans nos viscères, voire de quelque désordre dans nos pensées, — précipitant le débit de la
sueur à l'occasion, surveillant même le bulbe
pileux, soit qu'ils fassent dresser brusquement les
cheveux sur la tête, soit qu'ils préparent lentement
et sournoisement la décoloration ou la chute de
notre chevelure.

Ajoutez à cela un minuscule petit réseau
d'égout, finement entrelacé, qualifié de réseau lym-
phatique, répandu sous toute la surface de la peau
et charriant tout ce qu'il récolte vers des sortes de
chefs-lieux, qui sont les ganglions lymphatiques, où
s'opère un filtrage, où se détruisent les détritus, les
microbes envahisseurs, mais aussi où s'allument des
incendies quand ces microbes sont trop nombreux
ou trop virulents; c'est alors, dans ces ganglions,
la production de pus et d'abcès, par quoi se liquide
souvent providentiellement une infection qui eût pu
gagner tout l'organisme.

Une coupure de la peau, telle une tranchée
faite brutalement dans le sol de Paris, ouvre d'un
seul coup, dans notre tégument, à la fois les con-

duites d'eau, les égouts, coupe les fils de l'électricité motrice et ceux du téléphone. Tant il est vrai que le corps social de nos collectivités humaines, à son ultime degré de perfection, n'a su que reproduire, d'une façon relativement rudimentaire, ce que la nature a réalisé merveilleusement dans notre organisme individuel.

Ceci posé, les principes qui règlent l'hygiène de la peau peuvent maintenant vous être présentés sous une forme très simple.

Notre peau est exposée constamment aux actions les plus diverses du monde extérieur sur notre individu : le chaud, le froid, l'eau, les rayons lumineux, la poussière et les microbes qu'elle apporte, ceux qu'y déposent les contacts... Destinée à nous protéger, mais fragile, dénudée et frileuse, il nous faut la protéger elle-même, en l'absence des fourrures et des carapaces dont sont dotés nos frères inférieurs. Nos premiers ancêtres, très judicieusement, n'ont donc rien trouvé de mieux que de se « fourrer » dans une peau de bête, et les progrès (?) réalisés depuis par l'art du couturier et de la modiste n'en ont guère été que du point de vue de l'esthétique — et encore !

Nos vêtements de civilisés, d'ailleurs, ne nous protègent qu'incomplètement contre les poussières, qui pénètrent par leurs ouvertures, et, d'autre part, ils laissent notre visage et nos mains exposés à l'air.

Or, les poussières et leurs microbes sont collés à la peau par l'enduit gras — si précieux d'autre part — qui la recouvre : d'où une crasse qui bouche les pores de la peau, y fixe les parasites microbiens, et dans les glandes ainsi bouchées fait naître les éruptions de « boutons » et de furoncles.

Nous nous débarrassons de cette crasse par le savonnage. Mais du coup nous enlevons le précieux enduit gras : les cellules de l'épiderme s'infiltrent d'eau, se gonflent et meurent rapidement. Heureusement, je vous l'ai dit, leur remplacement est rapide ; mais si l'action de l'eau se poursuit trop longtemps, des couches entières de l'épiderme s'exfolient d'un seul coup, laissant les régions profondes de la peau presque sans défense. C'est ce qu'on voit après l'application trop prolongée des pansements humides et des cataplasmes, qui ouvrent si souvent la porte à l'infection quand une sérieuse asepsie ne les accompagne pas.

Enfin le dégraissage par le savon, desséchant la peau, fait perdre à l'épiderme sa souplesse. Même sans savon, le contact continu de l'eau la rend sèche et friable : aussi les métiers qui obligent à travailler dans l'eau, exposent-ils souvent à des fissures faciles à infecter.

La conclusion — et les anciens s'en étaient aperçus depuis longtemps — c'est qu'après le lavage il faut restituer à la peau la graisse qu'on lui a enlevée parce qu'elle était souillée, et l'enduire à nouveau, très légèrement au moins, d'un corps gras. C'était la pratique constante des Romains et des Grecs, et toutes les femmes soigneuses savent le rôle bienfaisant du cold-cream sur le visage après le savonnage, et de la pâte d'amandes sur les mains lorsqu'on les a lavées. Plus simplement, il suffit de faire usage de savons dits *surgras* et, comme le recommandait Unna, de ne pas rincer la peau après leur emploi, mais de l'essuyer à fond avec un linge.

De cette façon celle-ci restera constamment souple.
On rejettera donc les savons qui laissent après leur
usage la peau sèche et rèche, savon de Marseille,
savon de potasse, savons mélangés de silicate, si
gentiment coloriés et si bien parfumés qu'ils soient
par leurs fabricants : on les repoussera surtout pour
les soins du visage, dont je vais vous parler à part.

Si, pour diverses raisons, emploi d'un mauvais
savon, pratique d'un métier où l'épiderme est exposé
aux irritations continuelles, la peau des mains reste
sèche, il y a donc avantage à l'assouplir, après le
savonnage, avec une substance grasse, pâte d'amandes ou crèmes diverses ; éviter, du moins en usage
quotidien, la glycérine, qui déshydrate la peau et
dont l'emploi crée, à la longue, une infinité de petits
plissements microscopiques.

Unna conseillait, après le savonnage des mains,
de les frotter avec un bâton fait d'huile d'amandes
et de cire vierge mélangées à chaud, par parties
égales, et coulées dans un moule cylindrique.

Les bains additionnés de carbonate de potasse —
les *cristaux* des ménagères — constituent un moyen
de nettoyage parfait, le contact prolongé de l'eau
chaude favorisant la chute des couches épidermiques superficielles, les plus souillées par conséquent.
Ils débarrassent admirablement la peau de toutes les
souillures que la graisse y a fixées. Mais c'est une
opération — le bain alcalin — qu'il vaut mieux
ne pas renouveler quotidiennement, à moins qu'on
ne la fasse suivre d'une friction générale avec une
pâte grasse, ceci pour les raisons que je viens de
vous expliquer.

La peau des replis cutanés, aisselle, aîne, rainures diverses, plis des nourrissons et des personnes

grasses, réclame un dégraissage spécialement minutieux, parce que les sécrétions y sont toujours plus abondantes et que les souillures s'y trouvent trop bien abritées. Ici le savonnage peut même être renforcé par un lavage à l'alcool, et le graissage subséquent n'est plus aussi nécessaire, la sécrétion grasse naturelle, plutôt abondante en ces régions, reparaissant très rapidement ensuite. Il est bon, surtout en été, de saupoudrer ces régions avec du talc, une poudre inerte quelconque (sauf l'amidon), qui absorbe bien l'humidité et qui rend les frottements moins irritants : avoir soin d'enlever par un bon lavage la couche précédente avant de pratiquer un nouveau poudrage.

D'une façon générale, on se souviendra que les peaux grasses et les peaux sèches, car les deux types existent, comportent, pour une bonne hygiène, un traitement un peu différent, les premières acceptant mieux les lavages alcalins, les frictions à l'alcool, non suivies de l'emploi des pommades, — les autres ayant plus horreur de l'eau et exigeant davantage l'emploi des onctions grasses.

LE PRURIT

Le terme de prurit comprend toutes les sensations diverses qui éveillent le désir et même le besoin de se gratter. Il n'est personne qui ne comprenne de quoi il s'agit, sans que, pour cela, nous soyons encore très éclairés sur le mécanisme de ces sensations, si fréquentes et si banales qu'elles soient, mécanisme encore assez obscur dès qu'on veut quelque chose de plus que se payer de mots.

Il y a des démangeaisons dont la cause est évidente, lorsque, par exemple, elles sont dues au chatouillement par un corps étranger, par un parasite, au travail de cicatrisation d'une plaie ou à une maladie de peau.

Mais, dans nombre de cas aussi, il n'y a aucune raison visible du prurit. La peau est intacte : aucune pression, aucun contact ne justifient la sensation particulière qu'on éprouve. Cependant, un besoin impérieux apparaît de gratter telle ou telle région, grattage qui peut suffire, dans les cas légers, à faire disparaître la sensation, mais qui, dans d'autres cas, ne fait qu'irriter la peau et développer une véritable fureur de grattage, une sorte de crise nerveuse, d'abord quasi agréable, puis douloureuse, toujours plus ou moins longue à s'apaiser.

La variété de ces crises est infinie. Il y a des malheureux qu'elles saisissent à l'improviste et qui, en proie à une sorte de délire, labourent leur peau avec leurs ongles jusqu'à y créer des traînées sanglantes, se frottent contre les murs, se roulent, s'aspergent d'eau glacée, comme si une brûlante tunique de Nessus les revêtait tout entiers. Ces crises sont plus fréquentes la nuit, où la chaleur du lit paraît les exaspérer. On les observe plus souvent en hiver, ce qui a donné à penser que la sécheresse de la peau, la perspiration cutanée étant diminuée par le froid, y est pour quelque chose. Cette sécheresse épidermique a servi aussi à expliquer le prurit des vieillards, qui constitue, chez certains d'entre eux, une infirmité des plus pénibles et des plus tenaces. Mais il y a des sujets, par contre, qui se montrent plus sensibles aux chaleurs de l'été, comme si leur peau, macérée au contraire par la sueur, devenait alors particulièrement sensible. Quand il existe de véritables lésions cutanées préexistantes, justifiant cette fois le besoin de grattage, c'est surtout pendant l'été que celui-ci s'observe.

Mettons tout de suite à part les maladies de peau qui, par leur nature, éveillent des démangeaisons, eczémas, prurigos, urticaire. Mais disons aussi que, pour beaucoup d'entre elles, le grattage, intervenant secondairement, est la cause principale de leur entretien, de leur aggravation, quelquefois même de leur apparition. Il en est qui se réduiraient, bien souvent, à des manifestations bénignes et superficielles, si leur victime avait le courage de résister à la démangeaison. Beaucoup d'individus se présentent au spécialiste avec des lésions cutanées diverses qui sont exclusivement le résultat du grattage. Sans les démangeaisons qu'elle provoque, avec traumatisme consécutif de la peau, la gale elle-même passerait le plus souvent inaperçue. Ajoutons que l'ongle, en se chargeant de germes microbiens à cette occasion, sert d'agent de transport de ceux-ci dans des régions encore saines, et contribue ainsi à étendre le territoire de certaines lésions cutanées, l'acné et la furonculose, par exemple.

Certains prurits régionaux ont une cause locale légitime, en dehors de maladies cutanées véritables, cause qu'il faut chercher, trouver et guérir avant tout, si l'on veut voir disparaître le prurit : hémorroïdes, varices, coryza, séborrhée du cuir chevelu, conjonctivite, sécrétion cérumineuse du conduit auditif, pertes blanches, hyperhydrose de la paume de la main et de la plante des pieds, sans parler, bien entendu, de la présence de parasites.

Il faut signaler encore les démangeaisons qui apparaissent en certains points de la peau quand son régime circulatoire se trouve brusquement modifié. On peut citer comme exemple le besoin de se gratter le torse lorsqu'on vient de quitter des vêtements trop serrés, cas habituel chez beaucoup de femmes au moment où elles enlèvent leur corset, — du temps qu'il existait des corsets.

D'autres prurits ne sont que les manifestations à distance, produites par voie réflexe, d'un état ou d'une lésion internes, souvent très éloignés : on connaît le chatouillement à l'épaule droite des sujets atteints de calculs biliaires, les démangeaisons au nez de ceux qui recèlent des vers intestinaux, la sensibilité au niveau des reins chez des femmes atteintes de troubles utérins, de prolapsus ou de déviations surtout.

Les prurits les plus fâcheux, parce que le traitement en est le plus difficile, sont ceux qui apparaissent sans aucune cause locale appréciable, et qu'on ne peut attribuer qu'à un état d'ordre général, traduisant ses effets par l'intermédiaire du système nerveux, du système sympathique d'abord, des nerfs sensitifs ensuite, le premier amenant un trouble circulatoire cutané superficiel que les seconds interprètent comme le résultat d'un attouchement, d'un chatouillement illusoires. Il se passe alors quelque chose d'analogue aux fourmillements qu'on éprouve dans un membre lorsque la circulation, après s'y être trouvée interrompue par une fausse position, y revient brusquement. Tel est le cas des démangeaisons au visage quand il vient à rougir par émotion ou au cours d'une digestion laborieuse.

Le point de départ de cette excitation particulière du sympathique est généralement une intoxication, de quelque ordre qu'elle soit. La liste de ces intoxications est fort longue, depuis celles qui proviennent de toxiques véritables, alcool, café, morphine, cocaïne, etc... jusqu'aux poisons endogènes de l'acidose diabétique, du rhumatisme, de la grossesse, de l'insuffisance rénale ou hépatique — que traduit, chez beaucoup de sujets qui ne s'en savent pas atteints, le prurit consécutif à l'ingestion de crustacés, de moules, de certains poissons, de gibier faisandé.

C'est pourquoi le traitement de ces prurits sans cause visible comporte avant tout une cure de désintoxication par le régime lacté et surtout le régime végétarien : on supprimera radicalement le café, le thé et l'alcool, grands facteurs de prurit. On administrera des alcalins et des diurétiques pour améliorer l'état du foie et des reins. Localement on modifiera la sensibilité de la peau par des pansements

LES ENGELURES

Les engelures sont une des petites misères de l'hiver, communes chez un grand nombre d'enfants. Chacun connaît ces taches rouges ou violacées, qui apparaissent, dès les premiers froids, aux doigts, aux orteils, au pavillon de l'oreille, au bout du nez, partout où il y a une circulation active, dans une région terminale, de faible volume, et offrant une large surface à la réfrigération.

Elles sont souvent bénignes et n'offrent alors que l'inconvénient de devenir le siège de cuissons et de démangeaisons désagréables quand elles sont exposées au chaud, et même la nuit, dans la tiédeur du lit. Il en existe des formes plus graves, avec phlyctènes, fissures et ulcérations véritables, celles-ci pouvant entamer les tissus et y laisser, après cicatrisation, des déformations disgracieuses, par exemple au pavillon de l'oreille, dont les bords finissent par rester comme dentelés.

Débutant avec l'hiver, elles disparaissent spontanément au printemps, et sont le privilège des enfants âgés de moins de 10 à 12 ans. Si elles persistent plus longtemps, se montrent dans le courant de l'année et atteignent des adultes, il faut se méfier qu'elles soient le signe de quelque chose de plus sérieux, le lupus érythémateux, entre autres.

Les engelures, en effet, ont une origine très particulière. Il ne faut pas les confondre avec les

gelures, autre effet du froid, quand il est exceptionnellement intense et sous certains climats, lesquelles, dépendant aussi d'un trouble de la circulation
l cale, ont souvent des effets définitifs, avec perte
de la sensibilité cutanée, quand il n'y a pas ulcération et gangrène par thrombose des petits vaisseaux. Il est donc absurde de traiter les engelures
comme les gelures, comme on le fait parfois dans
les campagnes, au moyen de frictions vigoureuses
avec de la neige.

Les engelures sont sous la dépendance d'un
trouble circulatoire localisé, dépendant du système
nerveux sympathique, grand régulateur du débit
sanguin dans tout l'organisme, parce qu'il commande la contractilité des vaisseaux et, par là, augmente ou diminue leur calibre.

C'est donc ici le système nerveux, ou plutôt
l'état général, qui est malade tout d'abord. Les
enfants à engelures sont presque tous lymphatiques
et présentent parfois quelques signes de scrofule.
L'effet du froid, chez un sujet normal, n'est que
passager parce qu'une réaction naturelle ramènera
vite le sang un instant chassé. Chez le sujet à engelures, cette réaction ne se fait pas : la circulation
reste constamment languissante aux points choisis,
et son rappel forcé, par l'exposition au chaud, dans
un réseau qui reste contracté nerveusement, devient
alors très douloureux. Les engelures sont donc du
même ordre qu'une certaine maladie que l'on
observe chez les grandes personnes sous les noms
« d'asphyxie locale des extrémités », ou de « maladie de Maurice Raynaud », où les pieds et les mains
sont constamment violacés, et qui est incontestablement d'origine nerveuse.

Pour traiter les engelures, il faut, avant tout, s'adresser à l'état général, donner en abondance et régulièrement, à l'enfant, de l'huile de foie de morue, des préparations antiscorbutiques, de l'iode, du sulfate de quinine, des bains d'eau salée ou même d'eaux-mères. Le séjour à la plage pendant les vacances constitue une bonne prophylaxie. On fera porter gants, mitaines, couvre-oreilles aux enfants prédisposés.

Le traitement local n'agit que secondairement. S'il n'y a pas d'ulcérations, on appliquera une pommade quelconque, on fera des frictions alcooliques, on pratiquera des lavages très chauds avec une décoction de feuilles de noyer. Le tannage au brou de noix (faire écosser des cerneaux) est un préservatif inélégant, mais assez efficace. S'il y a fissures ou ulcérations, on prescrira le glycérolé de tannin (à garder la nuit sous des gants), le cérat de Goulard, ou une pommade très légèrement phéniquée, qui anesthésie assez bien contre les démangeaisons.

LES VERRUES

Ce sont de petites tumeurs épidermiques, considérées comme bénignes, mais cependant assez gênantes et qu'il vaut mieux ne pas négliger. La place qu'elles occupent, aux doigts, aux mains, aux poignets, à la face, parfois aux pieds, est souvent inopportune. Une fois apparues en un point, elles ont une tendance à essaimer tout autour; enfin on les a vues, chez le vieillard, être la première étape de véritables épithéliomas, c'est-à-dire de petits cancers de la peau, d'ailleurs bénins, et aujourd'hui facilement curables.

Et c'est précisément ce qu'il y a de troublant dans la question des verrues, car leur vraie nature n'est pas encore très clairement élucidée.

Leur structure révèle une multiplication exagérée des éléments normaux de l'épiderme au niveau d'une papille cutanée. Mais cette prolifération, d'apparence spontanée, c'est précisément la définition même du cancer, réduite à ses termes essentiels, et je viens de dire que les verrues peuvent, dans des circonstances particulières, devenir à la longue des cancers véritables. Elles sont contagieuses et inoculables : de petites verrues poussent comme des champignons autour de la première, sorte de « verrue mère », et, chose singulière, quand on détruit celle-ci, il arrive parfois que ces verrues filles disparaissent ensuite spontanément. D'ailleurs, très souvent, elles se fanent d'elles-mêmes sans qu'on sache bien pourquoi. On en a vu disparaître par suggestion (!).

Il y a donc encore beaucoup de points obscurs dans cette affaire. Probablement l'inoculation d'un microbe les provoque : mais on ne le connaît pas. Du moins le sang issu d'une verrue coupée en fait naître une autre facilement par simple piqûre. En broyant des verrues dans du sérum physiologique stérilisé, et en filtrant cette macération dans une bougie en porcelaine fine qui arrête tous les microbes, on obtient un virus inoculable. C'est donc un virus « filtrant », à microbe pratiquement invisible, microbe généralement bénin, puisqu'on le voit épuiser ses effets très facilement, mais tout de même suspect, et à qui un terrain propice, des irritations inopportunes, telles que des cautérisations incomplètes ou des grattages répétés, peuvent fournir l'occasion de devenir — ou d'appeler — l'agent inconnu de productions épithéliomateuses.

Les verrues se présentent sous des aspects très divers. Le plus commun est celui des verrues coniques ou filamenteuses — vulgairement poireaux — des mains et des doigts, organes plus exposés que tous les autres aux contagions accidentelles de la vie courante. Leur surface est fendillée et retient les poussières, qui leur donnent un aspect grisâtre. En grossissant, certaines s'étalent, deviennent globuleuses (grains de beauté) ou forment des taches lenticulaires plus ou moins saillantes. Il ne faut pas les confondre avec les amas pigmentaires bruns, ni avec les taches violacées vasculaires ou *angiômes*.

On observe chez les enfants et les jeunes gens un type spécial, la verrue plate *juvénile*, siégeant au visage et aux mains, c'est-à-dire aux parties découvertes, ressemblant un peu au lichen plan, et capable de se généraliser par inoculations en séries, à l'aide du **grattage**.

Les verrues plates *séniles* s'observent après la cinquantaine, sur les peaux flétries. La couperose leur prépare fréquemment le terrain. Elles deviennent jaunâtres, croûteuses, se fixent indéfiniment et sont inoculables elles aussi. Ce sont celles-là qui subissent le plus facilement la transformation épithéliomateuse : il faut donc bien se garder de les écorcher et encore plus de chercher à les détruire à l'aide de caustiques violents. Leur transformation définitive en cancer de la peau est souvent le résultat de ces manœuvres intempestives.

Le meilleur traitement à opposer aux verrues est de les sectionner à leur base avec la pointe de ciseaux très fins : on laissera un peu couler le sang — en se rappelant qu'il transporte la contagion — et l'on cautérisera avec une goutte de teinture d'iode.

On peut aussi les lier à leur base avec un fil fin et les laisser se flétrir, ou toucher leur extrémité avec une aiguille rougie : certaines semblent avoir des racines plus profondes et, traitées ainsi, récidivent au même endroit. Une fine pointe de galvanocautère, enfoncée à leur base, donne des résultats plus durables.

La destruction à l'aide des acides (acétique, lactique, chromique, nitrique, salicylique), ou de la potasse, est aussi très souvent employée. Il faut se servir, pour l'application du caustique, d'une pointe très fine, de façon à limiter son action au sommet de la verrue. La méthode demande beaucoup de persévérance et n'est pas sans quelques risques, lorsqu'on confond avec une verrue une petite tumeur angiomateuse. Le nitrate d'argent, jadis si vanté, a une action très lente et très imparfaite.

Enfin, on a obtenu parfois — à côté d'insuccès très nets — de bons résultats en badigeonnant les verrues, pour la nuit, avec de la teinture de thuya, qu'on laisse sécher sur place : en même temps, on fait avaler 10 ou 20 gouttes de cette teinture, qui est inoffensive. Pour les grosses verrues, on peut injecter une goutte de teinture de thuya à leur base, avec une seringue de Pravaz. Enfin, on a obtenu des succès en appliquant sur les verrues une pâte à la magnésie, et en faisant prendre au sujet un gramme de carbonate de magnésie chaque soir.

Je rappelle, en terminant, ce que j'ai dit plus haut, à savoir qu'on a vu des verrues disparaître par l'effet d'une suggestion. Vous voyez, au total, que la question des verrues, si mince que soit son objet, est une des moins éclaircies et des plus troublantes que la pathologie puisse étudier à l'heure actuelle.

L'HYGIÈNE DU VISAGE

Réservons un chapitre spécial à l'hygiène du visage, qui a ses particularités, et qui intéresse si vivement la plus belle moitié du genre humain, ce dont nous ne pouvons que lui savoir le plus grand gré, puisque tout ce qu'elle en fait, vous le savez bien, c'est pour nous plaire.

Le visage est la région de la peau la plus exposée aux actions du dehors, puisqu'il reste constamment découvert, tout comme les mains, et même plus qu'elles, que nous pouvons au besoin protéger avec des gants, tandis que la voilette n'a que des usages restreints. Le vent, le soleil, le froid, le chaud, la poussière et ses microbes sont pour lui autant d'ennemis familiers. En outre, nulle part, sinon au bout des doigts, la peau ne possède une aussi fine sensibilité nerveuse. La circulation sanguine y est si superficielle que ses moindres perturbations accidentelles ou durables en sont visibles. Percée d'orifices aux bords mobiles, — bouche, paupières, narines, — organe important de la mimique et de l'expression des sentiments, la peau du visage est la seule région de notre tégument capable d'exécuter des mouvements sous l'action de notre volonté, ce qui comporte l'existence, au-dessous d'elle et en relation constante avec elle, de tout un appareil de muscles dont certains, trop constamment sollicités,

finissent par la déformer en y creusant, hélas ! les
fâcheuses rides.

Ajoutons encore que l'effet des années, de l'enfance à la vieillesse, s'y marque plus profondément
et plus visiblement qu'ailleurs, que le retentissement de nos diverses maladies organiques intérieures y est toujours plus ou moins prononcé, sous
forme d'altération du teint, enfin que le désir de
lui conserver, malgré tous ces risques, et précisément à cause d'eux, un aspect toujours séduisant, a
inspiré, à son usage, un certain nombre d'artifices
de coquetterie dont l'action est trop souvent nuisible à la longue.

Il s'agit, vous le voyez, d'une région cutanée
tout spécialement traitée par la nature, ayant sa
physiologie, ses maladies et par conséquent son
hygiène propres, tout en participant des conditions
générales qui s'appliquent à notre peau tout entière,
puisque, là aussi, comme dans tout notre tégument,
on trouve des glandes produisant de la sueur, d'autres fournissant une sécrétion grasse, et des bulbes
pileux diversement répartis.

Miroir de l'âme, comme on l'a dit, le visage est
aussi celui de notre santé générale. Il n'y a guère de
frais visage, au naturel, sans une belle santé.

Cette formule renferme déjà la moitié des
règles d'hygiène à appliquer ici.

Dans une autre causerie sur « le nez rouge »
(Voy. II, p. 35), je vous expliquerai quel mécanisme l'excitation continue de la muqueuse gastrique par les acides des fermentations, par l'abus des
aliments indigestes, des crudités ou des condiments
irritants, se traduit, par voie réflexe, sous forme

d'une dilatation des capillaires de la peau de la face, dans sa partie centrale, d'où naît la rougeur après les repas, et, si l'effet se répète trop long-temps, chez des sujets à prédisposition particulière, la couperose et l'acné.

La mastication insuffisante des aliments, entraînant une action imparfaite de la salive sur les féculents, qui subissent alors dans l'estomac des fermentations irritantes, joue ici un rôle considé-rable, comme l'a bien montré Jacquet. Retenez-le, mesdames; la *tachyphagie*, le fait de manger trop vite, surtout avec des molaires imparfaites, est l'ennemie des jolis teints.

J'y ajouterai l'abus du thé qui, par son tannin, trouble également la digestion gastrique, avec le même retentissement sur la circulation de la peau du visage. C'est à lui, je vous l'ai déjà dit, que tant d'Anglaises doivent leur teint, d'abord d'un joli rose, finalement couperosé.

Ce déséquilibre de la circulation entraîne à sa suite la perturbation de la sécrétion grasse, qui s'exa-gère, agrandit les orifices des glandes qui la pro-duisent, lesquelles deviennent alors visibles sous forme d'un piqueté en « peau d'orange ». La pous-sière et l'encrassement les transforment en points noirs. La graisse accumulée dans ces glandes séba-cées hypertrophiées s'y moule en cylindres vermi-culés, qui s'expulsent par la pression, à moins que des microbes ne s'y installent et y produisent des inflammations aboutissant aux furoncles miliaires et à l'acné.

Il faut dire qu'il existe ici une large part de prédisposition individuelle. Comme il y a des bru-nes, des blondes et des rousses, il y a des peaux naturellement très grasses et d'autres qui sont trop sèches ; il est clair que l'hygiène à suivre n'est pas la même dans des cas aussi différents.

Le premier soin à donner au visage est évidemment de le maintenir en état constant de propreté, en enlevant aussi souvent qu'il est nécessaire l'enduit souillé que forme à sa surface le mélange de la sécrétion grasse, de la sueur et des poussières.

Avec quoi se laver, n'est-ce pas, sinon avec de l'eau et du savon ? Sans doute : mais, comme je vous l'ai dit au sujet de la peau en général, la santé de cette peau s'altère si on la prive de sa graisse et si elle devient trop sèche, surtout au visage où sa texture est encore plus délicate qu'ailleurs.

Il faudra donc se servir, non d'eau froide, mais d'eau chaude, et employer le moins de savon possible, en tout cas un savon *surgras* et non du savon à la potasse, et même pas de savon du tout chez les personnes qui ont naturellement la peau sèche, sujette aux dartres farineuses. On nettoie très suffisamment la peau du visage en la frottant un peu vigoureusement avec un linge mouillé très chaud. Pour les teints pâles, une rapide affusion froide, pratiquée aussitôt après, réalise une bonne gymnastique du réseau sanguin. Alors on promènera sur le visage un linge fin enduit d'une crème grasse, avec lequel on exécutera une friction douce, un massage délicat, en évitant d'abuser de l'élasticité de la peau. Une dernière friction à sec enlèvera l'excédent de matière grasse et laissera la peau souple et fraîche.

Il existe de nombreuses formules de crèmes pour le visage : la meilleure est celle du classique cold cream. L'important est qu'il ne s'y trouve point trop de glycérine. Celle-ci déshydrate la peau, la tend et lui donne d'abord un aspect de fermeté très agréable ; mais son usage continu amène la rétraction progressive de la surface épidermique, en y créant une infinité de petits plissements microscopiques qui, par le jeu de la lumière, produit un aspect général terne et grisâtre, souvent irrémédiable.

Il n'est pas défendu de recouvrir le tout d'un léger voile de poudre, pourvu que celle-ci ne soit pas faite uniquement d'amidon — qui s'imprègne, se ramollit et fermente, — mais qu'elle comporte une forte proportion de sels insolubles, carbonate de chaux, kaolin, oxyde de zinc, talc ou sous-carbonate de bismuth, avec proscription absolue de la céruse, bien entendu. L'enduit poudreux, toute coquetterie à part, prémunit bien la peau contre l'effet des variations de la température. Il absorbe utilement les sécrétions grasses en excès : mais il faut alors l'essuyer et le renouveler assez fréquemment. Il est, par conséquent, moins utile aux peaux sèches.

Il est vrai que les dames au visage ainsi constitué n'hésitent pas à le recouvrir d'un léger enduit gras, « pour faire tenir la poudre ». Il n'y a aucun mal à cela, si cet enduit ne renferme pas, par quelque artifice de parfumerie, des produits irritants.

Les personnes à la peau grasse et qui souffrent de cette séborrhée, très souvent liée à un mauvais régime, peuvent employer, en application permanente, pour la nuit, une pâte du type de celle dont Lassar a donné la formule : oxyde de zinc (ou *ceyssatite* ou oléate de zinc), amidon, vaseline, lanoline, par parties égales : ajouter, à mon avis, un peu de teinture de benjoin. Faire cuire assez longtemps au bain-marie, en tournant continuellement. Cette pâte, assez consistante, forme un enduit poreux, qui absorbe bien la graisse, tout en permettant la perspiration cutanée.

Enfin il est des peaux tellement grasses, sujettes à l'acné et aux petits furoncles, qu'il faut les nettoyer chimiquement avec l'éther de pétrole ou l'acétone, ou avec un mélange d'alcool et d'éther, — bien entendu, loin d'une flamme.

Les corps gras, appliqués sur les lèvres, les préservent des gerçures. Il n'est pas indispensable d'y incorporer des couleurs violentes, sinon dans l'intention perverse de falsifier les lignes apparentes de l'orifice buccal dont la nature nous a pourvus.

Le hâle que beaucoup de personnes rapportent d'un séjour à la mer, n'a rien que de très sain : le luminosité extrême de l'air des plages, les rayons chimiques plus intenses du soleil en ces régions, ont une action excellente contre les microbes des glandes cutanées et même contre la séborrhée. Ce hâle est d'ailleurs tout à fait passager. On s'en préserve en partie par l'emploi de la poudre.

Les taches de rousseur ou *éphélides*, sont généralement congénitales, parfois même héréditaires. L'action du grand soleil, surtout à la mer, en développe souvent de supplémentaires. Il n'est pas facile de s'en débarrasser. Les divers « laits » préconisés ici ne m'inspirent pas grande confiance. La plupart renferment du sublimé, qui mortifie les couches superficielles de l'épiderme et fait peler le visage. On obtiendrait le même résultat avec une solution d'acide acétique ou salicylique, ou même phénique. Mais les dépôts irréguliers de pigment que représentent ces taches, sont logés trop profondément dans le derme pour s'énucléer avec cette desquamation superficielle. Si celle-ci est poursuivie plus profondément, par des applications impitoyablement répétées, on risque d'enflammer la peau et de la laisser, pour l'avenir, rougeâtre et sensible.

La « clarté » du teint est un don naturel qu'aucun artifice ne permet de créer chez qui ne le possède pas. Par contre, l'abus des cosmétiques et des fards, un état de santé défectueux et permanent, arrivent facilement à le compromettre.

Le meilleur moyen de conserver un joli teint restera toujours de pratiquer une bonne hygiène générale, c'est-à-dire de ne pas faire d'écarts de régime, d'avoir un fonctionnement intestinal régulier, de ne point trop se serrer la taille et de ne pas abuser des veillées.

*
* *

Une étude de la physiologie du visage ne serait pas complète si l'on n'y réservait une place à ces déformations de sa surface, terreur des jolies femmes, — et qui s'appellent les rides.

Ce sont des plis plus ou moins profonds du tégument, que l'on rencontre sur les points les plus divers du corps, où ils fixent d'une façon permanente la trace d'un mouvement de la peau trop fréquemment répété. Mais c'est au visage, où cette peau, comme je l'ai dit, peut être mise en mouvement par l'action de notre volonté, que les rides sont le plus marquées, et aussi le plus gênantes. Les fibres du derme, que ce mouvement tiraille, finissent par perdre leur élasticité et, le mouvement terminé, ne réagissent plus pour en effacer l'effet.

L'âge joue donc ici un grand rôle. La plupart des plis qu'on observe ainsi, surtout au niveau des articulations, chez les tout jeunes enfants, disparaissent plus tard d'eux-mêmes, parce que des fibres nouvelles se produisent pendant leur croissance et viennent remplacer celles qui sont fatiguées. Plus tard, les résultats acquis sont définitifs, à moins qu'il n'arrive au sujet de distendre naturellement sa peau, tout simplement en engraissant. Mais s'il lui advient ensuite de maigrir, cette peau distendue s'affaisse et des sillons nouveaux se forment là où l'action de la pesanteur amène des plicatures des parties molles au voisinage de leurs points d'attache : ainsi se dessinent les rides du cou, les plis des joues et des lèvres, plis dont la direction se rapproche alors plus ou moins de la verticale.

La structure de la peau, chez chacun, la richesse du derme en fibres élastiques, la finesse du grain de l'épiderme sont autant d'éléments qui prédisposent certains sujets plus que d'autres à la formation des rides. Mais ici intervient, plus efficacement encore, l'effet de la répétition fréquente de certains mouvements, de certaines attitudes, de même que pour les plis dans l'étoffe d'un vêtement.

Les personnes au visage très expressif, et qui traduisent facilement, presque automatiquement, leurs impressions par certaines contractions, toujours les mêmes, des muscles de la face, voient rapidement apparaître des rides là où ces contractions provoquent quelques plis. Les rieurs sont marqués

à l'angle des paupières et autour des ailes du nez ;
les tristes à la commissure des lèvres ; les myopes
et les personnes que blesse facilement la lumière
trop vive, voient des plis se former en éventail aux
alentours des paupières. Le front plissé longitudi-
nalement, dans l'attitude de l'attention concentrée,
de l'obstination bonne ou mauvaise, accuse, à la
longue, des rides aboutissant à la racine du nez, —
et si, par surcroît, le sujet porte lorgnon, le résultat est naturellement plus marqué encore. De même
s'accusent les plis transversaux du front, les arcs
parallèles à la courbe des sourcils, soulignant la
mimique habituelle de l'étonnement, de la vive
curiosité.

Il existe toute une géographie du visage, qui
n'est certes pas infaillible, pas plus que la grapho-
logie, mais qui n'est pas sans intérêt et qu'ont d'ailleurs largement mise à profit les caricaturistes et
tous les dessinateurs qui obtiennent la « ressemblance » en deux coups de crayon.

Plus les sujets sont nerveux, trahissant à tout
propos leurs impressions sur leur visage, plus les
signes habituels qu'ils emploient s'impriment (c'est
le cas de le dire) dans leur tégument cutané. Les
jeunes personnes désireuses, de bonne heure, de
s'éviter des rides, telles qu'elles en observent chez
leurs parents — car il existe une certaine hérédité
de cette laxité particulière du derme — doivent se
composer un visage impassible, aussi inexpressif
qu'il se peut, et limiter leurs « effets » aux jeux
de la prunelle et aux inflexions de la voix. L'idiot
n'a pas de rides. Mais l'excès de celles-ci révèle la
nervosité plus encore que l'intelligence, et certaines mimiques, tout à fait superflues et prodiguées à

tout propos, relèvent plutôt des tics que d'un esprit exactement équilibré.

Les rides se montrent peu à peu, chez tous les sujets, vers la quarantaine. C'est l'heure redoutable de la « patte d'oie » et des plis des bajoues, en arrière de l'angle de la mâchoire. Beaucoup d'aimables personnes n'acceptent pas sans douleur cet extrait public de leur acte de naissance, et s'évertuent — oh ! le fâcheux mot ! — de mille manières « à réparer des ans l'irréparable outrage », n'eussent-elle jamais lu Racine.

Peut-on y parvenir ? Hélas ! non. Le proverbe espagnol dit : *El dente miente; la cana engaña; pero la arruga desengaña* (Les dents mentent, la chevelure trompe, mais les rides disent la vérité).

On peut les prévenir, les retarder plutôt, en s'interdisant dès le jeune âge, comme je l'ai dit, toute mimique désordonnée du visage. C'est aux parents de corriger certains tics, qui peuvent devenir définitifs. La pratique régulière d'un massage très doux ou du massage vibratoire communique plus d'élasticité aux fibres du derme : mais il ne faut pas exagérer ce massage, sous peine d'obtenir une flaccidité plus grande encore du tégument. L'usage de l'eau froide peut contrebalancer celle-ci légèrement; mais il faut s'y prendre de bonne heure, et le proverbe est ici en défaut, qui veut qu'il soit toujours temps pour bien faire.

Le port de bandelettes collées, pendant la nuit, était déjà pratiqué par les Romaines, méthode hautement appréciée par les maris, qui étaient sûrs qu'au moins, pendant ce temps-là, leurs femmes ne se montraient à personne.

L'application de rouelle de veau a eu ses partisans, que la vie chère a dû clairsemer : elle a au moins cette conséquence de développer le goût du végétarisme intégral dans tout l'entourage.

Malheureusement, c'est dans la profondeur que les rides se forment, et ce sont les plis de ces couches profondes qu'il faudrait empêcher. Les pâtes et les onguents n'agissent qu'en surface, et leur effet ne saurait s'exercer si loin. Des personnes héroïques sont allées jusqu'à accepter certaines petites opérations qui permettent de tendre à nouveau les peaux flasques et plissées, en dissimulant l'inévitable petite cicatrice derrière les oreilles ou dans la chevelure. La Beauté, hélas ! est une idole qui aime le sang des sacrifices...

LE NEZ ROUGE

Je veux parler ici des plaques rouges qui viennent, chez quelques sujets malchanceux, enluminer les pommettes et le nez, d'abord d'une façon passagère, puis qui s'installent, avec le temps, d'une façon définitive, sous le nom d'acné rosée ou couperose.

On ne peut pas dire que c'est une maladie grave puisqu'elle n'a jamais tué personne, à moins que quelque belle en soit morte de désespoir et de chagrin. Mais elle est furieusement désagréable pour celui et surtout celle qui en sont atteints.

Le nez rouge est l'indice d'une congestion localisée des tissus cutanés, d'une stagnation dans le réseau sanguin superficiel de la région, commandée par voie réflexe, c'est-à-dire que le point de départ en est ailleurs : il est tout simplement dans le ventre.

Le nez rouge est un signal. Quand il dénonce impitoyablement au public une infortunée admise par la déesse des fécondités à faire valoir ses droits à la retraite, libre à vous d'y voir une malice cruelle. Mais quand il révèle au monde des faiblesses digestives qui pourraient rester ignorées, ce n'est qu'une aggravation injuste du mal de leurs victimes. Doublement injuste — car cette dénonciation frappe au hasard. Une foule de personnes en s nt exemptes, bien que souffrant exactement des mêmes maux et pouvant garder leur secret. D'autre part, elle affiche, par les mêmes signes, le nez du titulaire d'une gastrique alcoolique, d'un affreux pochard qui ne l'a pas volée, et celui d'une enfant innocente qui s'abreuve de thé et se repaît d'humbles végétaux, lesquels s'appellent, par exemple, la salade et les cornichons, où elle laisse malheureusement un peu trop de vinaigre.

Et voici, pour en venir au fait, quel est le mécanisme du « nez rouge » et de sa forme chronique, la couperose.

Rappelons d'abord que le calibre de nos canaux sanguins n'a pas l'invariabilité de ceux de la Compagnie des eaux ou des tuyaux de pipe. Ils sont faits d'un tissu élastique comme le caoutchouc, mais d'un caoutchouc spécial, un caoutchouc animé, qui se contracte ou se dilate suivant les circonstances, diminuant ou augmentant chaque fois le calibre du canal et par conséquent le débit du sang. Dans ce dernier cas, la région est plus largement irriguée, et si le réseau sanguin circule à fleur de peau, comme c'est le cas au visage, on peut voir celui-ci rougir. Dans le cas contraire (celui des vaisseaux contractés), la circulation sanguine est au minimum et c'est la pâleur que l'on observe. Ces alternatives sont réglées par la tunique musculaire, faite de fibres spéciales, qui entre dans la composition de l'enveloppe du vaisseau sanguin, et ces fibres sont actionnées par des rameaux du système nerveux dit « sympathique », qui, par sa nature, échappe à l'action de notre volonté.

Lorsqu'une émotion violente et subite ébranle notre cerveau, la vue d'un spectacle terrifiant, ou un phénomène purement psychique tel que l'annonce d'un grand deuil ou d'une humiliation, les relations du cerveau avec le sympathique font que c'est celui-ci qui se charge de la traduire dans son domaine. Un ordre est envoyé à l'appareil régulateur du calibre des vaisseaux superficiels de la face, et suivant qu'il y a contraction ou dilatation de ceux-ci, c'est la pâleur ou la rougeur, et si l'appareil des glandes a été touché par le message, c'est la sueur froide par-dessus le marché.

L'irritation de l'estomac est capable, chez des sujets privilégiés à rebours, de déclencher les mêmes troubles, encore par voie réflexe. C'est toujours après les repas que le phénomène se produit, et la cause de l'irritation primitive est ici très variable; c'est tantôt l'hyperchlorhydrie habituelle, tantôt un état d'irritabilité créé à la longue par une mauvaise mastication et par l'abus des excitants de l'estomac, vinaigre, cornichons, moutarde, poivre, par l'alcool surtout, par le vin pur, par le thé, par les glaces, par certains médicaments, la quinine, le quinquina, les produits chimiques dits antimigraineux et dont tant de personnes abusent.

Quand le fait se répète quotidiennement, le réflexe funeste se reproduit de plus en plus facilement, comme si une sorte d'habitude fâcheuse était créée. Les vaisseaux de la face, à force d'être distendus, s'élargissent, et leur tunique musculaire relâchée n'est plus capable de les faire se contracter à nouveau ni revenir à l'état normal, une fois la crise gastrique passée; la rougeur du nez et des pommettes devient alors permanente et la couperose est constituée.

Les choses peuvent encore se compliquer chez des sujets de plus en plus disgraciés. Ce trouble permanent de la circulation de la région du nez entraîne à la longue un changement dans la vitalité même des tissus. Les glandes cutanées s'altèrent : leur sécrétion devient huileuse et abondante : leur orifice se distend et se laisse envahir par la poussière qui, un jour, le bouche. La sécrétion s'accumule sous le bouchon, distend la glande et y forme un petit cylindre gras qu'on expulse par expression et qu'on appelle improprement, et malproprement, « un ver de la peau », — ou bien la glande surmenée s'enflamme par l'action des microbes et se transforme en un tout petit abcès. Alors, c'est l'*acné* du nez et des joues, si désolante par sa ténacité, ayant généralement pour origine des troubles digestifs, même quand ceux-ci nous ont fait la faveur de ne pas lui ajouter la couperose. Cette acné s'installe, se traduit par de désolantes poussées de boutons, de véritables petits furoncles, et peut aller jusqu'à créer, à la longue, des lésions sérieuses, telles que le bourgeonnement en « pomme de terre » de l'appendice de Cyrano, ou enfin le hideux *rhynophyma*, que les Allemands appellent le *Pfundnase* (le nez qui pèse une livre).

Bien entendu, je décris ici, pour mémoire, toutes les étapes d'un enchaînement qui, fort heureusement, s'arrête le plus souvent à ses premiers degrés, si le tempérament du sujet s'y prête et si celui-ci sait se soigner à temps.

Règle générale : il ne faut pas négliger le nez rouge ni s'y résigner, même par vertu chrétienne. C'est un avertissement d'avoir à modifier notre régime alimentaire, sous peine de voir se constituer une gastrite chronique, qui compte, parmi ses complications, l'ulcère et même le cancer. On rayera donc de ce régime toutes les causes d'irritation que j'ai énumérées plus haut. On mangera lentement, en mastiquant soigneusement, quitte à faire soigner ses dents et à les compléter au besoin. On calmera l'irritabilité particulière de la muqueuse du sujet, en soignant celle-ci pendant que sa surface est libre, c'est-à-dire à jeun, en lui faisant subir, dès le réveil, et une demi-heure avant les repas, un traitement émollient, au moyen d'eau de graines de lin, par exemple : on fait mieux encore en avalant les graines avec très peu d'eau : le mucilage dont elles s'entoureront ensuite sera plus épais. Nos mères, il y a cent ans, employaient ici la graine de moutarde blanche, — avalée sans être mâchée, naturellement, — qu'on a eu certainement tort d'abandonner.

Le petit déjeuner du matin a une grande importance : il se composera d'une bouillie farineuse au lait, bien cuite et bien sucrée, un véritable cataplasme d'amidon : pas de chocolat, ni surtout de thé. On ne dira jamais assez les méfaits du thé, pris à jeun, d'une façon habituelle, sur la muqueuse gastrique. C'est parce que les Anglaises, si portées à la couperose par l'abus du thé, des pickles et la constipation, en ont senti les bienfaits, qu'elles tiennent tant à leur *porridge*, c'est-à-dire à la bouillie farineuse matinale.

Aux repas, on proscrira la charcuterie, le gibier, les crustacés, les mets épicés et tous les condiments, quels qu'ils soient : on réduira le sel au minimum. On supprimera le café et surtout le thé, déjà nommé : celui-ci reste interdit, en toutes circonstances, même au five o'clock, à toutes les candidates au nez rouge. Pas de vin pur, d'alcool, de liqueurs, ni surtout de glaces. Après le repas, si la digestion est lente, les poudres alcalines classiques (bicarbonate de soude, magnésie, bismuth) sont utiles.

Ajoutons que la constipation contribue à entretenir, chez certaines personnes, la congestion permanente de la face et qu'il faut ici la combattre.

La couperose des femmes à l'âge critique, a, elle aussi, une origine réflexe : c'est le déplacement d'une poussée congestive régulière en voie de disparition. Elle est améliorée quand même par le traitement de l'état gastrique, qui était vraisemblablement latent jusque-là et dont les circonstances ont simplement fait éclater les effets.

Le traitement local de l'acné comportera plus loin un chapitre spécial. Au stade du simple nez rouge, on peut conseiller les applications courtes d'une éponge trempée dans de l'eau brûlante. Ici, loin de faire rougir la peau davantage, la chaleur brusque provoque un spasme des vaisseaux engorgés, qui les fait se vider et rétablit l'état normal. L'application de pâtes à l'oxyde de zinc, à l'ichthyol, etc., pendant la nuit, complète souvent très heureusement le traitement. Quant à la journée, la poudre n'a pas été inventée... pour les chattes.

LA BARBE ET LES CHEVEUX

Si la nature a revêtu de poils le corps des **mammifères**, de plumes celui des oiseaux, c'est assurément pour de fort bonnes raisons, dont la plus apparente est de protéger leur peau contre les variations de la température, non seulement par le feutrage dont ils la recouvrent, mais surtout par la couche d'air, excellent isolateur, qui s'immobilise dans ce feutrage.

Quant à savoir pourquoi notre espèce s'en est trouvée un jour dépourvue, hors quelques régions limitées, le champ des hypothèses est ouvert. Il y a autant de motifs légitimes pour croire que l'homme a vu s'atrophier les poils de son corps quand il a commencé d'emprisonner celui-ci sous des vêtements, que pour conclure, tout au contraire, qu'il a senti le besoin de s'habiller le jour où il s'est vu tout nu.

Ce que la nature nous a laissé de poils dans les régions que nous ne recouvrons pas, n'est point tout à fait sans utilité. Les chauves savent avec quelle facilité ils s'enrhument. Les hommes qui se rasent sont, de même que les femmes, beaucoup plus sujets aux névralgies faciales, par le froid, que ceux qui conservent sur leurs joues ne fût-ce qu'un léger duvet. La barbe et les cheveux croissent plus abondants chez les habitants des régions froides : l'une et les autres se raréfient (surtout au visage), à mesure que l'on descend vers l'équateur. Enfin les animaux eux-mêmes ont souvent deux pelages, l'un d'hiver, l'autre d'été, appropriés chacun à la saison.

Il est donc tout naturel, lors même que l'esthétique ne s'en mêlerait pas, que nous cherchions à conserver nos diverses productions pileuses. Il y a légitimement une hygiène spéciale de la barbe et des cheveux, en général aussi peu pratiquée, aussi mal vulgarisée que celle de la peau, et, ce qui est plus grave, confondue avec des pratiques de coquetterie, qui n'ont souvent rien à voir avec l'hygiène, quand elles ne vont pas même à son encontre.

Le premier point est de veiller à la propreté constante, non seulement de la chevelure, mais de la région qu'elle couvre, qu'elle rend donc moins accessible aux soins superficiels, et où précisément sa présence entretient la permanence de la poussière, des matières grasses exsudées... et, au besoin, des parasites.

D'autre part, cette graisse naturelle est nécessaire à la vitalité du cheveu autant que du cuir chevelu. Chaque poil naît dans un bulbe microscopique où des glandes spéciales fabriquent tout exprès cette matière grasse destinée à le maintenir souple et brillant. Des lavages trop fréquents, excellents pour enlever les crasses et les poussières, rendraient vite le cuir chevelu trop décapé, le cheveu sec, terne, peu à peu aminci et cassant. Il suffit donc de procéder à un lavage total avec l'eau savonneuse ou la décoction de bois de Panama, une ou deux fois par mois, hors les cas où l'on s'est exposé à des causes spéciales de souillure, telles les poussières récoltées dans un voyage en automobile ou en chemin de fer. Les personnes atteintes de séborrhée du cuir

chevelu, c'est-à-dire de sécrétion exagérée de matières grasses, avec production de squames épidermiques (pellicules), pourront procéder à des lavages
un peu plus fréquents.

Malheureusement l'eau est l'ennemi du cuir
chevelu, — je vous l'ai déjà expliqué à propos de
l'hygiène générale de la peau, — et du cheveu
aussi. Elle pénètre par les fissures fréquentes de
son enveloppe, quand celle-ci est trop dégraissée,
gonfle le poil, le rend cassant et finit par compromettre la vitalité même du bulbe nourricier. L'habitude de lisser les cheveux avec une brosse mouil-
lée, habitude prise dans l'enfance, est déplorable :
beaucoup de dermatologistes l'ont même regardée
comme une des causes de leur chute prématurée.
Sont surtout prédisposées à celle-ci, pour cette raison, les personnes dont le cuir chevelu sue trop facilement, et qui ont ainsi les cheveux constamment
humides : c'est en grande partie pour cela que les
arthritiques, aux sueurs abondantes, sont si souvent
des candidats à la calvitie.

Il faut donc, aussitôt après le lavage nécessaire,
restituer au cheveu la graisse qu'on vient de lui
enlever et qui est indispensable à sa vitalité : c'est
ce qu'on fait à l'aide de l'huile et des pommades
diverses, employées dès l'antiquité et chez tous les
peuples, depuis l'huile de phoque du Lapon jusqu'à l'huile de coco du nègre. Le meilleur corps
gras est ici celui que la nature elle-même fournit à
la toison du mouton, la lanoline (qui était déjà
connue des Romains), mais qu'il est assez difficile
de débarrasser tout à fait de son odeur naturelle.

Par contre, l'emploi régulier de ces corps gras,
comme unique soin donné à la chevelure, sans

jamais user du lavage, devient mauvais, parce que cette graisse fixe les détritus épidermiques, les poussières et, naturellement, les microbes qui les accompagnent.

Pour détruire ces derniers, l'adjonction d'un léger antiseptique à l'eau du savonnage, ou même à la pommade, peut donc être utile. On peut aussi, après savonnage et rinçage, pratiquer une lotion avec de l'eau alcoolisée, additionnée d'une petite quantité de polysulfure de potassium, d'hyposulfite de soude, d'acide salicylique, d'acide cinnamique, voire de sublimé (1) en quantité infinitésimale, autant d'excellents moyens de détruire les « pellicules » de la séborrhée. Les bonnes formules sont nombreuses. La simple Eau de Cologne, que la présence d'essences rend très sérieusement antiseptique, peut y suffire. Mais il faut bien veiller au graissage des cheveux aussitôt après; l'usage fréquent de l'alcool, non suivi de cette précaution, fait, en effet, assez rapidement blanchir les cheveux.

Sur ce dernier point, il y aurait beaucoup à dire. On ne peut blâmer l'habitude de colorer les cheveux et la barbe, qui peut devenir une nécessité dans certaines professions. Il se vend, chose qui

---

(1) Beaucoup de personnes croient à tort que l'emploi, même extrêmement discret, du sublimé expose à la chute des cheveux. C'est une vieille légende, qui remonte aux temps où l'on croyait que le traitement mercuriel, dans la syphilis, amenait ce résultat, alors que c'est la syphilis elle-même qui en est la cause. J'ai vu des femmes, en raison de ce préjugé, redouter d'employer des solutions de sublimé, même pour leur toilette intime, quand leur médecin les leur prescrivait.

surprend d'abord, beaucoup plus de ces teintures aux hommes qu'aux femmes ; et non pas seulement à cause de leur barbe, mais parce qu'un homme aux cheveux gris, paraît-il, n'est plus conservé dans certains emplois du commerce. L'essentiel est d'éviter les teintures qui renferment des produits nocifs pour la peau, — tels que certaines couleurs d'aniline (phénylhydrazine), teignant en une seule séance. La plupart des teintures habituelles et inoffensives sont à base de henné et de sels d'argent (1), que l'on fait virer ensuite à l'aide d'une solution sulfureuse.

Les soins donnés à la chevelure doivent avoir aussi pour but de veiller à sa conservation. Il faut éviter qu'elle soit « tendue » trop énergiquement, à l'heure de la coiffure, à l'aide de peignes trop fins, ou maintenue telle en permanence, chez les femmes, par certaines modes de coiffure qui « tirent » d'une façon continue sur le poil et fatiguent le bulbe, ou encore par le port de chapeaux féminins trop lourds et trop volumineux, fixés aux cheveux à l'aide de longues aiguilles. La mode de porter les cheveux demi-courts, qui fait fureur en ce moment chez les jeunes femmes, a incontestablement pour elle l'hygiène (et un peu la paresse), sinon l'esthétique. Mais ceci dépend des goûts...

---

(1) Ces applications exigent d'être faites avec beaucoup de soin, si l'on ne veut pas qu'au bout de quelques jours le sel d'argent imprégnant les cheveux change de couleur, passe au roux invraisemblable ou même au vert ou au violet, ce qui trahit l'artifice et produit des effets plutôt ridicules.

La chevelure doit être aérée, pour que le cuir chevelu se porte bien. Les chapeaux masculins sont, en général, assez mal conçus à ce point de vue. Les casques, les feutres, les chapeaux trop hermétiquement clos, tel l'affreux tube, empêchent cette aération, entretiennent la chaleur, la sueur permanente, et favorisent ainsi la chute précoce des cheveux : les petites ventouses pour l'aération, dont on les orne parfois, sont donc utiles. Il vaut mieux rester tête nue le plus souvent qu'on le peut : l'usage du bonnet de coton, la nuit, est déplorable, à ce point de vue, et ne doit être admis, de même que la calotte permanente, à domicile, que lorsque le cuir chevelu n'a plus rien à perdre.

Il ne sert de rien de faire couper les cheveux trop ras, dans la pensée que, par ce moyen, on les fortifie et qu'on les conservera plus longtemps. Il est bon que les enfants, les soldats, les ouvriers, qui sont exposés aux souillures de la poussière et qui n'ont pas beaucoup de temps à donner aux soins de leur chevelure, ne portent pas les cheveux trop longs : il est mauvais qu'ils les portent par trop courts s'ils tiennent à les conserver intacts le plus longtemps possible. A force de les « fortifier », on les fatigue. Les parents chez qui la calvitie est héréditaire par arthritisme et qui pensent faire œuvre de prévoyance en condamnant leur progéniture à des tontes fréquentes, impitoyables, se font, à cet égard, bien des illusions, de même que les personnes qui se font raser la tête après une fièvre typhoïde.

La croissance des cheveux est continue et chacun d'eux a son cycle de vitalité bien défini. Le cheveu meurt à son heure comme une plante : sur son emplacement et partant du même bulbe, s'il est sain, pousse un cheveu nouveau, d'abord fin duvet, puis poil adulte, qui lui succède. Il est donc tout à fait normal de trouver chaque matin, dans les dents du peigne, quelques cheveux morts. Leur bulbe en produira d'autres. Il ne faut commencer à s'inquiéter que si l'on en trouve trop et si la repousse ne se fait pas régulièrement.

Les causes de la chute précoce des cheveux sont nombreuses et ne sauraient comporter, par conséquent, et quoi qu'en disent les charlatans, de remède uniforme.

La plus importante relève de l'état général : aussi la calvitie, par l'intermédiaire de celui-ci, est-elle souvent héréditaire, tandis que, par ailleurs, des croisements peuvent y faire échapper. Elle frappe surtout les arthritiques et les obèses, qui suent trop abondamment, comme je l'ai déjà dit, et qui présentent très souvent aussi de la séborrhée du cuir chevelu, déjà mentionnée. A ceux-là on ne peut que recommander de demeurer tête nue le plus qu'ils le peuvent (1). La séborrhée

---

(1) La mode de demeurer tête nue sous le soleil, inaugurée chez nous depuis quelques années et empruntée aux jeunes Portugais, chez qui elle est traditionnelle dans les Universités, puis au Sud-Américains, est certainement favorable à l'hygiène du cheveu. La lumière solaire lutte avantageusement contre les microbes du cuir chevelu, et l'on peut recommander cette pratique aux jeunes arthritiques, issus de parents chauves, et qui ont quelques raisons de redouter, en ceci, les effets de l'hérédité. Mais cette mode oblige de porter les cheveux assez longs pour éviter l'insolation. D'autre part, elle expose

chronique est un facteur fréquent de calvitie, mais qui ne doit pas être seul en cause, car beaucoup de séborrhéïques invétérés gardent leurs pellicules et leurs cheveux toute leur vie.

Le rôle du système nerveux est ici très considérable, comme régulateur permanent de l'activité de toutes nos fonctions, et le minuscule bulbe pileux n'y échappe pas. Ce rôle est à la fois trophique et moteur. On sait qu'une très vive impression nerveuse est capable de faire dresser les cheveux sur la tête, (il y a, en effet, des fibres musculaires microscopiques, fixées sur la base du poil, au niveau du bulbe), capable de donner « la chair de poule », par une véritable érection des papilles cutanées, enfin de faire blanchir le cheveu brusquement, grâce à une subite introduction de bulles d'air dans son canal central, peut-être par quelque fissure : ces faits, si rares qu'ils soient, ne sont plus douteux. Le travail intellectuel assidu, les veilles (1), comme aussi les émotions et les chagrins répétés, sont donc un facteur certain de la chute des cheveux et de leur blanchissement, deux faits d'ailleurs indépendants l'un de l'autre, car des chevaux blancs peuvent avoir une très longue vitalité. Chez l'intellec-

---

fatalement à l'accumulation des poussières et exige, comme correctif, de grands soins de propreté pour le cheveu et le cuir chevelu. De plus, elle comporte souvent le « lissage » à l'eau, dont j'ai dit les inconvénients pour l'avenir de la chevelure.

(1) Chacun peut constater qu'après une nuit blanche, une grande fatigue nerveuse trop prolongée, le cheveu devient très sec. Il n'est donc pas surprenant que la répétition fréquente de ce phénomène finisse par compromettre la vitalité du cheveu.

tuel. la vie de bureau ou de cabinet, l'exercice physique insuffisant, prédisposant à l'arthritisme, sont
donc autant de facteurs adjuvants de la calvitie. La
syphilis, que l'on incrimine parfois trop légèrement,
n'amène qu'une chute passagère et « disséminée »
des cheveux, jamais, à elle seule, la calvitie définitive, ni surtout la grande dénudation du front à la
nuque.

A ces prédisposés, on recommandera surtout une
bonne hygiène générale. Les soins locaux préventifs
se bornent à combattre la séborrhée dès qu'elle se
produit, ce qui est toujours plus prudent, à faire des
frictions excitantes sur le cuir chevelu, très légèrement antiseptiques, pour satisfaire à l'opinion de
ceux qui voient ici une influence microbienne, de
rester tête nue le plus possible; d'user de chapeaux
très légers et bien aérés, et de ne porter les cheveux
ni trop longs ni trop courts.

Lorsque les cheveux commencent à devenir
minces et cassants, lorsque le peigne en enlève des
quantités qui dépassent la proportion normale, il
est inutile de se faire raser la tête, comme on coupe
la forêt devant l'incendie : il vaut mieux garder une
longueur de poil suffisante pour l'application des
corps gras.

Le brûlage de l'extrémité des cheveux après la
coupe n'a pas la valeur qu'on lui attribue et il faut
toute la faconde de nos Figaros pour nous persuader
qu'on bouche ainsi la blessure par où le cheveu perd
« sa sève ».

Par contre, le chauffage du cheveu, son repas-
sage avec un fer chaud chez la femme, paraissent
d'assez bons moyens pour prévenir son blanchisse-

ment (1). L'emploi régulier de corps gras est un procédé encore plus sûr.

En somme, là se ramène le principe général de l'hygiène de la chevelure : nettoyer et « regraisser » aussitôt après.

Quant à la calvitie acquise, vous qui en êtes les victimes, ne soyez pas trop crédules aux promesses des marchands qui veulent surtout « saisir la fortune aux cheveux » et qui se moquent du reste, pas plus qu'aux propositions mirifiques de repousse par l'électricité, aux projets de greffe de cheveux, etc.

Jusqu'ici, à ma connaissance, elle ne comporte guère que deux solutions : la perruque... ou la philosophie.

---

(1) Metchnikoff, qui attribuait le blanchissement du cheveu à l'invasion de son canal central par des leucocytes *macrophages*, dévorateurs des pigments colorants, pensait que le chauffage détruit ces fâcheux envahisseurs et estimait que le simple usage du fer à friser contribuait beaucoup, dans les deux sexes, et sans qu'on s'en doutât, à conserver longtemps, aux cheveux et à la barbe, leur couleur naturelle.

L'HYPERTRICHOSE

L'hypertrichose est le développement anormal de l'appareil pileux.

Cette anomalie revêt diverses formes. Il y a des anomalies de longueur et des anomalies d'emplacement.

Le premier groupe renferme les cas, assez rares dans l'observation quotidienne, mais très nombreux dans les descriptions quasi anecdotiques des ouvrages spéciaux, d'hommes à la barbe monstrueuse, atteignant de deux à trois mètres, de femmes pourvues de chevelures traînant à terre et pouvant suffire à les vêtir.

Le second comprend les femmes à barbe, les hommes-chiens, et les sujets qui, à un degré moindre que ces derniers, sont, dans les deux sexes, plus ou moins velus sur toute la surface du corps.

Un groupe à part doit être formé des sujets présentant un développement excessif d'une pilosité habituellement plus discrète : par exemple ceux dont les sourcils sont réunis, au-devant de la base du nez, par une forte barre de poils ; ceux dont la poitrine est embroussaillée de touffes épaisses, ou dont les jambes sont véritablement velues en totalité. On connaît des cas de touffes de poils abondants se développant à la nuque, comme une crinière, ou au milieu du dos, d'autres au bas du sacrum, à la manière d'une queue de cheval. Beaucoup plus fréquents sont les cas de femmes présentant une ébauche de moustache plus ou moins accusée. A la ménopause, et surtout chez les vieilles filles, il n'est pas rare de voir apparaître quelques gros poils isolés, soit au niveau de la commissure des lèvres, soit au menton.

Les raisons de ces diverses anomalies ne sont pas très bien connues. Il est probable que les glandes à sécrétion interne jouent ici un certain rôle, tel le ralentissement des fonctions du corps thyroïde, comme l'ont avancé MM. Léopold Lévi et H. de Rothschild. M. Achard a noté la fréquence de tumeurs des glandes surrénales chez les femmes à barbe. D'autre part, on a vu certaines régions du corps, après avoir été le siège de blessures atteignant le réseau nerveux local, se recouvrir rapidement de poils drus et épais. Beaucoup de femmes ont constaté chez elles le développement de poils anormaux à l'occasion d'une grossesse, puis, aussitôt après celle-ci, leur disparition spontanée. Les relations entre la production pileuse et les organes sexuels sont souvent très nettes. Les eunuques sont imberbes. Un vieil adage disait : *Vir pilosus libidinosus*, qu'on a complété ainsi : *sive tuberculosus*. Il est de fait que certains sujets, dont les cuisses seules étaient anormalement velues, ont parfois manifesté une certaine prédisposition à la tuberculose.

Quoi qu'il en soit, la présence d'un duvet anormal sur la lèvre supérieure, ou au menton, chez quelques jeunes femmes, est un sujet de profonde affliction, laquelle n'est guère moindre chez celles qui présentent entre les seins un bouquet de poils très apparents qui les empêchent de se décolleter.

Et tout naturellement elles se sont ingéniées de mille manières pour faire disparaître ce duvet importun, et cela de tout temps ; car cette petite mésaventure paraît aussi vieille que le monde, et les papyrus égyptiens, plusieurs fois millénaires, y font déjà allusion et donnent même des formules de pâtes épilatoires.

Malheureusement, il est presque aussi difficile d'empêcher les poils de pousser que de les faire repousser quand ils ont disparu. La misère de la dame à moustaches est aussi grande que celle du chauve. Chez les femmes quelque peu nerveuses, elle peut devenir, par l'obsession, l'origine de véritables troubles psychiques.

Un premier conseil à donner est de s'abstenir formellement, dès qu'on observe, à la puberté, l'apparition d'un duvet anormal, de chercher à le faire disparaître en épilant, en rasant, en brûlant ces poils jeunes, ou en les faisant tomber au moyen de pâtes épilatoires. Il n'est pas de meilleur moyen pour leur donner de la force et le goût de la croissance. Un poil arraché repousse plus vigoureux, de même qu'un poil rasé.

Les pâtes épilatoires ne manquent pas. En Orient, où l'usage, chez les femmes, est de s'épiler partout, hormis la chevelure, on possède de nombreuses recettes de pâtes à l'arsenic, que les Grecs et les Romains connaissaient déjà. Elles obligent à renouveler périodiquement leur emploi dès que les poils repoussent. Je n'oserais recommander le procédé mauresque qui consiste à arroser la région d'une couche de colle, que l'on laisse sécher et que l'on arrache ensuite brusquement, d'un seul coup, en même temps que les poils qu'elle a englués. Le procédé est rapide, mais paraît tout à fait dépourvu d'agrément. Pourtant il est quelquefois adopté en

Occident, pour enlever, chez les danseuses, les poils des aisselles, en substituant le collodion iodé, appliqué par couches successives, à la colle brutale des mouquères algériennes.

Un procédé plus doux, mais moins rapide, applicable à la moustache, consiste à imprégner quotidiennement le duvet d'eau oxygénée, que l'on laisse sécher sur place. A la longue les poils se décolorent, deviennent fins et cassants et finissent par disparaître pour quelque temps. Il faut se méfier que l'eau oxygénée est souvent acide et que son emploi régulier peut, sur certaines peaux délicates, déterminer de la rougeur et de l'irritation. On peut atténuer cet inconvénient en y ajoutant une pincée de bicarbonate de soude au moment de s'en servir.

Quelques personnes préfèrent cependant employer les pâtes épilatoires, bien qu'elles s'exposent, comme je l'ai dit, à une croissance plus drue du poil et obligent à en répéter fréquemment l'usage. On évitera du moins les pâtes au réalgar et aux autres composés arsenicaux. Les plus inoffensives sont préparées avec de l'acétate de thallium, ou du sulfure de baryum et de la potasse ou, suivant la formule de M. le Dr Brocq, du sulfure de calcium. Après une application de 8 à 10 minutes, on enlève la pâte avec de l'eau chaude. Les poils tombent ensuite très facilement; mais ils repoussent. Il vaut mieux, pour les larges surfaces à épiler, procéder par petites portions et en plusieurs séances.

On sait que l'exposition aux rayons X fait tomber les poils parfois d'une façon définitive. Malheureusement l'opération réussit surtout pour le cuir chevelu, où elle n'est généralement pas désirée. Pour le visage, le moins qu'on puisse dire, c'est que ses effets sont très aléatoires. Même en employant des ampoules demi-dures, à assez grande distance, et avec des séances très courtes, on ne peut jamais être certain de ne pas provoquer une radiodermite qui laissera peut-être des traces définitives et qui défigurera le sujet. Certains procès engagés par quelques opérées malchanceuses et terminés par de sérieux dommages-intérêts, ont laissé les radiothérapeutes peu disposés à se prêter à ces expériences. Il faut reconnaître que, lorsque l'on sera parvenu à régler d'une façon certaine le débit des ampoules — qui varie d'ailleurs avec une foule de circonstances — et à connaître le degré exact de résistance de la peau de chaque sujet, cette méthode sera probablement préférable à toutes les autres.

La seule qui soit tout à fait certaine consiste dans la destruction des bulbes pileux, un à un, par l'électrolyse. Mais elle est hérissée de difficultés redoutables.

Une aiguille de platine, fine et coudée, de 6 à 7 millimètres de long, reliée au pôle négatif d'une pile, est introduite dans la petite dépression cutanée dont le poil occupe le centre, et poussée, en suivant exactement la direction de celui-ci, jusqu'à ce que l'on éprouve une légère résistance. Le sujet tient dans sa main l'électrode positive de la pile, entourée d'une peau de chamois imbibée d'eau salée : plus exactement, il n'empoigne l'électrode qu'au moment où l'opérateur, ayant mis l'aiguille en place, lui donne le signal de fermer ainsi le courant. L'intensité de celui-ci ne doit pas dépasser 4 à 5 milli-ampères : la durée de son passage varie de 5 à 10 secondes, selon l'épaisseur du poil. En général, on arrête le courant — c'est-à-dire que le sujet lâche l'électrode — dès qu'un petit cercle brun se dessine sur la peau autour de l'aiguille. Pour les poils très fins, une intensité de 2 milli-ampères suffit. L'opération est assez douloureuse, agaçante surtout. Elle exige de l'opérateur une grande dextérité technique. S'il est très habile, il peut, en une séance de vingt à vingt-cinq minutes, détruire de 30 à 45 gros poils, ou 35 à 60 poils fins et moyens, ou 50 à 90 duvets. Parfois un seul gros poil demande une minute. Il ne faut jamais attaquer successivement deux poils immédiatement voisins, sous peine de produire une cicatrice commune, de nature chéloïdienne. En moyenne, il repousse ensuite un poil sur dix.

Cette opération n'est applicable qu'à des régions limitées. Peu de personnes ont le courage de prolonger le traitement jusqu'au terme suffisant, tant il est long, pénible... et dispendieux. Une barbe représente 10 à 15.000 poils, ce qui demande, pour la faire disparaître, *plusieurs années*. Un menton porte de 3.000 à 5.000 poils : une lèvre supérieure de 700 à 1.500. Cette méthode excellente n'est donc pas, malheureusement, d'un emploi très pratique.

LA PELADE

Lorsqu'on voit un enfant ou un adulte porteur de plaques dénudées sur son cuir chevelu, l'interprétation qu'on en donne dans le public est très rapide : c'est la pelade — ou la syphilis chez certains adultes, — et l'on en conclut immédiatement qu'il faut prendre des précautions contre la contagion. Dans les écoles on renvoie l'enfant à sa famille, pour que la classe tout entière ne soit pas contaminée. La victime se répand en lamentations contre son coiffeur, dont les instruments n'étaient sans doute pas très propres : on accuse un voisin, semblablement atteint, d'avoir fait un échange de coiffures : on incrimine le capitonnage des dossiers dans les compartiments de chemins de fer ou les taxis... On accuse tout le monde, excepté soi, ce qui est tout à fait humain.

C'est aller un peu vite. Les affections qui peuvent provoquer la dénudation du cuir chevelu par plaques nettement différenciées sont assez nombreuses : mais s'il en est une qui, très certainement, n'est jamais contagieuse c'est la pelade.

Il n'y a d'ailleurs pas très longtemps que les médecins eux-mêmes s'en sont convaincus, et il a fallu toute la persévérance de mon regretté ami, le Dr Jacquet, ses expériences innombrables, ses essais, constamment infructueux, d'inoculation de la pelade à lui-même et à ses élèves, pour établir une vérité qu'on a encore bien de la peine, aujourd'hui, à répandre dans le public.

La pelade est une maladie nerveuse. C'est un trouble nutritif de la papille du cheveu, qui est exclusivement sous la dépendance des nerfs du cuir chevelu, nerfs qui transmettent ici une irritation réflexe, partie souvent de très loin. Il faut y ajouter une certaine prédisposition individuelle, caractérisée par une modification générale des humeurs, que trahit souvent l'analyse des urines, et qui peut se transmettre héréditairement ou se manifester chez plusieurs sujets de la même famille.

Aucun microbe, aucun champignon parasite ou infectant n'a jamais été découvert sur le cheveu peladique : la séborrhée, qui accompagne parfois la pelade, ne joue dans sa genèse aucun rôle. Enfin, un physiologiste, Max Joseph, a tranché la question en produisant la pelade à volonté, chez le chat, par la section des nerfs occipitaux. D'autre part, Jacquet a publié de nombreux cas de guérison spontanée et rapide de pelades rebelles, à la suite de la suppression de la cause initiale de l'irritation nerveuse, qui est très souvent une simple dent cariée.

Mais il faut d'abord savoir reconnaître la pelade et ne pas la confondre, par exemple, avec la teigne, qui est nettement parasitaire et contagieuse, avec le sycosis, avec l'alopécie syphilitique.

La pelade est une maladie de tous les âges, tandis que la teigne ne frappe jamais que les enfants, surtout les écoliers, et guérit spontanément à la puberté.

La pelade est rare avant quatre ans, présente

un maximum de 9 à 14 ans, se montre ensuite plus
rarement, et offre un nouveau maximum de 20 à
30 ans; après quoi elle décroit peu à peu et devient
tout à fait exceptionnelle après 50 ans. Jacquet a
fait justement remarquer que ces deux maxima
correspondaient, le premier à la seconde dentition,
le second à l'évolution de la dent de sagesse. Le
surmenage, les émotions, les troubles généraux rele-
vant d'un fonctionnement vicieux des glandes endocrines (thyroïde, surrénales, ovaire, etc.), les intoxications chroniques alimentaires, ou celles qui se
prolongent après les maladies infectieuses les plus
diverses (typhoïde, grippe, syphilis, paludisme,
etc., etc.), paraissent jouer souvent un rôle prédisposant, et j'ai déjà signalé le pouvoir de l'hérédité
du « terrain », celui-ci n'étant pas un vain mot,
car Jacquet a noté, dans l'urine des peladiques, une
remarquable déperdition des phosphates.

Ajoutons que la teigne frappe surtout les
enfants des classes pauvres, souvent tenus moins
proprement, tandis que la pelade est plutôt l'apanage des classes aisées, où l'on trouve plus de nerveux, la propreté ou son absence ne jouant ici aucun
rôle.

Elle débute brusquement et insidieusement.
Un jour, on aperçoit, en se peignant, une place
dénudée. Les cheveux, à sa périphérie, s'enlèvent
par touffes, sans se casser. La plaque isolée est ronde
ou ovale : il peut s'en produire d'autres un peu
plus loin, indépendantes de la première : d'autres
fois, celle-ci reste unique, mais s'étend et gagne
de proche en proche. Il y a des siècles que Celse
a signalé une pelade à migration spéciale, partant

de la nuque et faisant tout le tour de la tête, sinueuse comme un serpent : c'est la pelade *ophiasique*, propre à l'enfance. Les lieux de prédilection de la pelade sont la nuque et les côtés de la tête. Certaines pelades (pelades *décalvantes*) parviennent à dénuder la totalité du cuir chevelu et, malheureusement, presque toujours d'une façon définitive. Le même trouble trophique peut s'étendre à la barbe, à toutes les régions pileuses du corps, et même aux ongles, qui ne sont, en réalité, comme je vous l'expliquerai, que des poils agglutinés en nappes, et où l'on observe alors des stries, des ponctuations et des taches (voir *Les ongles*, p. 64).

Jacquet a tracé une sorte de géographie de la pelade, en montrant que les régions le plus fréquemment attaquées correspondent aux points d'émergence de filets nerveux, dont le trouble nourricier est ainsi nettement établi comme agent provocateur de la maladie.

La plaque peladique est totalement glabre. Un peu congestionnée, gonflée, et comme anesthésiée, à son début, plus tard légèrement enfoncée en cuvette, finalement elle devient blanche et polie comme de l'ivoire, avec des orifices de follicules cutanés nettement visibles, parfois marqués sous forme de grains foncés. En outre, le cuir chevelu présente ici une flaccidité particulière : en l'enserrant de deux côtés avec les mains, on le fait se plisser en nombreuses petites rides.

Les poils qui bordent la zone dénudée ont un aspect spécial. Les grands se cassent facilement ou s'arrachent sans effort. La plupart sont déjà cassés, réduits à de petits tronçons dont la terminaison est souvent renflée, étalée en petit pinceau, et dont la racine, de plus en plus effilée et décolorée, se termine par un bouton noir ou se recourbe en crosse. On a comparé cet aspect à celui d'un « point d'exclamation » renversé.

Dans la teigne, par contre, la surface dénudée est sale, parsemée de quelques cheveux non décolorés : en détachant avec une pince ces croûtes légères, qui ressemblent à un mince carton, on arrache en même temps des racines de cheveux malades, qui y adhèrent comme des poils de brosse.

La confusion n'est donc pas possible. Elle l'est encore moins lorsque le spécialiste examine au microscope le poil malade.

La pelade est une affection fort ennuyeuse, qui guérit quelquefois spontanément en deux ou six mois, surtout chez les sujets jeunes, mais qui récidive très fréquemment, parfois d'une façon incessante ; la pelade décalvante totale, je l'ai dit, est le plus souvent définitive.

C'est une bonne fortune lorsque le médecin peut mettre le doigt sur « l'épine », sur la lésion éloignée qui provoque à distance, par les voies nerveuses, l'atrophie papillaire qui amène la mort du cheveu. Il faut d'abord inspecter les dents, qui sont en cause dans près de la moitié des cas : dent cariée, dent de sagesse qui perce mal, mauvais dentier irritant les gencives. Le mal découvert et guéri, la pelade disparaît comme par enchantement et les poils commencent à repousser d'eux-mêmes au bout de quelques jours.

Si les dents sont intactes, on interrogera le système nerveux, les oreilles, le nez, le tube digestif, les organes abdominaux dans les deux sexes.

Enfin on soignera l'état général. L'acide phosphorique a été recommandé par Jacquet, à la dose de trois gouttes à chaque repas; on prescrira les phosphates, les cacodylates, la strychnine, chez les enfants l'huile de foie de morue.

Le traitement local n'est pas négligeable. Il aura pour but de réveiller, par tous les moyens, la vitalité amoindrie du cuir chevelu : brossage plusieurs fois par jour, massage local, radiothérapie à doses très faibles, et surtout topiques irritants : térébenthine, chlorure de méthyle, ammoniaque, acide phénique, acide acétique, acide lactique, résorcine, chrysarobine, teinture de cannelle, teinture de cantharides, teinture d'iode. Cette dernière peut s'appliquer presque en toutes circonstances sur les plaques dénudées, quelles qu'elles soient, car elle est également un bon remède de la teigne (inférieur cependant à la radiothérapie). Toutefois on n'exagérera rien, car si l'on arrivait à produire de véritables brûlures, c'est un tissu de cicatrice qui s'y substituerait, et qui ne se recouvrirait plus jamais de poils.

Pendant cette période, surtout si la plaque de pelade est de dimensions importantes, il vaut mieux raser franchement tout le crâne et porter une perruque. Si l'on ne s'y décide pas, on peut du moins porter les cheveux très courts et masquer la plaque de pelade en la tatouant avec un bouchon brûlé ou de l'encre de Chine. Les femmes pourront, mieux que je ne saurais le dire, disposer leur chevelure en conséquence : du reste, elles sont, dans l'âge adulte, moins sujettes à la pelade que les hommes.

Lorsque la pelade entre en voie de guérison, la plaque se recouvre de poils follets, pâles, grêles, peu adhérents. Il vaut mieux les arracher d'abord : c'est encore la meilleure façon d'exciter la bulbe pilaire. Des follets plus vigoureux leur succèdent, tantôt partant du centre, tantôt de la périphérie, et la repousse générale s'effectue ensuite normalement. Il n'est pas rare que les nouveaux cheveux soient décolorés.

De tout ceci, retenez du moins que la pelade n'est pas contagieuse, puisqu'elle est uniquement la manifestation d'un état individuel, auquel ne prend part aucun agent infectieux transmissible. A la caserne, à l'école, il est inutile d'isoler les peladiques, lorsqu'on s'est bien assuré qu'il s'agit chez eux d'une pelade véritable et non d'une teigne, — ce qui, vous le savez maintenant, est chose facile.

LES ONGLES

Ce sont de petits organes et c'est là, en apparence, une bien petite question. Les maladies dont ils peuvent être atteints n'ont jamais fait mourir personne. Et pourtant, ces maladies sont si nombreuses que la place me manquerait si je voulais vous les exposer en détail, quelquefois si délicates, quant à leur diagnostic et à leur interprétation, qu'il faut un spécialiste exercé pour y parvenir. Contentons-nous donc de notions générales et surtout de notions utiles.

Les ongles, pour l'anatomie comparée, ne sont que des sortes de poils agglomérés en plaques. Vous savez qu'ils poussent au fond d'une rainure, située vers l'extrémité des doigts, qu'on appelle « matrice » de l'ongle : un repli cutané engaîne partiellement chacun de leurs bords latéraux. Sous leur bord libre, un petit espace existe, plus ou moins important selon leur longueur, où s'accumulent les poussières, les détritus, les crasses, et tout ce que l'ongle a pu ramasser, surtout si on l'a utilisé comme instrument de grattage.

Signalons tout de suite, bien que ce ne soit qu'une partie accessoire du sujet, les dangers que comporte ce petit dépôt personnel d'immondices, qui met en « deuil » les ongles, selon la formule vulgaire, et aussi la sollicitude de l'hygiéniste. On ne saurait imaginer ce qui peut s'accumuler d'éléments néfastes dans ce recoin maudit. L'ongle, en réalité, est un véritable racloir à microbes. Le chirurgien, dont les mains doivent être rigoureusement pures, à l'heure de l'intervention, a renoncé à désinfecter cette région que ni brosses ni limes n'atteignent jamais qu'incomplètement, et a fini par adopter des gants pour opérer : s'il en manque, en cas d'urgence, il se résout à tremper ses doigts dans la teinture d'iode, quitte à enlever celle-ci ensuite au moyen d'alcool ou d'ammoniaque.

Pour les particuliers, soucieux de leur propreté, le devoir de brosser, de racler ce sillon s'impose plusieurs fois par jour. Les personnes négligentes s'exposent simplement à transporter sur tous les points qu'elles touchent, si elles « se grattent » quelque peu, les microbes, les champignons parasites qu'elles ont récoltés, et tout d'abord sur elles-mêmes. Ainsi se propagent, de place en place, sur le même individu, les furoncles, les folliculites cutanées, l'eczéma, le pityriasis, l'impétigo et nombre de maladies de la peau, celles-ci pouvant ensuite se greffer sur les ongles eux-mêmes et les rendre malades à leur tour. Un grand nombre de microbes pathogènes peuvent se transporter ainsi, grâce à leur concours, et rappelez-vous que la fièvre typhoïde, en particulier, a été justement dénommée la « maladie des mains sales ». C'est par leurs ongles souillés de terre, au cours de leurs jeux, que les enfants, qui se mettent si volontiers les doigts dans la bouche, seuls ou accompagnés de quelques gâteaux ou bonbons, introduisent dans leur tube digestif les microbes qui leur procurent des diarrhées, surtout en été, et aussi les œufs de parasites qui feront éclore chez eux des vers intestinaux.

Conclusion : les enfants, comme les grandes

personnes, doivent porter les ongles coupés droit et court, et l'on doit veiller à la propreté de leur rainure avec autant de soins, sinon plus, que chez les grandes personnes.

Les rainures latérales de l'ongle ne sont pas moins exposées à loger des germes, qui s'y abritent et cultivent sur place : alors naissent de petits abcès, qui peuvent faire le tour de ces rainures (tournioles); des panaris même peuvent avoir ce point de départ.

Les ongles croissent d'environ 3 millimètres par mois. Leur épaisseur, à l'état normal, est régulière. Mais si une grave maladie vient altérer l'état général (fièvre typhoïde, pneumonie, pleurésie, etc.) on peut en observer le retentissement jusque sur l'ongle qui, pendant cette période, pousse moins bien et devient plus mince. En sorte que, plus tard, sur le malade guéri, quand la croissance de l'ongle est redevenue normale, on note souvent, surtout au pouce, une cannelure transversale, plus ou moins arquée, qui vient révéler cette dystrophie momentanée : avec le temps, l'ongle continuant de pousser, cette cannelure se place de plus en plus près de l'extrémité du doigt.

Vous pourrez, dans ces circonstances, acquérir à bon compte la réputation d'un devin subtil, en observant cette cannelure, si elle existe, et en affirmant au sujet qu'il a fait une maladie grave, il y a deux mois, trois mois, quatre mois; vous n'aurez qu'à noter approximativement à quel point de la longueur de l'ongle figure la cannelure, en vous rappelant que l'ongle met à peu près six mois à pousser tout entier.

Nombreux d'ailleurs sont les cas où l'état général manifeste son retentissement sur la croissance de l'ongle. Les tuberculeux ont parfois des ongles élargis et bombés, et Hippocrate lui-même l'avait déjà remarqué. D'autres maladies générales peuvent altérer la forme et l'aspect de l'ongle, si leurs effets ont une durée suffisante. L'arthritisme fournit assez souvent un ongle rayé de fines cannelures longitudinales qui font s'ébrécher facilement son bord libre (dans ce cas, couper toujours les ongles avec de très bons ciseaux et éviter de limer la section); d'autres fois, ce sont de véritables fissures, avec friabilité générale de l'ongle; il peut devenir alors utile de le protéger à l'aide d'une couche de collodion. L'ongle peut être concave et même creusé en cupule, ses bords libres se redressant en s'écartant de la chair. Cet aspect peut se produire artificiellement, au pouce droit, chez les personnes qui écrivent habituellement et depuis longtemps, pendant de longues heures chaque jour, en serrant trop énergiquement leur porte-plume. Ce n'est donc pas ici une maladie, mais un « stigmate du travail ».

Enfin, on peut assister à un développement général hypertrophique de l'ongle, passant à l'état de griffe animale, épaisse et recourbée. C'est l'onychogryphose. On a vu de telles griffes se contourner en cornes de bélier et nécessiter, pour les couper, un véritable sciage. Cette difformité peut dater de la naissance : ordinairement, elle résulte de l'inflammation de la matrice de l'ongle à la suite d'un violent traumatisme, d'un écrasement, par exemple (coup de marteau). L'ongle normal est brisé, tombe et est remplacé par la pousse de cet ongle monstrueux. Cette difformité s'observe surtout aux orteils, au gros orteil en particulier, et l'on a accusé ici, probablement à tort, l'irritation prolongée due à des chaussures trop serrées ou trop rudes. Elle n'est pas rare chez les vieillards, ni chez les sujets atteints de névrite ou d'ulcère variqueux.

D'autres lésions de l'ongle sont dues à des maladies nerveuses dont l'effet se prolonge jusque dans les nerfs trophiques cutanés qui veillent à la bonne nutrition de la peau et des poils. Le tabes, la syringomyélie, la sclérodermie, les hémiplégies même peuvent entraîner de ce côté les troubles les plus variés : fragilité, déformation, épaississement, atrophie, décollement, stries, piqûres. Certaines intoxications permanentes peuvent aussi s'accompagner de lésions unguéales, telle la maladie de Basedow (goître exophtalmique) où l'on rencontre parfois des ongles piqués comme ils le sont souvent par les aiguilles chez les couturières.

Signalons aussi les taches blanches des ongles, tantôt petites et irrégulières, — assez fréquentes chez les enfants; les anciens les appelaient *mendacia* (avis aux enfants menteurs!), — tantôt alignés en files. D'autres fois l'ongle tout entier devient blanc : il reste la seule ressource de le colorer au carmin. Le trouble peut être congénital et même héréditaire. Il paraît être, lui aussi, d'origine toxique ou nerveuse.

Il faudrait encore énumérer toutes les formes que prennent, sur les ongles, de nombreuses maladies de la peau; eczéma, pelade, psoriasis, impétigo, pityriasis rubra, érythrodermies, pemphigus. L'eczéma est fréquent. Pour la détermination de ces formes et pour leur traitement surtout, il faut consulter le spécialiste. Leur énumération serait ici interminable et sans utilité pratique.

Enfin, il y a des maladies propres aux ongles et dues à des champignons parasites, favus ou trichophytons. Ce sont les onychomycoses. Les lésions qu'elles produisent peuvent être graves. Tantôt l'ongle se boursoufle, éclate et s'exfolie. Tantôt il s'épaissit, se strie en « moelle de jonc », devient spongieux, raboteux, sale. Les applications répétées de teinture d'iode, les pommades antiseptiques diverses, doivent ici être employées avec persévérance, nuit et jour, sous des gants au besoin. Parfois il faut curetter l'ongle et même l'arracher. Encore une fois, tout ceci est du domaine du spécialiste.

Le pourtour de l'ongle, matrice et rainures, peut être, lui aussi, le siège de troubles inflammatoires par traumatisme ou par infection : ce sont les *onyxis* et les *périonyxis*. Ils figurent assez souvent parmi les manifestations de la syphilis. L'ongle luimême subit naturellement le contre-coup de cette lésion de sa matrice génératrice. On le trouve alors friable, craquelé, ou épaissi, ou ulcéré, et même perforé. Les replis cutanés latéraux s'ulcèrent ou deviennent squameux. La chute de l'ongle est alors fréquente.

Parmi les traumatismes, un des plus fréquents est représenté par l'ongle incarné. L'ongle, trop large ou poussant de travers, s'enclave dans ses replis latéraux, qui s'ulcèrent, s'enflamment, s'épaississent et forment des bourrelets saillants et douloureux qui aggravent encore l'état du patient. D'autres fois, ce sont les replis latéraux charnus qui sont traumatisés par le port d'une mauvaise chaussure et qui viennent se comprimer et se blesser contre le bord latéral de l'ongle : car c'est au gros orteil que cette affection se montre habituellement. Elle est pénible et peut entraver sérieusement la marche.

A ses débuts, on arrive à l'enrayer par un procédé très simple, qui consiste à insinuer, entre la surface de l'ongle et les rebords cutanés latéraux, en s'aidant d'une lame non tranchante, un minuscule rouleau d'ouate, qu'on humecte ensuite, une fois logé, avec de la teinture d'iode ou de l'acétate de plomb. (Après l'usage de celui-ci, se laver minutieusement les doigts des mains s'ils ont été touchés. Il s'agit d'une substance très toxique dont il ne faut pas conserver, même des traces, sur les doigts, si l'on est exposé à les porter à sa bouche.)

Cette simple méthode, appliquée avec persévérance, suffit souvent à entraver la formation de l'ongle incarné. Si les lésions sont plus accentuées, s'accompagnant d'inflammations chroniques et récidivantes, il faut se résigner à faire enlever l'ongle par une petite opération chirurgicale, qui s'exécute sous la simple anesthésie cocaïnique et qui est sans aucune gravité.

Un dernier mot, à propos des ongles, sur l'*onychophagie*, la maladie, — car c'en est une, — de ceux qui se rongent les ongles, maladie d'ordre psychique, tic presque invincible lorsqu'il est acquis, et où il faut voir un véritable stigmate de dégénérescence qu'une hérédité nerveuse peut favoriser. Cette maladie est fréquente chez les enfants, où elle se contracte souvent par imitation, dans les écoles par exemple. Il y a peu de moyens efficaces contre elle : ni les punitions, ni les applications de teinture d'aloès, de moutarde, etc., n'ont ici d'effets certains. On peut recommander le port permanent de gants, — surtout de gants de fil, qui « agacent » davantage les dents de l'enfant que les gants de peau. Il faut parfois en arriver à enfermer les deux bras de l'enfant, la nuit, comme dans une camisole de force, en réunissant bout à bout, par une solide couture, les deux manches de sa chemise.

Cette véritable névrose peut disparaître avec l'âge : mais il est des sujets nerveux qui en restent affligés durant toute leur vie et qui poursuivent, à coup de dents, la destruction de leurs ongles jusqu'au ras de leur matrice, résultat inesthétique s'il en fût, et qui permet de diagnostiquer un système nerveux solidement taré.

Peut-être ses victimes, si elles me lisent, verront-elles dans cette affirmation une injure. Je ne le regretterais pas si elle devait avoir pour résultat de les pousser à me donner un démenti en s'en corrigeant.

L'INTERTRIGO

On donne ce nom à un mode d'inflammation superficielle de notre tégument, qui, pour être rarement grave, n'en est pas moins gênante, dans bien des cas, par sa localisation, et le plus souvent très tenace.

Son caractère est de siéger au niveau des plis cutanés, partout où il se forme un sillon dont les parois s'accolent l'une à l'autre sur une plus ou moins grande étendue, selon que le sujet est gras ou maigre. Il y a de ces plis qu'on trouve chez tous, à la racine des cuisses, aux aisselles, au sillon fessier; il y en a de spéciaux, sous le sein chez les femmes, au niveau du bas-ventre, chez les obèses, à l'angle de la jambe sur la cuisse chez le nourrisson qui ne marche pas encore, — sans oublier les espaces interdigitaux des pieds. Toutes ces régions peuvent abriter l'intertrigo.

Les conditions qui favorisent le développement de l'intertrigo sont à la fois l'accolement des surfaces cutanées et l'accumulation, dans le sillon, de la sueur et des matières grasses de la sécrétion sébacée. Les sujets gras, chez qui la sueur est toujours plus abondante et la sécrétion sébacée plus active, y sont plus prédisposés que les autres, y compris les nourrissons bouffis. La chaleur favorise le développement de l'intertrigo, — celle de la saison en été, celle des vêtements trop épais en hiver. Ajoutons-y une cause aggravante certaine, qui est l'absence de soins corporels, plus exactement de soins en rapport avec la situation : je veux dire que les personnes présentant ces sillons cutanés plus encaissés que chez les sujets normaux, — c'est-à-dire, en général, les personnes grasses, — doivent s'astreindre à des soins encore plus attentifs de leur peau que ces derniers.

Cette inflammation cutanée est en général superficielle, et affecte, avec le temps, des degrés plus ou moins prononcés, allant de la simple rougeur, sans sensibilité spéciale, à l'irritation avec démangeaisons, à l'hypersécrétion grasse continue, quelquefois malodorante. Il peut se greffer sur ce qui n'était d'abord que de l'intertrigo, de l'eczéma séborrhéique véritable. Les intertrigos chroniques, très anciens, peuvent aller jusqu'à la desquamation épidermique et même à l'épaississement coriace dite *lichenification*. Parfois des lésions infectieuses déterminées s'y superposent, de petits furoncles, par exemple.

On trouve dans les sécrétions de l'intertrigo tantôt un streptocoque bénin, tantôt des staphylocoques, d'autres fois le *microsporon* de l'érythrasma, plus souvent encore un champignon microscopique, qui vient végéter sur l'intertrigo et qui peut aussi le créer à lui seul, fait important parce qu'il explique certains cas de contagion d'origine vestimentaire ou autre.

Ce champignon spécial occupe surtout le sillon interfessier et le pli séparant la cuisse du périnée : de là, il descend, par la chute des squammes épidermiques qui le transportent, jusqu'aux pieds, où il se fixe entre les orteils, mais, chose curieuse, plutôt chez les hommes que chez les femmes, parce que, chez eux, ces squames sont conduites directement jusque dans la chaussette par le caleçon.

Sous sa forme légère, l'intertrigo peut être enrayé par des savonnages fréquents suivis de lavages à l'eau de Cologne : dans l'intervalle, les surfaces en contact forcé seront saupoudrées avec une poudre inerte telle que le talc ou l'oxyde de zinc — jamais avec de l'amidon, qui se ramollit au milieu des sécrétions tièdes et forme alors une pâte prompte à fermenter, à s'acidifier, et qui constitue un excellent milieu de culture pour les germes. Ne jamais oublier ce fait chez les petits enfants, qui ont de particulières occasions de souillures.

A un degré plus avancé, on usera des pâtes à l'oxyde de zinc, appliquées pendant la nuit, après le lavage à l'eau de Cologne : elles sont indispensables s'il se déclare un eczéma vrai. Les démangeaisons sont bien calmées par les effluves de haute fréquence.

Les sujets atteints d'intertrigo ne devront pas abuser des bains, qui ramollissent la peau et la rendent plus vulnérable : tout au moins, au sortir du bain, devront-ils faire une large application locale ou d'Eau de Cologne, afin de « déshydrater » ensuite les couches épidermiques superficielles, et pratiquer, après séchage de l'alcool, un poudrage soigné.

Mais tous ces soins sont inutiles si l'intertrigo renferme le champignon signalé plus haut. Après des améliorations passagères, le mal récidive interminablement, pendant de longues années. Il n'existe alors qu'un seul remède, la teinture d'iode, appliquée chaque soir, d'abord coupée de trois quarts d'alcool, puis progressivement employée pure, en frottant chaque fois vigoureusement l'épiderme avec de l'ouate pour détacher les squammes. Dans ce cas, la guérison peut être obtenue facilement en une quinzaine de jours; il faudra continuer ensuite les lavages à l'eau de Cologne pendant quelque temps, surtout au cours des périodes de chaleur.

Je puis encore indiquer, de l'intertrigo à champignon, un autre traitement très énergique et moins connu, que j'ai employé bien souvent dans les infirmeries régimentaires pendant la guerre, et qui consiste à frotter vigoureusement la région avec de l'essence de pétrole. Un quart d'heure après, se développe une assez vive sensation de brûlure, que l'on arrête aussitôt avec la pâte à l'oxyde de zinc. Parfois deux à trois applications de ce genre peuvent suffire pour la guérison.

Lorsqu'on a laissé le mal se prolonger trop longtemps, la peau finit par présenter, aux régions atteintes, une pigmentation brune ineffaçable, qui n'a d'ailleurs aucune importance, sinon du point de vue de l'esthétique.

L'ACNÉ

L'acné est le terme scientifique sous lequel les dermatologistes désignent certaines éruptions cutanées auxquelles le public donne le nom vulgaire de « boutons ». D'un côté, comme de l'autre, ces expressions sont assez vagues, car si le commun des mortels confond sous cette dénomination courante les petits furoncles et presque tous les foyers minimes de suppuration cutanée, les spécialistes avouent, pour leur part, que leur classification des acnés renferme des types assez disparates, puisqu'ils y rangent la couperose, ou acné congestive, dans laquelle l'élément acnéique n'a qu'une importance secondaire à côté des troubles du réseau vasculaire superficiel, troubles qui sont totalement absents dans l'acné « boutonneuse » la plus commune.

Mais ne nous embarrassons pas de ces distinctions. La forme la plus répandue d'acné est représentée par ces constellations de petits boutons que l'on voit parsemer le front, les tempes, le pourtour des ailes du nez, le menton, le cou, le dos, surtout chez les jeunes gens. Elle débute le plus souvent à l'époque de la puberté, dans les deux sexes. C'est la maladie de peau classique des pensionnats. Très commune chez les jeunes conscrits, elle prospère alors à la région des omoplates, où le frottement des courroies du sac crée une cause permanente d'irritation. Elle disparaît vers vingt-cinq ans, pour réapparaître parfois vers la cinquantaine, chez les sujets prédisposés, mais en changeant de caractère : c'est l'âge de la couperose.

L'acné s'observe surtout chez les sujets lymphatiques, pâles, c'est-à-dire à circulation cutanée peu active, et tout particulièrement chez ceux qui ont habituellement la peau « grasse », je veux dire r couverte d'un enduit luisant, exagération de la sécrétion *sébacée* que nos follicules cutanés nous fournissent naturellement pour maintenir nos cheveux brillants, notre peau souple, et pour préserver celle-ci des effets fâcheux, quant à notre épiderme, du contact de l'eau.

Pourtant, les peaux les plus grasses ne sont pas toujours, comme on pourrait le croire, celles qui fournissent le plus de cas d'acné. Pour créer celle-ci, il faut une obstruction des conduits des petites glandes, à leur débouché sur la peau, et aussi l'intervention d'un agent infectieux, peut-être même encore celle d'une constitution spéciale des substances sécrétées par ces glandes, qui servent à éliminer, à l'occasion, certains éléments anormaux. L'usage habituel du bromure et de l'iodure, par exemple, favorise un certain degré d'irritation des follicules et prédispose certainement à l'acné.

C'est ainsi, encore, que les sujets atteints de fermentations gastriques (très fréquentes chez les collégiens, qui mangent trop de pain et l'avalent trop vite après l'avoir mal mâché), sont prédisposés à l'acné, parce que les acides gras, nés de ces fermentations, s'éliminent en grande partie par les glandes de la peau. Il en est peut-être de même pour les substances nouvelles mises en circulation à l'heure de la puberté, quand débute la vie des glandes sexuelles et, après elle, le rôle de leur sécrétion interne.

Le manque de propreté, les savonnages insuffisants, favorisent l'accumulation des débris épidermiques microscopiques et des poussières au niveau du débouché des glandes cutanées et aident à les obturer. Dans certaines professions, où l'ouvrier est exposé constamment à des vapeurs irritantes, l'industrie du chlore, par exemple, l'acné s'observe très communément et prend des formes très importantes.

Dans le semis irrégulier que représentent ces placards de boutons, on trouve l'acné à ses divers états de développement, ce qui permet de bien saisir son mode d'évolution.

Au début ce n'est qu'un petit point noir un peu saillant. En pinçant la peau autour de lui, on le voit se soulever, puis jaillir en entraînant à sa suite un petit cylindre gras, vermiculé, souvent beaucoup plus long que la dimension du point noir ne le faisait prévoir. C'est le contenu de la petite glande sébacée qui s'évacue en conservant la forme de celle-ci, c'est-à-dire en reproduisant le moulage de sa cavité, glande distendue parce qu'elle a continué de sécréter sous le bouchon que lui formait le point noir, et celui-ci n'est qu'un petit opercule fait de poussières agglutinées par la graisse.

On prend abusivement ce petit cylindre tortueux pour un ver; son nom scientifique est *comédon*.

Il est constitué par un sac rempli de graisse, et dans celle-ci on trouve par myriades le petit bacille de la séborrhée, souvent associé à un staphylocoque gris peu virulent.

L'orifice du puits minuscule qu'il laisse après son expulsion, reste d'abord béant, puis se cicatrise en formant un petit ombilic longtemps visible.

Il vaut mieux expulser ces comédons dès qu'on les découvre : on y parvient aisément en enfonçant autour du point noir une clef de montre ou un petit outil spécial, après avoir trempé l'objet dans l'alcool.

Car le comédon, abandonné à lui-même, peut s'enfler considérablement avec le temps, en formant une *tanne*, c'est-à-dire une sorte de petit kyste gras intradermique, ou même une *loupe* véritable, comme on en observe dans le cuir chevelu. Il peut aussi s'infecter, par l'effet d'un staphylocoque, et se transformer en petit abcès, à sommet jaune et acuminé, à base rouge et indurée sur une étendue parfois assez considérable. La petite poche vidée et désinfectée, cette rougeur et cette induration peuvent persister assez longtemps. Enfin l'infection peut être plus profonde et dépasser les limites de la glande, et le bouton d'acné devient alors un furoncle authentique.

Le traitement de l'acné consiste dans l'expulsion de tous les comédons et dans l'ouverture, faite patiemment, de tous les petits boutons purulents dès qu'ils se précisent. La peau sera ensuite lavée à l'éther pour le visage, badigeonnée à la teinture d'iode pour les autres régions. Les jours suivants, afin de prévenir, dans la mesure du possible, la formation de foyers nouveaux, la peau sera savonnée avec énergie, avant de se coucher, et l'on fera, pour la nuit, une application de pommade soufrée.

On n'oubliera pas de traiter en même temps, par un régime approprié, les fermentations gastriques, quand il y aura lieu, et, si la poussée d'acné est en relation avec l'emploi des bromures ou des iodures, on suspendra pendant quelque temps leur emploi. Les tannes et les loupes seront excisées par une petite opération chirurgicale très bénigne.

L'acné est une affection souvent très tenace. Elle prend parfois, chez l'adulte, la forme de l' « acné furonculeuse du cou », laissant après elle des cicatrices indélébiles, des indurations disgracieuses, et récidivant, par intervalles, pendant plusieurs années.

Très différente est l'acné congestive ou *couperose*, que l'on observe parfois dans la jeunesse, mais qui est surtout le privilège de l'âge mur, et spécialement de l'âge du retour chez les femmes, en particulier chez les vieilles filles et les femmes n'ayant pas eu d'enfants. Les relations de l'acné avec l'évolution des organes sexuels (acné de la puberté) restent encore mystérieuses, car souvent elles correspondent à leur inactivité, mais sont incontestables dans beaucoup de cas. L'acné des tempes des jeunes filles disparaît parfois après le mariage, ceci dit pour rassurer à l'occasion quelques prétendants hésitants.

Le premier état de la couperose, avant que

l'acné soit constituée, ce sont les crises de rougeur
de la face succédant aux repas et dont j'ai déjà
décrit le mécanisme dans une précédente causerie
(voir II p. 37). Ce sont des poussées congestives, traduisant, par voie réflexe, l'état d'irritation de la
muqueuse gastrique. A l'époque de l'âge du retour,
cette congestion faciale n'est qu'un épisode du déséquilibre circulatoire général qui caractérise cette
période de transition.

A la longue, les petits vaisseaux cutanés superficiels, soumis périodiquement à ces crises de dilatation réflexe, demeurent distendus, gorgés de sang
en permanence, — d'où la couleur écarlate du
visage, — et leur fin réseau ramifié finit par devenir
visible à l'œil nu.

Ainsi que je l'ai dit plus haut, une telle modification, devenue permanente, de la circulation
d'une région de la peau, retentit, à la longue, sur les
organes qu'elle renferme. Les follicules sébacés s'hy-
pertrophient, se gorgent de graisses, comme dans le
cas du comédon. Bref, sur la couperose — qui peut
d'ailleurs rester telle toute la vie — finit très souvent par se greffer l'acné.

Celle-ci prend alors un caractère particulier.
Les orifices des glandes deviennent larges et très
apparents. La peau s'infiltre et s'épaissit : elle prend
un aspect finement mamelonné qui donne au nez de
la victime l'aspect d'une fraise. Les petits vaisseaux
turgescents, variqueux, dessinent, à sa surface, les
gracieux méandres d'une carte géographique des
cours d'eau, tracée à l'encre rouge. Le nez et ses
environs deviennent violets. A un degré plus marqué, les glandes se dilatent en véritables petits

kystes qui, une fois vidés, laissent des cicatrices importantes. Dans l'acné hypertrophique, le tissu du nez subit une véritable dégénérescence; il se farcit de kystes volumineux et sa surface bourgeonne comme une pomme de terre. Si les choses vont plus loin, c'est le *rhinophyma* et le *Pfundnase* (voir II p. 38).

Il faut donc surveiller la couperose dès son début, la traiter par des applications fréquentes d'une éponge imbibée d'eau très chaude, par des pâtes à l'ichthyol, laissées au contact de la peau pendant toute la nuit, et surtout par le régime calmant que réclame l'état gastrique, bref, appliquer tout le traitement que je vous ai décrit à propos du « nez rouge ».

LE PSORIASIS

Si toutes les maladies de la peau peuvent, à bon droit, passer pour fâcheuses, le psoriasis est peut-être la plus fâcheuse de toutes. Il n'en est pas de plus imprévue dans son mode d'apparition, car elle n'est pas d'origine microbienne ni contagieuse. Elle fleurit, sans qu'on sache pourquoi, sur la peau d'arthritiques malchanceux, qui ne sont pas pires que d'autres qu'elle épargne. Quelquefois héréditaire, il lui arrive de sauter une génération. Bien des gens en demeurent atteints toute leur vie sans en souffrir et sans plus y penser. Chez d'autres, le psoriasis se révèle agressif, gagnant sans cesse du terrain, prenant un caractère aigu, douloureux, très pénible, se compliquant de troubles articulaires graves avec déformation des membres.

Mais son caractère essentiel est la ténacité; vraiment il décourage parfois le thérapeute. On a imaginé contre lui mille moyens qui réussissent chez l'un et échouent chez l'autre; trop souvent il résiste imperturbablement à tous les traitements, s'installe à demeure jusqu'à la fin des jours de sa victime et prend sa retraite sous forme de dermatite exfoliante. D'autres fois, il disparaît brusquement, guérit de lui-même, sans qu'on sache pourquoi. Mais parfois aussi, et ceci est plus grave, cette disparition subite, chez des sujets âgés qui en sont porteurs depuis longtemps, est le signal de répercussions intérieures qui peuvent être très sérieuses, rhumatisme articulaire, troubles chroniques de l'estomac, du foie, des reins, et même cancer (spécialement du rectum).

De tout cela, il nous faut bien conclure que le psoriasis n'est pas seulement une affection locale, une simple maladie de peau occasionnelle, mais le signe visible d'une tare humorale constitutionnelle que nous ne sommes pas encore parvenus à clairement définir. Il y a, sous le psoriasis, un vice profond de la nutrition, attesté par certaines constatations auxquelles donne lieu souvent l'analyse des urines, — élaboration incomplète des matériaux azotés, production excessive de matières extractives, — et ce vice s'observe d'abord chez les sujets atteints d'arthritisme et d'insuffisance hépatique, pour confiner au terrain, encore si mal défini, sur lequel peut apparaître un jour le cancer.

Ces considérations, que je suis obligé d'exposer d'abord pour bien définir mon sujet, ne sauraient toutefois alarmer outre mesure les innombrables psoriasiques qui courent le monde et dont l'immense majorité voient leur mal se limiter à quelques taches jaunâtres et squameuses, d'aspect invariable, qu'ils découvrent un jour en se déshabillant, qui ne les font pas souffrir, et qui ne provoquent guère d'autre ennui que d'être très rebelles à peu près à tous les traitements.

Cette faiblesse de notre thérapeutique ne doit cependant pas nous décourager : d'abord, parce que celle-ci n'est pas constamment inefficace, ensuite parce que cette impuissance en présence des lésions cutanées souligne que la principale affaire, dans le psoriasis, est de modifier aussi radicalement que possible le terrain sur lequel il évolue. C'est moins une maladie, au fond, qu'un stigmate. De cela, il faut d'abord être averti ; et l'on sait qu'un bon averti en vaut deux.

La lésion caractéristique du psoriasis est, au début, une petite tache, d'abord rougeâtre, s'effaçant par la pression, que recouvre bientôt une mince écaille papyracée, facile à détacher. L'éruption s'accompagne parfois de démangeaisons, qui peuvent être vives, mais qui peuvent aussi manquer complètement. Ces taches, d'abord minimes, peuvent se multiplier isolément, principalement sur les membres, à l'intérieur des coudes et des genoux de préférence, souvent aussi sur les régions soumises à des frottements répétés, dos, poitrine, reins. Le psoriasis peut gagner la tête, mais n'amène pas la chute des cheveux : il siège rarement à la face, quelquefois pourtant aux oreilles, dans la conque du pavillon ou dans le sillon rétro-auriculaire.

Il frappe bien plus fréquemment l'homme que la femme, sans qu'on en voie bien la raison, à moins que les saignées périodiques mensuelles ne jouent ici quelque rôle dépuratif : mais c'est là une pure hypothèse. Chez la femme, il apparaît quelquefois à l'occasion d'une grossesse, ce qui confirmerait cette explication et aussi l'idée que les troubles du métabolisme du foie jouent un rôle très suspect dans sa production.

Ses variétés sont nombreuses. Les taches petites et isolées que j'ai décrites, constituent le psoriasis *punctata* : plus développées, plus saillantes, avec des squames plus épaisses, qui les font ressembler à des gouttes de bougie étalées, c'est le psoriasis *guttata*. A l'emplacement de la squame détachée, on trouve une tache cutanée rose et luisante, sèche, quelquefois piquetée de points rouges.

Ces taches peuvent s'agrandir et prendre les dimensions d'une pièce de cinquante centimes, d'un franc, de cinq francs — excusez cet archaïsme. Le psoriasis est dit alors *nummulaire*. Les taches peuvent se rejoindre et former des placards irréguliers plus ou moins étendus. Avec le temps, leurs bords se colorent, s'épaississent un peu et semblent frangés, tandis que le centre reste lisse et pâle. C'est le psoriasis *circiné*, qu'il faut quelque attention pour distinguer de l'eczéma séborrhéique banal et aussi de certaines syphilides cutanées. A l'état chronique, les taches très anciennes s'épaississent encore davantage et forment de véritables croûtes stratifiées, sous lesquelles se développe une dermite suintante. Enfin, il faut signaler des formes aiguës, généralisées, qu'on peut rencontrer même chez les enfants, et qui sont peut-être plus curables.

Le psoriasique qui ne présente que quelques taches, cachées sous les vêtements et désespérément stationnaires, mais non gênantes, ne doit cependant pas se négliger et il lui faut tenir compte de cet avertissement pour surveiller son état général.

C'est dire qu'il devra adopter un régime approprié à cette situation, tenir le café, le thé, l'alcool, le vin même pour suspects, être très modéré quant à la viande, aux œufs et aux poissons de mer gras, s'abstenir de toute charcuterie de conserve (pâté, boudin, saucisses), de coquillages, de crustacés, surtout de gibier faisandé — bref, de tout ce qui peut être une cause de fatigue pour le foie. Son régime, que l'ingéniosité de la cuisinière s'attachera à rendre supportable, sera donc, sans abstention totale de viande ni de laitage, principalement végétarien et riche en fruits frais. Les eaux minérales alcalines, l'arsenic, sous forme de liqueur de Fowler, l'acide phosphorique manié avec prudence, sont à peu près les seules médications qui aient fait ici leurs preuves. On a vanté aussi la thyroïdine, les injections de sérum marin et même la réinjection du sang chauffé. Tout cela doit être laissé à l'appréciation du spécialiste.

Le traitement local comprend les bains amidonnés, les applications d'huile de cade, d'acide chrysophanique, d'acide salicylique, d'acide pyrogallique, sous forme de pommades, pâtes, collodions, vernis caoutchoutés, etc., choisis avec opportunité selon les constatations du médecin.

Maladie très rebelle, mais non incurable, le psoriasis, répétons-le, exige beaucoup de patience pour son traitement local, mais les résultats de celui-ci dépendront avant tout de la modification qu'on aura su apporter à l'état général.

LE ZONA

Le zona paraît avoir été connu de toute antiquité. Ainsi du moins l'affirmait Brissaud, qui a étudié cette singulière affection avec un soin tout particulier. Et cependant nous ne savons pas encore exactement quelle est sa véritable nature. Les travaux les plus récents semblent orienter nos idées vers la conception d'une maladie infectieuse spéciale, dont l'agent, d'ailleurs indéterminé jusqu'ici, appartiendrait à un groupe de microbes invisibles, se fixant sur les centres nerveux, groupe qui renferme les agents de l'encéphalite léthargique, de la paralysie infantile, de la sclérose en plaques, peut-être même de la rage. C'est là un des problèmes les plus troublants de la pathologie nerveuse à l'heure actuelle. Le zona, du moins, serait la plus bénigne de toutes ces maladies, et son microbe, si microbe il y a, se localiserait, non dans le cerveau ni dans la moelle, mais dans les ganglions nerveux qui s'étagent en chaîne de chaque côté de celle-ci.

Le type le plus courant du zona est caractérisé par une névralgie intercostale violente, partant du dos pour s'étendre en demi-ceinture — donc presque toujours d'un seul côté, — vers la région thoracique, et sur le trajet de laquelle apparaît, à un moment donné, et pendant un certain temps seulement, une ligne irrégulière de vésicules siégeant sur des plaques rouges, rondes ou elliptiques, et légèrement saillantes, vésicules dont l'aspect est exactement celui de l'herpès, d'où le nom d'*herpès zoster* (en ceinture) donné au zona dans les anciens traités.

La névralgie est ici l'élément essentiel. Elle précède de quelques jours l'apparition des vésicules et, à son début, s'accompagne de fièvre, de malaise général, de lassitude, d'insomnie. Elle survit pendant plusieurs jours, plusieurs semaines même, à la guérison de l'éruption, laquelle, bien qu'étant le seul phénomène visible au dehors, n'a probablement ici qu'un caractère tout à fait accessoire et traduit seulement l'état d'infection du nerf sous-jacent. Aucun microbe, il est vrai, n'a été trouvé jusqu'ici dans la vésicule, ni cultivé, ni inoculé.

Celle-ci ne serait donc qu'une manifestation herpétique banale, comme on en observe au cours des maladies infectieuses les plus diverses, même d'un simple embarras gastrique ou d'un rhume, où elles apparaissent généralement autour de la bouche, tandis que l'herpès du zona siège sur le trajet même du nerf, dont il dessine parfois assez exactement la topographie.

Il est vrai que ce tracé peut être fort irrégulier, se borner à une ligne discontinue, formée de quelques vésicules, dont les relations avec le parcours du nerf ou d'une de ses branches ne sont appréciables que pour des anatomistes. Parfois même on en trouve qui s'évadent franchement hors du trajet du nerf et Brissaud a signalé des zonas qui, au lieu de suivre ce trajet, dessinent une ligne perpendiculaire à l'axe de la moelle, ligne partant du ganglion malade, mais ne se superposant point au nerf qui en sort, lequel s'incline selon la direction oblique des espaces intercostaux. On a même observé des cas singuliers de zonas, c'est-à-dire de névralgies à début fébrile, nées par contagion très vraisemblable à côté de malades atteints de zona classique, et où l'éruption des vésicules, qui était logiquement escomptée, n'apparaissait même pas, — des zonas sans zona, pourrait-on dire.

Ce qui prouve bien que c'est dans le ganglion rachidien que siège le mal, c'est d'abord la sensibilité extrême de celui-ci, lorsqu'on parvient à le repérer par une exploration minutieuse. C'est aussi que le liquide céphalo-rachidien du malade, recueilli par ponction et examiné au microscope, renferme presque toujours des éléments anormaux, des lymphocytes, qui traduisent un certain degré de réaction des méninges rachidiennes, née au voisinage des ganglions.

L'infection, si toutefois cette hypothèse arrive un jour à être clairement démontrée, peut siéger au niveau de n'importe lequel des ganglions de la chaîne, parfois sur tout un groupe de ceux-ci. Le zona thoracique ou intercostal est le plus commun : mais on observe aussi un zona de la région occipitale, cervicale, scapulaire, brachiale, lombaire, ischiatique, inguinale, etc., c'est-à-dire de la nuque, de l'épaule, du membre supérieur, du bassin, de la racine de la cuisse. Le groupe de vésicules correspond à un des rameaux du nerf parti de la moelle, et respecte les autres, sans aucune raison évidente. Il y a un zona des régions maxillaires qui s'étend jusque dans l'intérieur de la bouche. Il y a, en particulier, un zona de la région oculaire (zona ophtalmique) qui peut avoir des conséquences graves, car il provoque un fort gonflement de la paupière, venant traumatiser le globe oculaire, avec conjonctivite et kératite ulcéreuse, celle-ci pouvant aller jusqu'à la perforation de la cornée avec perte de la vision.

On a signalé, comme causes occasionnelles de l'apparition du zona, le froid humide, l'arthritisme, la goutte, le diabète, peut-être une contagion. En réalité, nos connaissances sont très vagues sur ce point.

Le zona épargne généralement l'enfance. Sa plus grande fréquence s'observe de 20 à 40 ans. Chez le vieillard, il affecte une ténacité particulière et des plus pénibles. Il n'est pas rare chez les diabétiques, où les vésicules peuvent prendre parfois un caractère ulcéreux assez grave. Enfin, complications à signaler, le zona de la face peut être suivi de paralysie faciale, et Brissaud a signalé des cas de zona ophtalmique suivis d'hémiplégie du côté opposé, ce qui tendrait à prouver que le virus peut quelquefois quitter son habitat habituel, qui est le ganglion et le nerf, pour s'attaquer aux centres nerveux eux-mêmes.

Le zona récidive rarement sur le même sujet, ce qui a suggéré l'idée d'une vaccination possible : mais cette récidive, niée autrefois, a été indiscutablement constatée.

Ce n'est donc pas une maladie négligeable. Son caractère infectieux, qui n'est que supposé, est néanmoins extrêmement vraisemblable ; et peut-être même est-il contagieux dans certaines conditions encore indéterminées. « Un cas de zona n'est jamais seul dans un hôpital », disait Hardy. En somme, nous n'en savons pas davantage sur ce sujet que pour l'encéphalite léthargique, maladie évidemment sans parenté avec le zona, mais dont la similitude d'allures est frappante si l'on veut bien ne considérer que l'élément essentiel, qui est la lésion nerveuse, et négliger le groupement linéaire des vésicules herpétiques, phénomène accessoire, je l'ai dit, et plus curieux qu'important.

L'évolution de l'herpès du zona, depuis l'état de vésicule d'abord transparente, puis louche, quelque fois brunie par la présence de sang extravasé, jusqu'à celui de croûtes sèches qui tombent d'elles-mêmes, en laissant parfois une cicatrice indélébile, cette évolution s'accomplit, quoi qu'on fasse, en 8 à 10 jours : si les vésicules sont volumineuses, on peut les vider par ponction à l'aide d'une aiguille stérilisée. Une méthode excellente, peu connue, que j'ai souvent mise en pratique avec profit, consiste à les ouvrir franchement, quand elles sont bien formées, et à recouvrir leur fond, mis à vif, avec de la poudre d'orthoforme. On obtient ainsi une sédation tout à fait remarquable de la névralgie. Le plus souvent on se contente d'enduire la région des vésicules avec une pommade quelconque. Il faut rejeter les pansements humides permanents et les cataplasmes, qui ne font que provoquer la macération de l'épiderme. Le liniment oléo-calcaire, qui est aussi le topique classique des brûlures, peut ici rendre des services comme calmant. La vésicule ulcérée sera pansée avec une poudre inerte quelconque, oxyde de zinc, ectogan, talc, etc... Mais surtout pas de poudre d'amidon, celle-ci étant fermentescible, et consécutivement irritante.

Avant tout, on traitera la névralgie qui, je le répète encore, est le fait essentiel et qui survit toujours plus ou moins longtemps à l'éruption. On emploiera donc, à l'intérieur, l'aspirine et la quinine, à l'extérieur les applications d'air chaud, les courants statiques, la haute fréquence, les pulvérisations de chlorure d'éthyle, l'ionisation, etc., selon que le médecin le jugera à propos.

LA GALE

C'est toujours une bien fâcheuse mésaventure que d'attraper la gale. La maladie a mauvais renom, avec quelque injustice d'ailleurs. On peut la rencontrer chez les personnes les plus soigneuses de la propreté de leur corps, et comme, précisément chez celles-là, on y pense moins que chez un miséreux sordide, on méconnaît très souvent son existence : les lésions, dues au grattage, passent pour du prurigo, du psoriasis, ou de l'eczéma, et la maladie, en l'absence du traitement spécifique qui la guérirait en quelques heures, s'éternise indéfiniment, — et se transmet de même.

Chez tout sujet qui se gratte habituellement au lit, quelle que soit sa situation sociale, on doit penser à la gale.

Il faut en rechercher les signes d'abord sur les points du corps où elle siège toujours de préférence, et qui sont, par ordre de fréquence : 1° la face latérale des doigts et le fond de l'angle interdigital; 2° les poignets, surtout à leur face antérieure et sur le bord cubital (dans l'alignement du petit doigt); 3° la région du coude (en arrière); 4° la région antérieure de l'aisselle; 5° le mamelon, chez la femme; 6° le bas-ventre et le haut des cuisses; 7° les fesses, surtout chez l'enfant; 8° chez l'homme, la peau de l'organe masculin. Elle respecte toujours la tête, le cou et généralement le dos.

Les lésions de la peau des galeux sont de deux sortes. L'une est essentielle, et seule vraiment caractéristique : c'est le « sillon », long de 2 à 5 millimètres, quelquefois beaucoup plus, mince linéament qui paraît tracé avec la pointe d'une aiguille, blanc et peu visible chez les personnes très soignées, gris, noir même, chez les autres, quand la crasse, les poussières, le cambouis ou le goudron viennent s'y incruster. Ce sillon est en réalité un tunnel, creusé dans les couches cornées superficielles de l'épiderme, par la femelle d'un parasite, le *Sarcoptes scabiei*, vulgairement *acare*, qui est, non pas un insecte, mais une arachnide. A ce tunnel, on reconnaît, à la loupe, une entrée, obstruée par un point plus foncé, et une terminaison en cul-de-sac, marquée par une vetite vésicule : c'est ici que gîte l'acare, et le reste de la galerie qu'il s'est creusée est occupé, en arrière de lui, d'abord par l'empilement de ses œufs, puis par ses excréments. Ces œufs éclosent en quelques jours, et les jeunes larves s'échappent de la galerie en la perforant en quelques points que l'on peut souvent reconnaître, indiqués en noir sur le tracé du sillon. Ce sont elles qui propagent la maladie, car la pondeuse meurt ordinairement dans sa vésicule, à moins qu'un grattage ne la mette au jour, ses pattes étant pourvues de longues soies qui l'empêchent de rebrousser chemin.

Les anciens avaient sur la gale les idées les plus étranges. Pourtant, dès le milieu du 17e siècle, Mouffet avait observé le parasite : les paysans le connaissaient fort bien et savaient même l'extraire. Et cependant les médecins restaient toujours incrédules, jusqu'à ce qu'en 1824, un étudiant corse, Ranucci, montra à ses maîtres, à l'hôpital Saint-

Louis, comment les femmes de son pays, au moyen d'une aiguille, éventraient la galerie et délogeaient l'acare de la vésicule terminale.

C'est un minuscule point blanc, disque ovoïde aplati, d'un quart de millimètre de diamètre, pourvu de quatre paires de pattes dont les deux premières portent des ventouses et les deux autres des soies rigides. Les mâles, plus petits encore, n'habitent pas les galeries, se cachent sous des squames épidermiques et sont presque introuvables.

La seconde catégorie de lésions cutanées, chez le galeux, beaucoup plus visibles que les sillons, se compose des formes les plus variées de dermatoses, eczémas, folliculites, pyodermites, impétigo, etc. Elles sont dues au grattage à l'aide d'ongles malpropres, grattage qui dissémine ces lésions en des régions souvent fort éloignées de celles qu'affectionne le parasite.

Car la caractéristique essentielle de la maladie, c'est le prurit, le plus souvent abominable, toujours nocturne, comme je l'ai dit, causant de l'insomnie, de l'agitation et même, chez certains sujets, de véritables troubles nerveux capables d'altérer leur santé générale. Les personnes très soigneuses de leur corps peuvent avoir une gale plus discrète, causant à peine quelques vagues démangeaisons, ce qui fait qu'il leur arrive de conserver ainsi leur maladie pendant plusieurs années sans s'en douter, en sorte que leur indignation est immense quand le médecin leur en fait la révélation.

La gale n'est jamais spontanée, quoi qu'en pensaient les anciens. Elle vient d'un galeux, dont le parasite a quitté son corps pour passer sur un autre, ce qui suppose au contact intime entre les deux individus, car l'acare ne saute pas comme une puce, mais rampe lourdement. Elle se contracte au lit et l'on a dit d'elle, avec raison, que c'était la plus conjugale de toutes les maladies. Mais on peut aussi recueillir l'acare abandonné dans le lit d'un galeux, en y couchant à son tour, ce qui s'observe dans les garnis mal tenus et sous les couvertures et les paillasses des campements. Nos braves poilus en ont su quelque chose.

Elle peut être transmise par les vêtements; mais il semble qu'il soit nécessaire que lits, couvertures et vêtements soient encore chauds, car le froid tue l'acare au bout de quelque temps. Les contacts diurnes et passagers paraissent inoffensifs, et l'on n'a jamais contracté la gale, au dire des spécialistes, pour avoir serré la main d'un galeux. Ce qui n'empêche par certains sujets nerveux d'être pris de démangeaisons subites, lorsqu'ils apprennent, après coup, que cette aventure leur est arrivée. Il se déchaîne alors chez eux un prurit violent et insupportable, purement imaginaire, d'ailleurs, d'où grattage forcené, excoriation de la peau, eczéma et, conséquemment, prurit plus impérieux encore. Ces malheureux harcèlent tous les spécialistes successivement, protestent contre leur ignorance et, naturellement, ne guérissent jamais, à moins qu'on n'emploie la suggestion en sens inverse, accompagnée de manifestations électriques imposantes.

Le traitement de la gale est très simple, mais peu récréatif. Il est essentiel d'ouvrir les galeries qui recèlent le parasite, afin de le mettre en contact

avec une substance qui le tue. C'est la « frotte »,
qui se pratique dans les hôpitaux, et pour laquelle
l'hôpital Saint-Louis a acquis une juste réputation,
car la manœuvre, pour réussir, doit être exécutée
par un médecin ou un infirmier très expérimenté.
Le sujet, mis à nu, est frotté pendant vingt minutes
avec du savon noir et de l'eau chaude, puis placé
pendant une heure dans un bain qui achève de ramollir son épiderme. Ce bain est suivi d'une friction
sèche, vigoureuse, destinée à entamer le plafond des
galeries de l'acare. Alors on procède à une nouvelle
friction, qui est médicatrice cette fois, avec une pommade soufrée, pommade d'Helmerich, pommade de
Bourguignon, pommade de Hardy, etc. Le sujet
conserve ensuite son enduit de pommade sur son
corps pendant vingt-quatre heures; après quoi il
s'en débarrasse dans un bain amidonné, se sèche
bien, et se saupoudre d'amidon ou de talc, pour calmer l'irritation cutanée qui subsiste.

La frotte est souvent très pénible, surtout chez
les galeux qui présentent des lésions eczémateuses à
vif, nées du grattage. Ces lésions peuvent survivre
au traitement pendant quelque temps et s'accompagner encore de démangeaisons qui donnent à croire
que le traitement a été inefficace ou qu'il s'est produit une récidive. Il faut traiter soigneusement ces
lésions à part, par des topiques appropriés, la pâte
d'oxyde de zinc par exemple.

La récidive est, d'ailleurs, toujours possible, si
l'on n'a pas pris la précaution de faire, pendant la
durée de la frotte, désinfecter les vêtements à
l'étuve et même la literie, — plus souvent encore si
le galeux guéri renouvelle ses contacts avec le sujet
qui l'a contaminé, lorsque celui-ci, moins atteint, et

se croyant indemne, ne s'est pas fait soigner de son côté.

On a imaginé de nombreuses préparations destinées à réaliser une cure moins brutale que celle de la pommade soufrée. Le traitement de Vleminck, employé en Belgique, plus doux, comporte un bain simple d'une heure, une friction au savon noir pendant une demi-heure, et une seconde friction avec un linge rude, imprégné d'un mélange de soufre (250 gr.) et de chaux vive (150 gr.) dans deux litres d'eau, le tout réduit par ébullition à un litre et demi. On termine par un bain et un savonnage.

On a employé également les badigeonnages au baume du Pérou, qui ne sont pas toujours inoffensifs chez les eczémateux (où on les a vus provoquer de l'albuminurie), la pommade au naphtol (assez toxique elle aussi), le styrax, traitement doux, recommandé chez les enfants, le pétrole (pendant trois nuits consécutives porter une chemise, des bas et des gants imprégnés de pétrole). De tous ces traitements, la frotte reste le plus sûr, malgré ses désagréments.

Il faut ajouter qu'outre la gale « humaine » il existe d'autres acares, propres à la gale du chien, du chat, du cheval, du porc, etc..., et qui peuvent s'introduire accidentellement chez l'homme. La gale du chat est la plus fréquente, parce que l'animal se couche volontiers dans le lit, sur les genoux et dans les bras des enfants, ce qui réalise des conditions de transmission excellentes. On ne s'en méfie pas assez. Elle est, d'ailleurs, très bénigne et disparaît avec le moindre badigeonnage au sulfure de calcium, à la benzine ou au pétrole.

HÉMORRAGIE ET HÉMOSTASE

Pratiquer l'*hémostase*, c'est arrêter le sang qui s'écoule au dehors par une *hémorragie*, c'est-à-dire à la suite de la blessure de quelque vaisseau. L'hémorragie est donc, selon la nature de ce vaisseau, *artérielle, veineuse* ou *capillaire*. L'hémostase représente un chapitre capital du rôle du chirurgien : elle a sa technique soigneusement établie. Je ne parlerai donc ici que de ce qu'il importe au public d'en connaître.

Une hémorragie artérielle, reconnaissable à la couleur rouge vif du liquide et à l'émission de celui-ci en jet saccadé, rythmé régulièrement comme le pouls, ne s'arrête pas, aussi longtemps que la blessure du vaisseau reste ouverte et que le cœur bat, si la poussée continuelle du sang, à chaque impulsion cardiaque, ne laisse pas le temps à un caillot obturateur de se former. Négligeons le cas exceptionnel des arrêts spontanés d'hémorragies chez certains blessés de guerre, sur le champ de bataille, par la syncope ou par le froid. En principe, il n'y a que deux manières de faire cesser une hémorragie artérielle, c'est de lier l'artère ou de favoriser son obturation par un caillot, celui-ci se formant peu à peu quand le cours du sang dans l'artère est arrêté pendant un temps suffisamment prolongé, selon le calibre de celle-ci.

La ligature d'une artère, procédé radical et d'effet immédiat, demande le concours du chirurgien, qui doit dégager le vaisseau avec soin, avec une asepsie parfaite, et poser autour de lui un nœud de soie ou de catgut. Au bout de quelques jours, le caillot, né à la faveur de l'arrêt du sang dans le cul-de-sac créé au-dessus de la ligature, se mortifie, tombe ainsi que le fil, et le tout est peu à peu résorbé.

Si l'artère à lier est très importante, si elle commande l'irrigation de presque tout un membre, comme la fémorale, cette opération, qui sauve le malade momentanément d'une mort imminente, conséquence fatale de la perte de tout son sang, peut avoir ultérieurement des conséquences très sérieuses. Le membre qui ne reçoit plus de sang n'est plus nourri : il se refroidit, pâlit, bleuit et est atteint bientôt par la gangrène spontanée, ce qui rend alors son amputation nécessaire. Parfois, cependant, la bonne nature se charge de prévenir le mal. D'autres artères plus petites, qui ne contribuaient auparavant que pour une assez faible part à l'irrigation du membre, augmentent d'importance, pour suppléer à la déficience de l'artère principale et remplir, à l'aide des voies de communication existantes, le réseau vasculaire que celle-ci alimentait. Si cette suppléance peut s'organiser assez rapidement, le membre a des chances d'être sauvé.

Cette ligature, ai-je dit, n'appartient qu'à un praticien qualifié. Même si un assistant instruit ou une ancienne infirmière se trouvent là, munis d'une pince à forcipressure, il vaut mieux qu'ils s'abstiennent de chercher, à l'aveuglette, à pincer le vaisseau ouvert, au milieu du sang qui jaillit : ils risqueraient de pincer une des veines ou un des nerfs qui l'accompagnent dans la profondeur.

Il faut, en attendant l'homme de l'art, comprimer le vaisseau en amont du siège de la section, en enserrant le membre avec les mains et en appuyant les pouces sur le trajet de l'artère, là où on la sent battre : les assistants se relaieront, car c'est là une besogne assez fatigante.

Il est plus simple, si on le peut, d'appliquer une ligature à la racine du membre à l'aide d'une corde solidement, nouée, d'un mouchoir tordu en lien ou, ce qui est préférable à tout, d'une bande élastique. Une tige verticale glissée ensuite sous la ligature, puis tordue à la manière d'un garrot, permet d'assurer une constriction encore plus puissante, mais douloureuse. Toutes ces manœuvres doivent être pratiquées en évitant de toucher à la plaie et de l'infecter; un linge très propre, *bouilli* pendant quelques minutes, sera placé sur elle pour la protéger.

Si la blessure siège en un point autre que l'un des membres, il faudra se contenter d'appliquer sur elle un pansement aseptique formant tampon et comprimé avec énergie et persévérance.

Les petites artérioles superficielles ouvertes à l'occasion d'une coupure se referment assez vite, d'elles-mêmes, par rétraction de leur tunique élastique, si l'on pratique au-dessus d'elles, — entre la blessure et le cœur — une compression avec une forte boulette d'ouate stérilisée, maintenue au besoin par un lien pendant quelques minutes.

Les hémorragies par ouverture d'une veine ont un aspect spécial. Le sang est d'un brun foncé et s'écoule en nappe, au lieu d'être rouge vif et de s'échapper par jets saccadés ainsi qu'il arrive pour une plaie d'artère. Un simple pansement compressif suffit à les arrêter : aucun pincement, aucune ligature ne sont nécessaires.

Signalons le cas, heureusement rare, des sections portant sur les grosses veines du cou, les *jugulaires* : elles peuvent fournir l'occasion de l'entrée de l'air dans la veine par une véritable aspiration, car le sang s'y écoule de haut en bas, vers le cœur, selon les lois de la pesanteur. Alors, c'est l'embolie cardiaque gazeuse et la mort immédiate.

Les hémorragies qui succèdent à des coupures entaillant peu profondément la peau et n'intéressant que le réseau des vaisseaux capillaires, fournissent un sang plus rouge que les hémorragies veineuses, mais sans jet saccadé comme dans les hémorragies artérielles. Elles ne sont jamais bien graves, à moins qu'elles ne surviennent chez un de ces sujets particuliers dont le sang a perdu en grande partie le pouvoir de se coaguler et qu'on appelle des *hémophiles*.

En général, ces petites plaies se traitent de la façon suivante : lavage à l'alcool, tamponnement pendant quelques instants, puis application d'antipyrine et enveloppement dans un petit pansement aseptique un peu serré. Aussi bien que l'antipyrine, on peut employer une solution de chlorure de calcium, une solution de gélatine, ou de l'eau oxygénée, si l'on en a sous la main. Souvent il suffit de refermer la petite plaie, une fois désinfectée, au moyen d'une suture ou d'une ou deux agrafes de Michel, pour que l'hémorragie s'arrête aussitôt.

Beaucoup d'autres substances ont été préconisées, depuis les temps les plus reculés, pour arrêter le sang des plaies (hors le cas de blessure artérielle). Le perchlorure a, en outre, l'inconvénient de salir mais il faut l'employer très étendu d'eau (1/5e). A l'état pur, il forme en effet un caillot, mais qui se redissout immédiatement dans le perchlorure, en sorte que plus on applique de cette substance, plus le sang coule. Il faut donc n'en employer qu'une très petite quantité ou une solution très faible, et surtout ne jamais insister si l'effet tarde à se produire. Le perchlorure a, en outre, l'inconvénient de salir affreusement la peau autour de la plaie.

L'amadou a eu une longue vogue. Il agit, grâce à sa porosité, en aspirant le sang par capillarité dans ses mailles, et en amorçant ainsi la formation du caillot, le liquide se trouvant réparti en couche très mince sur une grande surface. Malheureusement il est difficile de le stériliser complètement sans le détériorer et, en présence d'une plaie, on doit penser à éviter l'infection autant qu'à arrêter le sang.

Il faut énergiquement répudier les toiles d'araignées, qui ont toujours une grande réputation, mais qui sont inévitablement souillées par des poussières, où il y a de grandes chances que se rencontre le bacille du tétanos. Tous les autres remèdes de bonne femme, poudres, herbes et ingrédients divers, sont à rejeter pour les mêmes raisons.

Il m'est arrivé souvent d'arrêter de petites hémorragies un peu tenaces (coupures par rasoir, section maladroite d'un cor, en employant un hémostatique de fortune assez singulier; c'est tout simplement le culot de cendres d'une cigarette. Il a précisément toutes les qualités requises. Il est poreux comme l'amadou, stérile puisqu'il sort de la flamme, et renferme du chlorure de calcium : c'est pourquoi les cendres très blanches du tabac d'Orient, plus riches en ce dernier produit, se montrent ici les plus actives.

Je ne puis m'occuper ici des hémorragies provenant des organes internes. Ce sont ordinairement des hémorragies capillaires, que le médecin arrête par des tamponnements quand leur siège s'y prête. Les hémorragies intestinales, qui se reconnaissent à l'aspect noir et poisseux des selles, se traitent par la potion au chlorure de calcium et les applications de glace sur le ventre. Les petites hémorragies pulmonaires (hémoptysies ou crachements de sang) sont arrêtées par les ventouses et l'emploi, à l'intérieur, de l'opium et surtout de l'ipéca (injection de morphine ou d'émétine, cachets de poudre de Dover) : elles exigent le repos absolu du sujet pendant la crise.

Tout récemment, on a recommandé ici comme un remède merveilleux les injections (intra-veineuses plutôt que sous-cutanées) d'une solution de citrate de soude à 30 p. 100 (10 à 30 centimètres cubes). Les mêmes injections agissent d'une façon remarquable contre les hémorragies des fibromes et des cancers. Le plus curieux, c'est que le citrate de soude, comme on le verra dans l'article suivant, est un anticoagulant du sang.

LA TRANSFUSION DU SANG

L'idée que l'apport d'un sang nouveau est capable de régénérer, de quasi ressusciter un malade ou un blessé tout près de succomber, est en réalité très vieille. Les anciens pressentaient déjà que le sang est le « liquide vital » par quoi nous vient, selon qu'il est sain ou malade, tout le bien et tout le mal ; la saignée est née de cette conception. Un individu en bonne santé, un être jeune, vigoureux, en donnant son sang à un être épuisé, à un vieillard, devait en même temps lui apporter une vie nouvelle.

L'idée était juste pour une grande part, et sauf en ce qui concerne le vieillard, dont l'état dépend de l'usure de ses vaisseaux et surtout de ses glandes endocrines, la science moderne a nettement confirmé que l'infusion d'un sang nouveau pouvait, chez certains sujets, faire des miracles.

Seulement les anciens n'avaient pas d'autre moyen de la réaliser que de donner ce sang à boire, et quand il a passé par les voies digestives, il n'a plus que l'effet de l'ingestion d'une albumine particulièrement riche en fer. Les buveurs de sang de jadis auraient pu s'éviter leurs répugnances légitimes en mangeant tout prosaïquement une aune de boudin.

C'est au siècle dernier, semble-t-il, lorsqu'on s'enhardit davantage dans les voies physiologiques, que l'on comprit que le sang ainsi ingéré avait perdu toutes ses qualités et qu'on songea à le transfuser, des veines d'un sujet sain, dans celles du malade.

L'idée était admirable, comme l'événement l'a prouvé, mais elle fut longtemps impossible à réaliser, à cause du danger mortel auquel la technique rudimentaire dont on disposait, exposait à la fois le sujet qui donnait son sang et le transfusé, — on dit aujourd'hui le *donneur* et le *récepteur*. Il y a, au Quartier latin, une rue Pierre-Le Goff, qui consacre le souvenir d'un jeune étudiant en médecine qui offrit son sang, à l'hôpital, pour sauver un moribond, et qui en mourut.

C'est que le sang, comme chacun sait, se coagule rapidement au sortir des veines, et qu'introduire un caillot dans la circulation, c'est provoquer aussitôt une embolie presque fatalement mortelle, ainsi qu'il arrive trop souvent, par le même mécanisme, chez les sujets atteints de phlébite. Or, injecter du sang recueilli dans un vase au moyen d'une saignée, c'était introduire à coup sûr des caillots. Réunir les deux veines par un tube reliant deux canules placées dans les deux veines, n'était pas moins dangereux. Pour le « donneur » le danger était le même, le fâcheux caillot se produisant quand le contact de la canule irritait la paroi de sa veine, ou quand le sang se coagulait entre les deux veines abouchées, fait inévitable puisqu'aucune pression ne vient forcer le sang veineux à passer du côté que l'on voudrait.

Alors naquit la transfusion du sang artériel, c'est-à-dire doué d'une forte pression, dans la veine du récepteur par l'abouchement des deux vaisseaux. Il y eut encore des déboires : le sang se coagulait souvent quand même à l'intérieur du tube conducteur. L'opération ne devint tout à fait sûre que lorsqu'on aboucha directement l'artère du donneur, sans l'intermédiaire de tubes ni de canules, dans la veine du récepteur en suturant provisoirement les deux vaisseaux l'un à l'autre, opération très délicate qui faisait de la transfusion une mesure exceptionnelle. On obtint de meilleurs résultats en faisant passer à l'intérieur d'un petit tube de verre le bout coupé de l'artère, retroussé ensuite sur les bords du tube et introduit ainsi dans la veine. Mais tout cela était encore très compliqué et ne servit, par les succès obtenus, qu'à montrer les bienfaits qu'on pouvait escompter de la transfusion lorsqu'on aurait trouvé le moyen de la réaliser d'une façon simple et pratique.

Un grand progrès fut obtenu par le perfectionnement d'un détail de technique. Si l'on recouvre d'une mince couche de paraffine les surfaces intérieures des récipients et des tubes avec lesquels le sang à transfuser est mis en contact, on supprime son adhérence et l'on retarde beaucoup sa coagulation. A l'aide d'une seringue ainsi préparée on peut, en opérant vite, prélever, par simple piqûre, du sang dans une veine et le réinjecter dans une autre sans danger. On a imaginé des tubes reliant les deux veines, et sur le trajet desquels une seringue, grâce à un jeu de robinets, fonctionne tour à tour comme pompe aspirante et foulante, en changeant de seringue toutes les trois minutes, c'est-à-dire avant la coagulation, si l'on doit injecter de grandes quantités de sang.

On opère plus simplement en remplissant une ampoule paraffinée à l'aide du sang recueilli par ponction dans la veine, soit que l'ampoule, effilée en pointe ou pouvant se coiffer d'une aiguille, serve elle-même pour cette ponction, soit que le sang soit versé dans l'ampoule en sortant de l'aiguille qui a servi à la ponction. Immédiatement après, l'ampoule est mise en communication avec la veine du récepteur, et une soufflerie, reliée à la paroi latérale de l'ampoule, permet d'y développer une pression qui aide le sang à s'en écouler. On peut même, par cette soufflerie, introduire de l'oxygène, qui transforme le sang veineux soutiré en sang artériel et le rend plus efficace encore.

Mais le progrès capital réalisé dans ces dernières années a consisté à employer du sang rendu incoagulable, ce qu'on obtient en y ajoutant, lorsqu'il est sorti de la veine, du sérum glucosé, du citrate de soude ou du sulfarsénobenzol. C'est le citrate de soude, employé en avril 1914 par Hustin (de Bruxelles), puis par Agote (de Buenos-Aires) en novembre de la même année, par Lewisohn (de New-York) en janvier 1915 (tous les trois à l'insu de l'autre), c'est le citrate de soude qui est aujourd'hui couramment utilisé en raison de l'extrême simplicité de la technique. Cette découverte, précieuse entre toutes, arriva donc à point pour sauver des milliers de blessés au cours de la grande guerre, et c'est aux persévérants efforts du Dr Jeanbrau (de Montpellier) mobilisé à Verdun, que nous devons son adoption définitive en France.

Aujourd'hui, rien n'est plus simple que de pratiquer une transfusion du sang quand on l'a vu faire une seule fois. Par ponction dans la veine du donneur, on recueille du sang dans un verre aux parois paraffinées, où on le mélange avec une solution stérilisée de citrate de soude : la proportion de 4 grammes de citrate pour 1.000 grammes de sang est la meilleure. Il est important d'agiter constamment le mélange avec une baguette de verre. Pendant ce temps, on a introduit, dans la veine du récepteur, une aiguille qu'un tube de caoutchouc relie à un entonnoir (également paraffiné) et où l'on verse d'abord un peu de citrate de soude seul, pour préparer le trajet, puis le sang citraté, en élevant simplement l'entonnoir à une hauteur de 45 centimètres.

L'adjonction de citrate n'altère en rien la composition du sang. On a pu conserver, en ampoules aseptiques, et dans de la glace, pendant trois semaines, du sang ainsi préparé, ressource précieuse dans un service d'hôpital ou une ambulance. Des milliers de transfusions ont été pratiquées sur le front, à partir de 1915, par les Allemands d'abord, qui ont connu avant nous les travaux de Lewisohn par les journaux américains (ô notre censure française!), — à partir de 1916 dans nos armées, à peu près sans accidents (3 %).

Il faut cependant connaître la raison de ceux qu'on peut observer encore. Toutes les précautions d'asepsie et de technique étant rigoureusement observées, ces accidents peuvent provenir d'une incompatibilité humorale du sang du donneur pour celui du récepteur. Dans ce cas, il y a agglutination des globules de l'un ou de l'autre dans la circulation du transfusé, puis dissolution de ces globules, dont les albumines, une fois libérées, se comportent comme un dangereux poison, amenant au moins l'hémoglobinurie et trop souvent la mort presque immédiate.

On ne peut donc pas injecter le sang de n'importe qui, le sujet fût-il des plus sains, exempt, bien entendu, de tuberculose et de syphilis, même le sang d'un proche parent, fût-ce le père ou la mère. C'est le secret des réactions humorales, certains globules sécrétant des *agglutinines*, d'autres des *agglutinogènes*. Quand la malchance veut que ces deux types de sang soient mis en présence, c'est l'agglutination, puis l'hémolyse avec toutes ses conséquences.

C'est pour s'en prémunir qu'avant de pratiquer la transfusion on fait l'épreuve de la « compatibilité » des deux sangs. Une goutte de celui du donneur est déposée sur une plaque de verre et mélangée avec une goutte du sérum du futur transfusé. Ce sérum a été obtenu en quelques minutes en ajoutant un peu de citrate de soude à un centimètre cube de son sang, pris à l'oreille, et recueilli dans un petit tube: les globules tombent au fond et le sérum surnage. Si le mélange des deux gouttes reste homogène, il n'y a aucun danger. S'il se trouble au bout de quelques instants, si, en examinant la réaction à l'œil, sur la plaque de verre, par transparence, on voit se produire sur celle-ci un précipité semblable à de la brique finement pilée, c'est que la même précipitation se réalisera plus tard dans le mélange des deux sangs, et il faut chercher un autre donneur.

Devenue d'une réalisation aussi pratique, la transfusion du sang nous apparaît aujourd'hui comme appelée à un avenir immense. A mesure qu'on la pratique davantage, on lui découvre de nouvelles indications. Je ne puis, ici, qu'essayer de formuler les principales, telles que nous les ont fait connaître les travaux du dernier Congrès de Chirurgie (1923), qui avait précisément mis cette question à son ordre du jour.

La première de toutes, la plus évidente, est la

perte de sang par hémorragie chez un blessé, un opéré ou une femme en couches. Il est difficile de dire à partir de quel chiffre, mesurant la perte, la transfusion s'impose, parce qu'on ne le connaît jamais exactement. La pâleur du visage peut être causée par l'état nerveux et ne suffit pas pour nous guider. Il faut mesurer le taux de la pression sanguine, avec l'oscillomètre de Pachon, et non s'en fier à la résistance du pouls qui peut être non moins trompeuse. C'est la baisse progressive, continue, de cette tension, malgré les injections de sérum artificiel, qui fournit ici l'indication capitale. Quand la pression maxima tombe au-dessous de 9 et la pression minima au-dessous de 3,5, il y a urgence manifeste. Tout ceci présente surtout de l'intérêt dans une ambulance, lorsqu'il y a beaucoup de blessés à la fois, qu'on manque de sang et que l'on ne peut pas faire de transfusion inutile.

Le mécanisme de la mort par hémorragie est, en réalité, assez complexe. On s'accorde aujourd'hui à reconnaître que sa cause principale est l'insuffisance de la quantité d'oxygène apportée au cerveau, où certains éléments délicats, une fois lésés, cessent définitivement de vivre. (C'est pourquoi il faut toujours, en pareil cas, maintenir le sujet la tête basse).

La transfusion réalise immédiatement une véritable *greffe* de globules sanguins, qui remplissent aussitôt leur rôle physiologique, comme dans le milieu qu'ils viennent de quitter. On conçoit que les résultats soient encore plus rapides et meilleurs, lorsqu'on injecte, comme le recommande M. Pauchet, du sang saturé d'oxygène, en amenant ce gaz dans l'ampoule à transfusion, par la même soufflerie qui sert à donner au sang la pression nécessaire pour le faire pénétrer dans la veine. Ce qui prouve bien que le cerveau est immédiatement influencé, c'est que, dès les premières minutes de la transfusion, bien avant qu'elle soit terminée, le sujet sort de sa torpeur, ouvre les yeux et se met à parler — ce qu'on n'observe jamais avec les injections, même très abondantes, de sérum artificiel.

On devra donc traiter ainsi, dans la pratique civile, tous les blessés ayant perdu beaucoup de sang, sans s'inquiéter de sa quantité, s'ils sont très pâles et si leur pouls est très faible, les femmes en couches ayant eu de grosses hémorragies, les opérés de cancer, de fibrôme, de grossesse extra-utérine, qui, à la suite de l'intervention, seront dans le même état. On a même conseillé, quand il y a un grand épanchement sanguin dans l'abdomen au cours d'une opération, de recueillir ce sang sur des compresses stérilisées, de le mélanger à du sérum citraté, et de le réinjecter, après filtrage minutieux, au malade lui-même, si l'on n'a pas d'ampoules de sang toutes prêtes sous la main. Il peut être indiqué également de pratiquer la transfusion par avance chez un sujet très épuisé, avant d'entreprendre une opération grave qu'il pourrait ne pas supporter.

L'hémophilie, cette singulière maladie, souvent héréditaire, dans laquelle le sang, ayant perdu son pouvoir de se coaguler spontanément, s'écoule sans arrêt par la plus petite plaie (c'était la maladie du dernier tsarevitch), est guérie aujourd'hui par une transfusion de sang ; et contrairement à ce qu'on pouvait supposer, l'adjonction de citrate au sang du « donneur », pour qu'il ne se coagule pas pendant l'opération, n'empêche pas le sang du « récepteur » de recouvrer sa coagulabilité naturelle.

Les anémies de toute espèce sont une autre indication de la transfusion. Il faut y avoir recours dès que le chiffre des globules sanguins, comptés à l'hématimètre, tombe a 4 millions et demi par millimètre cube, et si le taux de l'hémoglobine est abaissé de 25 0/0.

Dans les grandes intoxications accidentelles s'accompagnant de la mort des globules du sang (gaz d'éclairage, gaz des fosses d'aisances, champignons vénéneux), l'infusion de sang nouveau permet aujourd'hui de sauver des victimes que jusqu'ici aucun moyen n'avait pu arracher à la mort.

Il faut y ajouter les intoxications « autogènes », que réalisent certaines maladies, l'urémie, l'éclampsie, les vomissements incoercibles de la grossesse, l'uricémie des goutteux, l'acidose des diabétiques, les intoxications succédant aux longues expositions aux rayons X ultra-pénétrants pour traiter les cancers profonds. Une saignée préalable est souvent utile ici pour permettre d'évacuer d'abord une partie du sang intoxiqué, où les globules du sujet dépérissent, ceci pour faire de la place au sang nouveau.

Mêmes résultats remarquables dans les grandes infections, les septicémies, où les toxines microbiennes agissent par le même mécanisme que les empoisonnements : fièvre puerpérale, pneumonie, grippe grave, typhus, choléra, scarlatine, etc. La tuberculose, lorsqu'elle n'est pas trop avancée et qu'elle s'accompagne de chloro-anémie, peut elle-même être favorablement influencée. Le sang de tout homme sain, a-t-on dit, renferme des substances antitoxiques pour l'homme malade : et, en fait, on sait les services que rend bien souvent, dans beaucoup d'états anémiques, toxiques ou infectieux, la simple injection de sérum normal de cheval. Le sang humain, avec ses globules vivants, véritable greffe liquide, en somme, a des effets incomparablement supérieurs.

On est même allé plus loin et l'on a injecté du sang ayant acquis des propriétés antitoxiques contre la maladie que l'on veut combattre, par exemple, du sang de sujets guéris récemment de la scarlatine, de la rougeole, de la coqueluche, etc., sang riche encore en antitoxines nées au cours de la lutte victorieuse de l'organisme contre le germe infectieux : les malades, au début de leur invasion par le même germe, reçoivent un si précieux renfort de cet apport de substances antitoxiques que le plus souvent la maladie avorte.

On a tenté mieux encore. De même qu'on prépare du sérum antitétanique ou antidiphtérique en injectant à un cheval, petit à petit, des doses croissantes de toxine tétanique ou diphtérique, on a préparé de la même façon des sujets humains qui fournissent, avec leur sang tout entier, un moyen curatif bien autrement puissant. On a même, dans des cas d'urgence, mélangé a du sang humain, avant de l'injecter, des cultures stérilisées du microbe visé... Nous ne sommes qu'au début de ces applications, destinées, je vous l'ai dit, à bouleverser peut-être toute notre thérapeutique des infections.

Il y a du moins un progrès considérable réalisé sur les injections de sérum artificiel, qui ont représenté pendant trente ans notre grand moyen d'action contre l'anémie et l'hypotension post-hémorragiques (par reconstitution de la masse liquide dans les vaisseaux et relèvement momenté de la tension) et contre les infections (par dilution des poisons en circulation). Mais on ne rétablissait pas ainsi la viscosité normale du sang, qui transsudait à travers la paroi des vaisseaux, et les quantités de chlorure de sodium injectées entravaient finalement la filtration rénale. On eut de meilleurs résultats en employant le sérum glucosé, qui offre l'avantage de ne pas altérer les globules sanguins, puis le sérum gommé, qui, plus visqueux, ne traverse pas les capillaires : sous le nom de sérum de Bayliss, l'armée anglaise fit de ce dernier un large emploi pendant la guerre. Mais dès que la transfusion du sang fut rendue pratique et inoffensive par la simple adjonction de citrate de soude, elle fit disparaître toutes ces préparations.

La dose de sang à injecter varie avec l'effet à obtenir. Pour remédier à une très grave hémorrhagie, elle peut atteindre jusqu'à 800 et 900 grammes, quantité qu'un donneur jeune et vigoureux peut fournir d'un seul coup sans danger pour lui. Pratiquement, dans les cas moyens, on se contente de doses de 400 à 500 grammes, en les faisant précéder et suivre d'une injection de sérum glucosé. Dans les septicémies, où il s'agit d'introduire des antitoxines encore plus que des globules, les doses de 30 à 50 grammes, répétées à plusieurs intervalles, s'il est nécessaire, sont suffisantes. Chez les enfants, on peut injecter sans inconvénient une quantité égale au dixième de leur poids et même davantage.

Une des règles essentielles de la transfusion est qu'elle doit être pratiquée avec une extrême lenteur, en cessant, de temps en temps, de faire agir la pression, d'abord pour suspendre l'opération si des accidents apparaissent, — au cas où l'on aurait injecté, sans le savoir et pour aller au plus pressé, le sérum d'un donneur présentant une incompatibilité humorale avec celui du récepteur, — et aussi pour obtenir un relèvement de tension plus durable.

La veine à choisir pour l'injection est toujours une des veines du pli du coude : on a injecté aussi par la saphène du pied, mais avec de beaucoup moins bons résultats. Chez les tout jeunes enfants, l'aiguille est introduite plus facilement dans le sinus veineux longitudinal supérieur, très exactement sur la ligne médiane du crâne, où ce sinus, assez large, s'étend sous la séparation, encore membraneuse, des deux os occipitaux.

Aujourd'hui, dans les services hospitaliers d'Amérique, le chirurgien a à sa disposition, pendant toute opération, à côté de ses instruments, une ampoule de sang citraté, toute prête, conservée dans la glace. On sait que le sang ainsi préparé garde ses propriétés pendant au moins trois semaines. On l'injecte donc aussi couramment que l'on fait une piqûre de morphine ou d'huile camphrée.

La fonction de donneur, de fournisseur de sang est même devenue, là-bas, pour certains sujets, une véritable industrie. Des saignées périodiques, convenablement espacées, n'altèrent en rien la santé d'un sujet vigoureux; nous le savons depuis le temps de Louis XIV, où les médecins saignaient leurs malades impunément plusieurs fois par mois. Des sujets bien choisis, dont le sang s'est montré, par des analyses et des réactions agglutinatives répétées, dépourvu de toute incompatibilité avec un sérum quelconque pris au hasard, sont très recherchés... et bien payés. Et comme nous sommes en Amérique, pays des trusts, ces messieurs, paraît-il, se sont syndiqués...

LES VARICES

Il s'agit d'une affection extrêmement répandue, d'une véritable infirmité, qui crée, pour los sujets des deux sexes qui en sont atteints, une diminution de valeur sociale malheureusement durable.

Tout le monde sait en quoi elle consiste. C'est un relâchement de la paroi des veines, par suite d'une altération de leur tunique. Elles se dilatent de plus en plus, se gorgent de sang, font alors sous la peau une saillie molle et bleuâtre, deviennent flexueuses et parfois se groupent en pelotons à leurs confluents. Les valvules qui, à l'intérieur de la veine, ont pour fonction d'empêcher le sang de refluer en sens contraire de son cours, sont « forcées », deviennent inefficaces et s'atrophient.

C'est naturellement aux membres inférieurs que le phénomène se produit d'abord, parce que le sang y doit cheminer dans les veines en remontant de bas en haut, contre le sens de la pesanteur. Mais les dilatations variqueuses peuvent se manifester sur presque tous les points du réseau veineux, au rectum où elles forment des bourrelets saillants, capables de faire issue au dehors (*hémorrhoïdes*), autour du cordon chez l'homme (*varicocèle*), autour de l'œsophage, sur le dos des mains des vieillards, et jusque sur la paroi abdominale lorsque la circulation hépatique est gênée par la cirrhose ou l'hydropisie.

Mais pratiquement, quand on parle de varices, il s'agit ordinairement de celles des membres inférieurs, cuisses et jambes.

L'arthritisme constitutionnel y prédispose certainement : les variqueux appartiennent au même groupe que les migraineux, les goutteux, les gravelleux. L'hérédité a été souvent notée. Mais plus encore que ces prédispositions individuelles, les professions où l'on reste longtemps debout, avec peu ou pas de mouvements des jambes, favorisent particulièrement la formation des varices, en entretenant la stase du sang dans des veines où déjà, comme je l'ai dit, l'action de la pesanteur s'exerce à l'inverse du cours de ce sang. Celui-ci doit, en effet, remonter vers le cœur : il n'y a jamais de varices au cou ni à la tête, d'où le sang n'a qu'à se laisser descendre. Par contre, la force qui fait remonter le sang dans les veines des jambes est très faible. Il est un peu poussé par derrière par la pression capillaire, un peu aspiré en avant par le torrent circulatoire au niveau du cœur; il est surtout chassé par les pressions qu'exercent, en se contractant, les muscles des jambes, au milieu desquels circulent les veines. Si ces muscles restent immobiles, ces pressions fréquentes sur les parois veineuses manquent, et le sang circule mal. Il circule plus mal encore dans les veines superficielles sous cutanées, situées à l'extérieur des faisceaux musculaires : aussi sont-elles plus souvent frappées que les autres par cette stagnation, qui entraîne peu à peu le relâchement de la paroi veineuse et l'effondrement des valvules chargées d'empêcher le sang de redescendre.

Par contre, si un sujet variqueux se couche horizontalement, et surtout s'il relève ses jambes en

l'air, le sang circule aisément, l'action de la pesanteur s'exerçant alors en faveur de son écoulement
et non plus à l'inverse; dans ces conditions, on voit
les plus grosses veines variqueuses s'aplatir instan-
tanément.

Les blanchisseuses, les cuisinières et cuisiniers,
les garçons de bureau, les vendeuses de magasins, les
receveurs de tramways, les factionnaires, sont tous
sujets aux varices, mais jamais le facteur rural,
parce que les mouvements actifs des muscles de ses
jambes aident à la circulation du sang dans leurs
veines. Les femmes qui sortent peu et mènent, dans
leur appartement, une vie médiocrement active, celles que leur embonpoint ou des infirmités condam-
nent à marcher peu et lentement fournissent aussi
un gros lot de variqueuses. Le port de jarretières
favorise tout spécialement cette infirmité en créant
une gêne de plus à la libre circulation du sang. Les
jarretelles rattachées au corset ou à une ceinture
leur sont donc de tous points préférables.

Dans un autre domaine, c'est par le même
mécanisme, c'est-à-dire le ralentissement de la marche du sang dans le réseau du système de la veine
porte, que les sujets atteints d'insuffisance hépatique et de constipation se trouvent si souvent porteurs
d'hémorrhoïdes.

On distingue souvent les varices en *superficielles* et en *internes*, celles-ci étant d'ailleurs souvent
hypothétiques, quand elles ne sont pas un complé-
ment certain des premières.

Les variqueux sont à plaindre. Ils se fatiguent
facilement, éprouvent de l'engourdissement dans les
mollets, des douleurs même, qui s'exagèrent dans la

station debout et les invitent à s'asseoir souvent pour se soulager : ils sont plus soulagés encore au lit, ou en dressant leurs jambes en l'air. Les Américains du monde des affaires, qui sont le plus souvent debout dans leurs bureaux et jusque dans les bars, sont très sujets aux varices. Ce sont eux qui ont mis à la mode, pour cette raison, la posture, plus commode qu'élégante, qui consiste à s'étendre dans un fauteuil en appuyant leurs pieds sur le marbre d'une cheminée ou sur la barre d'un balcon.

Les variqueux voient, avec les années, tout le régime circulatoire de leurs membres inférieurs s'altérer gravement. Ils ont souvent, à la fin de la journée, du gonflement au niveau des chevilles (s'assurer, cependant, par une analyse, que ceci n'est pas le signe d'une albuminurie). La sclérose envahit peu à peu les parois veineuses, qui n'en deviennent que plus béantes. Cette sclérose gagne même les capillaires et les petits vaisseaux artériels voisins. L'irrigation de tout le membre devient de plus en plus défectueuse et s'étend jusqu'aux vaisseaux nourriciers des nerfs : telle est l'origine de certaines *sciatiques*. La peau se couvre de fines arborisations rouges ou violacées. Elle est le siège de démangeaisons, d'eczémas torpides, d'hypertrophie pileuse, avec déformation des ongles. Cette dénutrition peut même devenir telle qu'il se forme de véritables ulcères (*ulcères variqueux*) dont la guérison est lente et difficile. (Voir l'article suivant.)

En outre, une inflammation chronique peut se déclarer dans le cordon variqueux, et c'est alors la phlébite avec toutes ses conséquences. D'autres fois, une varice, distendue et amincie à l'excès, vient à crever, et c'est une hémorrhagie interne, de résorp-

tion très lente, ou externe, avec grosse perte de
sang.

Le traitement interne des varices est peu efficace : l'hamamélis est le médicament traditionnel.
Il paraît donner de meilleurs résultats en Amérique, où l'on emploie l'extrait de plantes fraîches,
qu'en France, où l'on n'utilise guère que les teintures. On peut recommander, au début de l'apparition des varices, la marche active, la bicyclette,
tous les exercices qui activent la circulation dans les
jambes (foot-ball).

Le moyen classique, non de traiter les varices,
mais de les rendre supportables, consiste à emprisonner les jambes dans des bandes, ou mieux, des bas
élastiques, qui compriment les parois veineuses, en
limitant leur expansion, et surtout font participer
les veines superficielles, sous cette enveloppe résistante, à la pression utile qu'exercent, dans les plans
sous-jacents, les contractions musculaires. Mais il est
indispensable — et c'est ce qu'on néglige trop souvent — d'enrouler ces bandes ou d'enfiler ces bas
avant que le sang soit accumulé dans les veines,
c'est-à-dire au lit, avant de se lever, et, mieux
encore, en maintenant à ce moment la jambe relevée
verticalement en l'air, après un léger massage de
haut en bas, pour aider à vider les vaisseaux veineux. Enfiler ses bas quand on est levé et que les
veines sont déjà gorgées de sang, c'est s'exposer à
n'en retirer qu'un faible bénéfice.

La cure thermale de Bagnoles-de-l'Orne a souvent des effets heureux sur l'évolution des lésions
veineuses; elle est particulièrement indiquée dans

les phlébites, lorsque la période inflammatoire est passée.

Il existe un traitement curateur radical; il en existe même deux. L'un consiste à lier les veines variqueuses, et, mieux encore, à les extirper tout entières : l'opération demande quelque soin, mais n'offre aucun danger. Elle est indiquée lorsqu'il existe des dilatations énormes et des paquets serpentins menaçant de se crever.

L'autre, qu'a propagé le Pʳ Sicard, s'appuie sur ce fait qu'une inflammation accidentelle de la paroi veineuse, une phlébite, par exemple, a pour conséquence d'amener l'oblitération de la veine, ce qui est une autre façon de la supprimer. On réalise artificiellement cette inflammation localisée en injectant dans la veine, dans la position couchée, quelques gouttes d'une solution de carbonate de soude à 10 0/0. Il s'ensuit une petite inflammation locale très supportable, qui produit, après quelques jours ou même quelques heures de repos, l'accolement des parois de la veine; et c'est la guérison définitive. D'autres substances, plus maniables que le carbonate de soude, qui a causé des accidents, ont été proposées pour obtenir le même résultat. Le plus simple de ces agents paraît être le biiodure de mercure, sous la forme d'ampoules, à un centigramme par centimètre cube, du même type que celles qu'on emploie en injections hypodermiques dans le traitement de la syphilis. Ce procédé, appliqué par étapes, c'est-à-dire en traitant successivement les divers paquets variqueux, paraît inoffensif et très efficace.

L'ULCÈRE VARIQUEUX

On donne le nom d'ulcère, en général, à toute plaie cutanée qui, au lieu de se cicatriser spontanément, dans des délais plus ou moins longs, reste stationnaire ou même tend plutôt à s'accroître en surface et en profondeur.

Le caractéristique de l'ulcère étant cette inaptitude naturelle à se cicatriser, l'ulcère de jambe peut représenter l'ulcère par excellence, et tout particulièrement l'ulcère variqueux, qui en est le type le plus répandu.

La cicatrisation normale d'une plaie cutanée exige en effet que la région atteinte reçoive, par les vaisseaux nourriciers de la peau, une bonne nutrition, pour faire les frais de la réparation. Or, comme je viens de vous l'expliquer dans le précédent article, les variqueux invétérés jouissent, si j'ose dire, d'une circulation déplorable dans leurs membres inférieurs. La stase du sang dans les veines dilatées amincit les tuniques de celles-ci : la sclérose envahit les petites veinules qui servent d'affluents à ces veines dilatées; elle gagne les artérioles voisines, qui se mettent à moins débiter de sang. Au total, la circulation devient presque nulle dans un territoire où le sang pénètre mal et d'où il s'échappe plus mal encore. Des tissus aussi médiocrement nourris sont condamnés à mourir d'épuisement : ils sont blafards, bleuâtres, parois infiltrés de sérosité. La peau s'amincit : au moindre grattage, au moindre frottement même, elle s'entame. Une petite plaie se forme, qui semble être née spontanément, le traumatisme minime qui l'a produite étant passé inaperçu. Cette plaie légère, qui, en une autre partie du corps, se cicatriserait rapidement d'elle-même, s'étend peu à peu : l'épiderme et les premières couches du derme disparaissent comme s'ils fondaient, et l'on se trouve bientôt en présence d'une ulcération, de forme ronde ou ovale, s'agrandissant circulairement, — avec des bords obliquement inclinés, tant que la zone cutanée qui les entoure est blafarde, puis taillés à pic, quand le travail de nécrose s'arrête et que la zone en état de dénutrition a été sacrifiée. Le fond est d'un rouge vif, d'abord lisse, suintant, d'aspect luisant quand on vient de le nettoyer, — plus tard granuleux, quand le derme profond et le tissu cellulaire mis à vif se mettent à bourgeonner, dans un effort de réparation qui reste toujours incomplet parce que l'épiderme ne se reforme plus.

Ces ulcères sont de dimensions très variables. Il en est de petits, quelquefois multiples ; il en est d'énormes, qui dépassent la largeur de la main et arrivent même à faire le tour de la jambe. Car c'est toujours à la jambe qu'ils siègent, au mollet ou sur les côtés du membre, de préférence en son milieu ou vers sa partie inférieure, quelquefois près des chevilles, jamais à la cuisse, fût-elle marbrée par les plus grosses arborisations variqueuses.

De telles plaies sont rapidement envahies par des microbes banaux, en général peu virulents — à moins qu'il n'existe, à proximité, un malade atteint de diphtérie, auquel cas une inoculation accidentelle du bacille de cette maladie crée une situation très grave. Le plus souvent, il s'agit de staphylocoques et de microcoques divers, qui cultivent abondamment dans ce milieu, entretenant une sécrétion muco-purulente abondante. On y peut voir apparaître aussi le streptocoque, qui amène alors un érysipèle, ou du bacille pyocyanique, qui fournit du pus bleu, sans gravité d'ailleurs. La destinée de tout ulcère de ce genre est de fournir un excellent milieu de culture pour tous les microorganismes mis à sa portée.

Ajoutons, pour être complet, mais sans y insister parce que cette description perdrait de sa netteté, que l'on peut observer aussi de tels ulcères de jambes chez des sujets dépourvus de varices, des vieillards surtout, ou des individus en état de dénutrition générale, des alcooliques, des faméliques, chez qui toute la circulation superficielle est défectueuse, le rein en mauvais état, d'où une stagnation des liquides circulatoires et des sérosités vers les membres inférieurs, par l'action de la pesanteur. Mais, dans les conditions ordinaires, l'immense majorité de ces ulcères apparaît chez des variqueux très anciens, d'ailleurs sans qu'il existe de proportionnalité entre l'étendue de leur ulcère et le développement de leurs lésions veineuses : il y a un élément individuel qui peut faire varier beaucoup l'aptitude de la peau à cet état de dénutrition localisée entraînant la nécrose.

Ces ulcères empoisonnent littéralement l'existence des malheureux qui en sont atteints. Il leur faut les couvrir de pansements qui se souillent très vite et qu'ils doivent constamment renouveler, sous peine de rester dans un état de malpropreté répugnante. Bientôt la marche devient impossible, et le sujet est obligé de se coucher.

Et c'est alors fort heureux pour lui, parce que,

aussitôt, l'ulcère tend à s'améliorer. Les panse-ments variés, les onguents, les poudres qui, jusque-là, se montraient inefficaces, commencent à agir. La cicatrisation se fait peu à peu, de la périphérie vers le centre : une pellicule mince et bleutée appa-raît sur les bords de l'ulcère, l'encercle, gagne du terrain peu à peu, et, si l'ulcère n'est pas trop étendu ni trop profond, elle se transforme lentement en un épiderme nouveau qui recouvre finalement toute la plaie.

Il est arrivé tout simplement qu'en prenant la position horizontale, le sujet a fait cesser la réplé-tion du sang veineux dans ses varices, et que du coup la circulation dans sa jambe est redevenue nor-male, et avec elle la nutrition de ses tissus.

Mais dès que le malade se met à marcher de nouveau et que ses varices se reforment et se gon-flent, cet épiderme fragile s'entame et l'ulcère réap-paraît au premier frottement des vêtements.

Plus souvent encore, on voit cette cicatrisation spontanée s'arrêter à moitié chemin : le fond de l'ul-cère bourgeonne, devient même saillant; mais il ne se fait plus d'épiderme. Cette situation désespérante peut se prolonger pendant de longues semaines.

Il faut, avant tout, savoir qu'aucun traitement local de l'ulcère variqueux ne peut réussir tant que la circulation veineuse reste défectueuse, c'est-à-dire tant que les veines variqueuses demeurent gor-gées de sang, par conséquent tant que le sujet reste debout.

Il est inutile de se ruiner en médicaments, en pommades, en baumes, en topiques vantés, en pan-sements divers, ni d'espérer aussi de se guérir tout en continuant de marcher. C'est peine perdue. Il faut faire le sacrifice d'un certain temps de repos au lit, la jambe malade étant maintenue relevée aussi haut que possible.

Alors seulement les pansements pourront agir. Il en existe des formules innombrables : les compresses imbibées de vin aromatique, l'onguent styrax, les applications de bandelettes d'emplâtre diachylon sont les moyens les plus anciennement mis en pratique. Ils entretiennent une sécrétion pénible, exigent des soins continuels, attentifs à ce qu'aucune faute d'antisepsie ne soit commise, et l'on peut faire beaucoup mieux aujourd'hui.

Il faut d'abord éviter les pansements humides, sauf pendant les deux ou trois premiers jours, et les pratiquer seulement avec un liquide *très légèrement antiseptique :* un antiseptique trop fort diminuerait encore la vitalité des tissus. Le plus tôt possible, après cette courte période de préparation, destinée à calmer l'état inflammatoire, mais qui ne doit pas être trop prolongée, afin de ne pas ramollir les tissus à l'excès, il faut nettoyer la plaie avec de l'alcool, que l'on fait ensuite évaporer rapidement (avec un éventail). On tapisse alors toute la surface de l'ulcère, une fois convenablement asséchée, avec une poudre cicatrisante (airol, ectogan, poudre de Lucas-Championnière, etc.), et l'on respecte la croûte ainsi formée tant qu'elle n'est pas soulevée par la reprise de la sécrétion, auquel cas on l'enlève et l'on recommence. Le badigeonnage quotidien avec la teinture de benjoin ou l'antique Baume du Commandeur — où il y a du benjoin, de l'aloès et de l'huile de millepertuis — donne souvent de bons résultats. Je ne recommande pas beaucoup l'emploi des pommades en cette circonstance :

les corps gras sont d'assez mauvais cicatrisants. On peut toutefois employer la pommade aux essences de Reclus, dont la formule est au Codex (mais sans iodoforme). Les insufflations d'air très chaud ou de vapeurs iodées, le chauffage à courte distance avec le thermo-cautère poussé au rouge vif ont donné aussi d'excellents résultats.

Si la production d'épiderme est arrêtée, à un moment donné, par l'excès du bourgeonnement du fond de la plaie, on modère celui-ci en touchant les bourgeons avec un crayon de nitrate d'argent. On fait mieux encore en râclant franchement ces bourgeons avec une curette, après application de cocaïne. Sur ce fond nettoyé, les topiques cicatrisants agissent plus vite.

Si, malgré tout, pour des surfaces trop étendues, l'épidermisation reste incomplète, il faut avoir recours aux greffes épidermiques, en confectionnant un « dallage » de la plaie au moyen de pellicules d'épiderme enlevées avec un bon rasoir à la surface de la peau du sujet, dans une région saine. Un pansement rigoureusement immobile, arrosé deux fois par jour avec du sérum artificiel, doit maintenir ces fragments en place pendant une semaine, si l'on veut que la greffe réussisse. On a employé aussi, comme éléments de greffe, la peau de grenouille et même des fragments de la membrane coquillière de l'œuf de poule. Toutes ces menues opérations doivent être pratiquées avec une asepsie rigoureuse, sous peine d'échouer. Le pansement enlevé, on constate qu'un certain nombre d'îlots blanchâtres parsèment la plaie, indice qu'en ces endroits l'épidermisation, amorcée par les cellules vivantes importées, a repris sa marche. De nouvelles

les corps gras sont d'assez mauvais cicatrisants. On peut toutefois employer la pommade aux essences de Reclus, dont la formule est au Codex (mais sans iodoforme). Les insufflations d'air très chaud ou de vapeurs iodées, le chauffage à courte distance avec le thermo-cautère poussé au rouge vif ont donné aussi d'excellents résultats.

Si la production d'épiderme est arrêtée, à un moment donné, par l'excès du bourgeonnement du fond de la plaie, on modère celui-ci en touchant les bourgeons avec un crayon de nitrate d'argent. On fait mieux encore en râclant franchement ces bourgeons avec une curette, après application de cocaïne. Sur ce fond nettoyé, les topiques cicatrisants agissent plus vite.

Si, malgré tout, pour des surfaces trop étendues, l'épidermisation reste incomplète, il faut avoir recours aux greffes épidermiques, en confectionnant un « dallage » de la plaie au moyen de pellicules d'épiderme enlevées avec un bon rasoir à la surface de la peau du sujet, dans une région saine. Un pansement rigoureusement immobile, arrosé deux fois par jour avec du sérum artificiel, doit maintenir ces fragments en place pendant une semaine, si l'on veut que la greffe réussisse. On a employé aussi, comme éléments de greffe, la peau de grenouille et même des fragments de la membrane coquillière de l'œuf de poule. Toutes ces menues opérations doivent être pratiquées avec une asepsie rigoureuse, sous peine d'échouer. Le pansement enlevé, on constate qu'un certain nombre d'îlots blanchâtres parsèment la plaie, indice qu'en ces endroits l'épidermisation, amorcée par les cellules vivantes importées, a repris sa marche. De nouvelles greffes seront appliquées de la même manière dans les intervalles restés vides, mais seulement si ces derniers sont trop importants.

La cicatrisation obtenue, on n'oubliera pas que l'épiderme nouveau est éminemment fragile. Il est prudent de continuer de le vernir pendant assez longtemps avec de la teinture de benjoin, qu'on prend soin de bien laisser sécher, et de recouvrir ensuite d'un linge doux, non adhérent, un tulle légèrement vaseliné, par exemple.

Mais, par-dessus tout, on soignera l'état variqeux. On portera un bas bien serré, comme je l'ai dit, dans mon précédent article. Trop de personnes continuent d'employer, par économie, des bas usagés qui ont perdu leur contractibilité et qui ne servent plus de rien. On peut leur substituer des bandes de crêpe Velpeau, bien serrées en molletières chaque jour.

Mieux encore : on fera disparaître les varices par un des traitements radicaux que j'ai indiqués ailleurs. Alors seulement, c'est la fin définitive de tout ulcère. Il y a une variante assez originale que l'on a proposée et qui consiste à tracer tout autour de la jambe, au-dessous de l'ulcère, une incision circulaire et profonde de la peau, maintenue béante, en y intercalant une cordelette de soie épaisse, ou même deux incisions parallèles rapprochées, entre lesquelles on décolle une sorte de jarretière de peau. Toutes les veines cutanées sont ouvertes du même coup, donnant alors, sur le moment, une belle saignée. Mais la cicatrisation vient rapidement les occlure pour toujours, comme le ferait une ligature, et l'ulcère guérit alors très vite pour ne plus jamais reparaître.

LA COLIQUE HÉPATIQUE

La colique hépatique est la crise douloureuse qui se produit à l'occasion de l'expulsion d'un calcul biliaire par les canaux qui conduisent de la vésicule à l'intestin.

Sous sa forme la plus commune, elle débute environ trois heures après un repas, surtout après celui du soir : mais on l'a vue aussi éclater brusquement, à la suite d'une secousse violente, d'un choc, voire même d'une forte émotion.

La douleur qui, très rapidement, acquiert une extrême violence, est souvent atroce. Siégeant vers le creux de l'estomac, s'irradiant à droite sous les côtes, se répercutant, dans le dos, sous la pointe de l'omoplate droite ou à l'épaule du même côté, elle tord littéralement le malheureux patient, qui se penche en avant, ou se couche sur le côté gauche, ou se place sur le dos, les genoux relevés, cherchant d'instinct une posture où la tension douloureuse de la paroi abdominale sera réduite au minimum. Cette douleur a été comparée à un pincement brutal, à une déchirure : il semble qu'une perforation soit sur le point de se produire.

L'estomac s'associe, par voie reflexe, à la scène. Il se ballonne, quelquefois considérablement, surtout si le sujet est en même temps quelque peu aérophage, cas fréquent chez les calculeux hépatiques. Ce sont bientôt des vomissements, alimentaires ou nou, vomissements qui peuvent se répéter pendant longtemps, épuisant les forces de la victime, qui demeure haletante, épuisée, le front baigné d'une sueur froide. Il n'est pas rare d'observer des frissons et une forte fièvre.

A tous ces signes, il est ordinairement aisé de reconnaître une colique hépatique, surtout si le médecin, appelé, constate la sensibilité extrême, à la moindre pression, de la région de la vésicule et des canaux biliaires, au-dessous des fosses côtes, à quelques centimètres à droite de la ligne médiane.

Pourtant, la confusion peut être faite avec une crise d'appendicite, — où le point douloureux maximum est situé plus bas, sur une ligne supposée tracée du nombril à l'angle saillant osseux du bassin (crête iliaque droite), à droite du milieu de cette ligne. On a confondu plus souvent la colique hépatique avec de violentes crises de douleurs d'estomac, provoquées par l'hyperchlorydrie, et inversement d'ailleurs. Enfin, par leur intensité, certaines coliques intestinales, dues à une intoxication par le plomb, les moules, les champignons, ont pu quelquefois aussi en imposer pour une colique hépatique.

La cause de la crise, ai-je dit, est l'engagement d'un calcul dans les canaux biliaires, au sortir de la vésicule, lorsque ce calcul est d'une taille ou d'une forme qui rend son issue difficile ou même impossible. La douleur est due au spasme des canaux irrités, qui se contractent autour de lui, spasmes qui, d'ailleurs, gênent encore davantage sa progression.

La règle de la thérapeutique est donc ici très

claire : il faut faire cesser le spasme par des applications très chaudes ou au contraire très froides (glace) faites au niveau du creux de l'estomac, et surtout pratiquer une piqûre de morphine, remède magique, qui fait souvent cesser la crise presque immédiatement. Faute de morphine et de seringue de Pravaz, si l'on est pris à l'improviste pendant la nuit, on peut administrer un petit lavement — qui doit être conservé — et où l'on aura mis une cuillerée à café d'élixir parégorique ou un gramme de chloral ou d'antipyrine. L'irritabilité de l'estomac ne permet guère d'administrer utilement, à ce moment, aucun médicament par la bouche.

La crise passée, la douleur peut encore persister sourdement : des crises nouvelles peuvent se reproduire. Il importe donc de tenir compte de l'avertissement brutal qui vient d'être donné, et d'aider à l'expulsion des calculs plus petits qui peuvent être demeurés dans le vésicule, en provoquant une plus abondante secrétion biliaire, qui les chasse, et ceci au moyen de pilules d'extrait biliaire, d'huile d'olives prise à jeun le matin (quatre à cinq cuillérées à soupe), de glycérine (trois à quatre cuillerées à café), d'oléate de soude, bon dissolvant des calculs, ou de salicylate de soude.

La colique hépatique n'est en effet qu'un brusque épisode survenant chez un sujet atteint depuis longtemps, souvent à son insu, de *lithiase biliaire*. Ce qui caractérise celle-ci, c'est la précipitation, dans la bile, de la cholestérine qui, normalement, devrait y rester en solution, et que l'on trouve dans le liquide de la vésicule en proportion cinq ou six fois plus grande que dans les canaux. On a même supposé que la paroi vésiculaire elle-même était capable d'en secréter. Cette précipitation se fait, soit sous forme de fin gravier, de « boue biliaire », soit à l'état de calculs de dimensions et de formes variables. On en a vu de gigantesques, atteignant le volume d'une amande et même d'un œuf de poule : ceux-là ne peuvent guère s'évacuer que par une intervention chirurgicale. D'autres sont allongés en baguettes coralliformes, qui semblent s'être moulées sur les canaux biliaires. Le plus souvent, ils sont de petite taille, et l'on reste surpris, lorsqu'on retrouve le calcul, 24 ou 48 heures après la crise, dans les selles (délayées et filtrées sur un tamis) de constater le peu de rapport qu'il y a entre les dimensions du corps du délit, gros parfois comme un pépin de raisins irrégulier, et l'intensité du spasme et des douleurs qu'il a provoquées.

Les causes de cette précipitation de la cholestérine, par conséquent de la formation du sable et des calculs, sont sans doute d'abord la présence de celle-ci en excès dans la bile, résultat d'un trouble profond de la nutrition qui s'accuse par ailleurs au moyen d'autres symptômes (goutte, arthritisme, migraines périodiques, hémorrhoïdes). Les sujets menant une vie sédentaire, faisant peu d'exercice, les femmes, les vieillards, les gros mangeurs y sont plus exposés. Mais la véritable cause est plus vraisemblablement une altération chronique des parois de la vésicule biliaire, résultat d'une infection ancienne, infection provenant de l'intestin, par ascension migratrice de microbes s'y trouvant normalement, tels que le coli-bacille, ou venant du dehors, le bacille de la fièvre typhoïde en particulier. Il est bien établi que les anciens typhiques présentent une prédisposition toute particulière aux coliques hépatiques.

D'autres causes peuvent encore intervenir pour provoquer la colique hépatique : la coudure habituelle des canaux biliaires par des vêtements trop serrés — ceinture et corset chez la femme, — chez celle-ci encore, les époques mensuelles et la grossesse, enfin, d'une façon générale, les troubles si variés des fonctions hépatiques qui peuvent rendre la bile plus rare et plus épaisse. La constipation chronique joue ici un certain rôle, à moins qu'elle soit elle-même un indice de cette pénurie biliaire.

Il est rare que la crise de colique hépatique n'ait pas été précédée, souvent depuis assez longtemps, par un ensemble de petits signes qui ont passé inaperçus, qu'on retrouve après coup par le souvenir, et qui traduisaient déjà les premières étapes de la lithiase biliaire : le teint devenant jaune par périodes, l'urine foncée, d'une couleur acajou, une douleur sourde au creux épigastrique, de petites crises en miniature, très courtes, prises pour une crampe d'estomac, tous symptômes que finissent par bien connaître les sujets voués à des coliques hépatiques récidivantes, ce qui leur permet de les faire souvent avorter en prenant le matin, à jeun, quelques cuillerées d'huile ou des capsules d'oléate de soude. L'état d'inflammation chronique de la vésicule, préparation habituelle de la lithiase, peut parfois être diagnostiqué de bonne heure, si l'on appuie le doigt profondément sur elle, à travers la paroi abdominale, le sujet étant couché : celui-ci étant prié de faire une forte inspiration, s'arrête net lorsque l'abaissement du diaphragme, chassant le foie et la vésicule devant lui, fait arriver cette dernière au niveau du doigt. De même une simple pression, faite brusquement à ce niveau (à égale distance du nombril et de l'avant-dernier cartilage costal), provoque immédiatement une douleur vive, qui est révélatrice.

Pour éviter le retour des crises de colique hépatique, qui souvent se répètent d'une façon désespérante, il est donc indispensable de traiter la lithiase. Le régime sera très sobre et excluera tous les aliments et toutes les substances capables de provoquer la fatigue du foie : gibier, charcuterie préparée, condiments, épices, alcool. On sera très sobre de graisses, beurre, œufs, cervelles (ces dernières riches en cholestérine). On assurera une évacuation abondante de la bile, en même temps qu'une désinfection régulière de la vésicule et des canaux, au moyen du salicylate de soude et de l'urotropine, administrés par périodes régulières. On combattra la constipation par de petites doses matinales de sulfate de soude. Une cure à Vichy ou à Carlsbad est très souvent utile, encore qu'intervenant au moment où un calcul est déjà formé, elle ne risque de provoquer presque immédiatement une crise, qui ne fait que confirmer la justesse du diagnostic. Un exercice physique modéré, mais régulier, l'hydrothérapie matinale quotidienne, facilitant les fonctions de la peau et régularisant l'activité du système nerveux, sont toujours à recommander aux calculeux.

LA COLIQUE NÉPHRÉTIQUE

La colique néphrétique est au rein ce que la colique hépatique est au foie. L'analogie est complète. Un calcul se forme par concrétion des sels des liquides urinaires ou biliaires : il séjourne d'abord dans le bassinet, pour le premier cas, dans la vésicule biliaire pour le second ; à un moment donné il s'engage dans l'uretère ou dans le canal cholédoque ; trop volumineux pour passer librement, il provoque un spasme violent, très douloureux, des parois du canal. C'est alors, selon le cas, la colique néphrétique ou la colique hépatique, qui dure jusqu'à ce que le calcul ait fini par descendre et libérer le conduit qu'il obstrue.

Dans les deux cas, il s'agit d'un épisode brutal, manifestation subite d'un état antérieurement constitué, souvent méconnu, qui est la *lithiase*, urinaire ou biliaire, c'est-à-dire la précipitation des mêmes principes chimiques qui constituent ces calculs, mais précipitation sous forme d'éléments plus petits, sable ou gravier, et qui ont pu jusque-là s'éliminer sans bruit, sans réaction, grâce à leur faible volume. Les gravelleux en sont avertis par la constatation de la présence d'un dépôt de sable rougeâtre, comme de la brique pilée, au fond de leur vase de nuit, observé le matin. Il faut dire cependant qu'une infinité de gravelleux de ce genre, éliminant ainsi quotidiennement, avec facilité, leur excès d'acide urique, n'ont jamais de coliques néphrétiques : mais celles-ci restent toujours, chez eux, à l'état de « possibilités ». Le calcul n'est qu'un gravier trop gros pour franchir aisément les canaux d'excrétion destinés normalement à une évacuation liquide, uretère ou canal cholédoque. La seule différence est que des calculs peuvent aussi se former dans le rein, s'y fixer, en augmentant de volume sur place, tandis qu'on n'en trouve pas dans le foie.

La colique néphrétique étant due au même mécanisme que la colique hépatique, se traduit par des symptômes du même ordre. Elle débute brusquement, avec une douleur excessivement violente, comparable à celle d'une brûlure ou d'une déchirure, siégeant au niveau du rein, à la région lombaire ou, au contraire, en avant; dans ce cas, elle peut avoir son siège un peu plus bas, en réalité en un point quelconque du trajet de l'uretère et jusqu'au voisinage du lieu d'abouchement de celui-ci dans la vessie. Cette douleur s'irradie dans tout le bassin, mais surtout vers sa région inférieure et antérieure, jusqu'au méat urinaire, et même jusqu'aux cuisses et aux jambes, que peut agiter quelquefois un tremblement réflexe.

La crise douloureuse dure de deux à six ou huit heures, parfois avec des périodes d'accalmie; la scène peut se prolonger ainsi pendant vingt-quatre heures et même quarante-huit heures. Le plus souvent, après une exacerbation plus cruelle encore, elle cesse brusquement : le calcul est passé.

D'autres fois, la crise paraît s'apaiser, puis reparaît un peu plus tard : les crises se succèdent par périodes plus ou moins espacées, réveillées par la marche et surtout par les secousses de l'équitation ou celles de voitures mal suspendues. On peut en conclure que le calcul, trop volumineux, ne parvient pas, malgré diverses tentatives, à s'engager dans l'uretère et qu'il demeure dans le bassinet. Il

peut un jour obstruer finalement le passage, au point
d'empêcher l'issue de l'urine. Le bassinet se dilate
alors en une poche urinaire mince et volumineuse
(hydronéphrose) et parfois l'autre rein, frappé d'in-
hibition par sympathie réflexe, arrête aussi sa propre sécrétion. C'est l'*anurie*, accident toujours très
grave et commandant une intervention d'urgence.
D'autres fois, encore, la présence du calcul blesse,
à la longue, par les aspérités de sa surface, la paroi
du bassinet, provoquant des hémorrhagies qui se
mêlent à l'urine (hématurie), ou encore, si l'infection s'en mêle, de l'inflammation purulente du bassinet (pyélite), qui se propage au rein lui-même
(pyélonéphrite), d'où émission d'urines troubles ou
purulentes. De tels calculs, qui ne sauraient s'éliminer par les voies naturelles, et aussi les calculs logés
dans les tissus du rein, ne peuvent être extraits que
par des interventions chirurgicales, dont la plus
simple est la néphrotomie, laquelle consiste, après
avoir découvert le rein par une incision profonde de
la région lombaire, à le fendre en deux jusqu'au bassinet, puis, l'extraction faite, à le suturer rapidement, opération généralement bénigne.

D'ailleurs, même au cours de la colique hépatique, avec calcul engagé dans l'uretère, il peut se
produire également des hématuries par blessure des
parois, et aussi de l'anurie, par obstacle à l'écoulement de l'urine.

Il faut savoir, en outre, que, la crise passée —
ce qui signifie que le calcul a fini par tomber dans
la vessie, — celui-ci peut n'être éliminé qu'au bout
de plusieurs heures, de plusieurs jours même, à
moins qu'il ne reste en place, devenu alors calcul
vésical, et ne serve d'amorce à la formation d'un

calcul plus volumineux encore, qu'il faudra plus tard broyer (lithotritie) pour qu'il s'élimine en gravier, ou extraire par l'ouverture directe de la vessie.

La colique néphrétique est ordinairement facile à diagnostiquer, surtout lorsqu'elle a été précédée par quelques signes prodromiques que reconnaissent bien ceux qui ont déjà été ses victimes : douleurs au niveau des reins, s'irradiant chez l'homme jusqu'au cordon ou au méat urinaire, gonflement gazeux de l'abdomen. A l'inverse de la colique hépatique, elle est plus fréquente chez les hommes que chez les femmes. Outre les douleurs et les irradiations déjà signalées, elle peut provoquer des retentissements plus lointains, d'ordre reflexe, des vomissements, de la congestion pulmonaire, des spasmes cardiaques, ceux-ci capables d'être mortels chez des sujets dont le cœur est déjà malade et menacé d'asystolie.

Elle ne peut guère être confondue qu'avec une crise d'appendicite, facile à reconnaître par la recherche du point douloureux propre à celle-ci, avec une violente névralgie lombaire, avec des douleurs ovariennes, une colique de plomb, une colique hépatique même. En général, le diagnostic est aisé. Elle ne provoque d'ailleurs jamais de fièvre, si ce n'est lorsqu'après avoir persisté plusieurs jours, par périodes, elle s'accompagne de traumatisme et d'infection du bassinet : alors la température peut atteindre facilement 40°.

Le traitement de la crise se ramène, comme pour la colique hépatique, à faire d'abord cesser le spasme et la douleur par l'injection d'un centigramme de morphine (avec adjonction utile d'un quart de milligramme d'atropine), l'ingestion d'extrait thébaïque (cinq centigrammes) ou d'élixir parégorique (une cuillerée à café), les lavements de chloral, — et à aider à la progression du calcul en augmentant le débit rénal par des boissons abondantes et diurétiques.

La crise passée, il faut en prévenir le retour en prolongeant l'action éliminatrice des urines, pour chasser les graviers du bassinet : les cures de Vittel, de Contrexéville, de Martigny ou d'Évian sont ici tout indiquées. Il faut surtout modifier le bilan de la nutrition du sujet, et lui imposer un régime qui diminue chez lui la formation en excès des éléments propres à se précipiter puis à se concréter en calculs : or, ceux-ci sont de trois sortes, acide urique, phosphates, et cystine, — et il y a des calculs mixtes.

C'est donc le régime de la gravelle urique et phosphatique qu'il faut entreprendre : administrer de la lithine et du phosphate de soude pour dissoudre l'acide urique; empêcher l'alcalinisation exagérée des urines pour éviter la précipitation des phosphates : suppression, dans l'alimentation, des éléments qui exagèrent la formation d'acide urique : œufs, cervelles, riz de veau, foie, rognons, café, thé : surveillance du foie, dont le mauvais fonctionnement diminue la transformation d'acide urique en urée : abstention d'oseille. Contrairement à l'opinion courante, la tomate est permise, car c'est à l'acide citrique et non à l'acide oxalique qu'elle doit son acidité, et les viandes rouges, pourvu qu'elles soient très cuites, sont préférables ici aux viandes blanches, trop riches en nucléines, lesquelles sont génératrices d'acide urique. Enfin un exercice modéré, mais régulier, est toujours utile.

DE QUELQUES MIGRAINES

La migraine vraie correspond à l'*hémicrânie* des anciens, dont son nom n'est qu'une déformation populaire. Elle est caractérisée par une douleur névralgique intense, siégeant, en général, d'un seul côté de la tête, avec maximum de la douleur au-dessus ou au-dessous de l'orbite, ou en arrière de la queue du sourcil.

L'accès migraineux débute ordinairement dès les premières heures du jour et s'accompagne d'un malaise général fort pénible, avec des vertiges, de la photophobie, finalement des vomissements qui sont le plus souvent libérateurs et marquent la fin de l'accès. La face est pâle ou colorée, selon les cas (migraine blanche, migraine rouge). Le retour des accès est régulier ou irrégulier selon les sujets. Chez les femmes, où la crise de migraine est nettement plus fréquente que chez l'homme, elle affecte quelquefois une périodicité mensuelle. C'est une maladie de l'âge adulte, exceptionnelle dans l'enfance, assez rare après cinquante ans.

On distingue sous le nom de migraine ophtalmique une variété spéciale, qui se complique de troubles de la vue, et une autre (migraine ophtalmoplégique) qui peut aboutir à une véritable paralysie des muscles oculaires.

Dans la pratique, on englobe souvent la migraine, malgré les caractères spéciaux de la crise, dans le groupe vague des maux de tête ou céphalées, ce qui ne laisse pas que d'aggraver l'obscurité qui règne encore sur la nature vraie de cette affection.

On est cependant d'accord pour reconnaître qu'elle représente une manifestation de l'arthritisme. Elle alterne souvent, chez l'individu ou dans sa filiation, avec les crises de goutte, d'asthme et de rhumatisme, les varices, les coliques néphrétiques ou hépatiques, les troubles des fonctions du foie, etc...

Son mécanisme est plus clair que son étiologie. Elle dépend d'un spasme des vaisseaux circulatoires accompagnant le nerf trijumeau, et se trouve, par conséquent, sous la dépendance du système nerveux grand sympathique. Ce spasme est vaso-dilatateur ou vaso-constricteur, ce qui ferait la différence entre la migraine rouge et la migraine blanche. Et ceci présente déjà un certain intérêt pour le traitement, car les migraines blanches, avec tension artérielle basse, sont améliorées par tous les médicaments qui relèvent la tension sanguine; quinine, café, caféïne, thé, guarana, coca et cocaïne, adrénaline, etc..., — tandis que les migraines rouges sont justiciables, au contraire, de l'antipyrine, du pyramidon, de l'opium.

Le rôle des troubles digestifs dans le déchaînement de la crise est toujours considérable. On peut même dire que la plupart des migraines occasionnelles n'ont pas d'autre origine. Une simple cuillerée de bicarbonate de soude, absorbée avant de se coucher, surtout s'il a été commis, au repas du soir, quelques incartades pour la quantité ou la qualité des aliments, a prévenu bien des migraines imminentes. Enfin il ne faut pas oublier un **vieux** remède, trop négligé, et qui n'est autre que l'infusion *très forte*, ou même la décoction de camomille (une cuillerée à café de poudre de fleurs pour une tasse) prise *à jeun*. Comme digestif, la camomille absorbée après le repas n'a qu'une valeur médiocre, malgré sa réputation. Par contre, c'est un antinévralgique précieux dont nous n'usons pas assez.

Les migraines périodiques « mensuelles » des femmes sont souvent prévenues par l'emploi de l'ovarine, absorbée pendant deux ou trois jours avant l'époque présumée. La valériane et le benzoate de benzyle, pendant la crise, rendent aussi des services.

Le traitement local par les compresses froides maintenues sur le front, les crayons « antimigraines » au menthol promenés sur les tempes, amènent souvent une amélioration au moins momentanée.

En réalité, plus la médecine contemporaine étudie la migraine, plus elle arrive à la concevoir comme le signe d'une intoxication chez des sujets prédisposés, — sans doute par leur arthritisme. Des analyses du sang de migraineux habituels, pratiquées dans l'intervalle de leurs crises, ont montré l'accumulation progressive, dans ce sang, de cholestérine. La crise migraineuse correspondrait donc à un point de saturation du sérum par cette substance, de nature excrémentitielle, toxique pour certains départements nerveux; après quoi, par les vomissements, la diarrhée, la large débâcle urinaire, l'équilibre se rétablirait jusqu'à la crise suivante. La migraine serait ainsi le pendant, du côté du système nerveux, de la crise de goutte du côté des articulations. En fait la présence de cholestérine et de produits uriques dans le sang n'aboutit pas, chez tout le monde, à la migraine, mais il est certain que tous les migraineux renferment, dans leur sang, une quantité de cholestérine qui peut atteindre le double du taux normal.

Une autre théorie de la migraine veut que celle-ci coïncide avec une crise *hémoclasique*, ce qui est une autre manière de faire entrer en jeu l'intoxication. On sait que cette crise, d'après les travaux du Prof. Widal et de ses élèves, répond à une modification momentanée de certaines caractéristiques du sang (leucopénie, mononucléose, viscosité accrue, etc.), que l'on observe à partir d'une heure après les repas, chez un sujet dont le foie est en état d'insuffisance quant à une de ses fonctions au moins, — la fonction *protéopexique*, — qui consiste à arrêter au passage les albumines étrangères provenant de la digestion stomacale et insuffisamment désintégrées, pour leur donner une forme qui les rende aptes à être mélangées au sang sans en troubler l'équilibre humoral (Voir vol. I, p. 191).

Telle serait l'explication de certaines migraines éclatant à quelque distance d'un repas ou le lendemain matin.

M. Sicard en a déduit l'emploi d'une méthode qui lui a donné de très intéressants résultats. Depuis longtemps, il traitait les varices par des injections, dans les veines variqueuses, de solutions fortes de carbonate de soude. Il remarqua que tous ses sujets variqueux étaient en même temps guéris de leurs migraines, quand ils en avaient. Or, certaines migraines, comme nous venons de le voir, correspondent à une crise hémoclasique du sang ; et, précisément, le carbonate de soude est une des substances qui conjurent le mieux cette crise hémoclasique. M. Sicard se mit donc à traiter les migraineux de ce type en leur faisant, dans une veine du bras, une injection de 1,50 à 2 grammes de carbonate de soude pur, dissous dans 80 à 100 c.c. de sérum artificiel, injection répétée tous les deux ou trois jours. C'est de la troisième à la cinquième que se dessina l'amélioration : la plupart des malades ont reçu de cinq à huit injections, et leur guérison paraît s'être maintenue.

L'intoxication alimentaire, par quelque mécanisme que ce soit, joue donc un grand rôle chez les migraineux. Ils doivent, par conséquent, être sobres de viande, d'œufs, de gibier, de crustacés, de fromages avancés et de tous aliments capables, lorsqu'ils sont insuffisamment digérés, de fournir des produits toxiques pour le foie. Ils devront se garder de la constipation. Le régime végétarien, plus ou moins strict, leur rendra les plus grands services.

Enfin, M. Pasteur-Vallery-Radot vient de découvrir que certaines migraines, survenant après les repas, étaient d'origine *anaphylactique*. Il s'agit, ici, d'un phénomène complexe, que nous étudierons quelque jour, et qui se traduit, chez les sujets prédisposés, par une aptitude à présenter des signes d'intoxication quand ils ont absorbé certaines substances, qui ne sont pas toxiques par elles-mêmes, mais à l'égard desquelles il existe chez eux une répulsion organique toute particulière. Nous connaissons ainsi des personnes qui ne peuvent manger la plus petite parcelle d'un œuf sans être sérieusement malades, d'autres qui ne peuvent absorber du poisson, des moules, des crustacés ou même des fraises sans présenter de l'urticaire. On dit alors qu'elles sont en état d'anaphylaxie pour les œufs ou pour le poisson ou pour les fraises, etc.

M. Pasteur a constaté que beaucoup de migraineux étaient, à leur insu, en état d'anaphylaxie pour la viande, plus exactement pour les peptones, qui sont la forme sous laquelle la viande, après la digestion stomacale, est absorbée par l'intestin. Il a donc appliqué à leur traitement la méthode générale employée aujourd'hui contre toutes les anaphylaxies, qu'il s'agisse d'un médicament, d'un sérum ou d'un aliment, et qui consiste à faire absorber au sujet, une demi-heure ou une heure avant qu'il ingère la substance redoutée, une très petite quantité de cette même substance, c'est-à-dire qu'il leur fait prendre, une demi-heure avant leur repas, un cachet d'un gramme de peptone. La migraine, dans ces cas particuliers, s'est trouvée prévenue chaque fois.

M. Compagnon a simplifié encore la méthode en administrant, dans les mêmes conditions, au lieu d'un cachet de peptone, une tasse de consommé.

La pratique séculaire de nos pères, qui faisaient précéder le repas par une tasse de bouillon, reçoit donc une double justification assez inattendue. Elle excite l'appétit et prévient les accidents d'intoxication qui peuvent apparaître, ensuite, chez certains sujets, sous forme de migraines, — mais à la condition de donner le bouillon au moins une demi-heure avant le repas.

LA SCIATIQUE

On donne communément le nom de sciatique à la névralgie du nerf sciatique, ce gros nerf issu du plexus sacré, au niveau de la région lombaire, et qui, formant l'axe nerveux de toute la partie postérieure du membre inférieur, s'étend par ses subdivisions jusqu'aux orteils.

C'est une affection assez répandue, une des plus pénibles et, malheureusement aussi, une des plus tenaces qui soient.

Elle est plus fréquente chez l'homme que chez la femme et se montre le plus souvent entre vingt-cinq et cinquante ans, mais peut de beaucoup dépasser ce terme.

On ne connaît pas mieux sa nature essentielle que celle de toutes les névralgies en général. Le nerf peut manifester sa souffrance sans présenter aucune lésion, tout autant que lorsqu'il a été blessé directement, comme nous en avons vu tant d'exemples au cours de la guerre. Il peut être comprimé par une cicatrice le long de son trajet, ou, à son origine, dans le bassin, par une tumeur, par des masses ganglionnaires se développant dans son voisinage immédiat. Il peut être altéré dans sa nutrition propre par des troubles de la circulation dans les petits vaisseaux qui le nourrissent et sur lesquels on peut observer alors de véritables varicosités, qu'il existe ou non, en même temps, des varices de tout le système veineux du membre inférieur. Enfin, il y a des cas où le nerf sciatique est le siège d'une névrite véritable, dont il faut rechercher l'origine jusque dans les racines nerveuses sacro-lombaires ou même dans les méninges rachidiennes.

Vous voyez par là que les causes de la sciatique peuvent être multiples et son mécanisme très variable, encore que celui-ci, dans beaucoup de cas, nous reste mystérieux, ce qui peut vous expliquer les insuccès trop fréquents de la thérapeutique à son endroit.

La sciatique rhumatismale, la plus fréquente, est presque toujours limitée à un seul côté. Quand la sciatique est double, il faut soupçonner une névrite d'origine médullaire ou une compression mécanique large à l'intérieur du bassin.

Il y a des sciatiques légères et fugaces, des sciatiques plus graves ou plus tenaces, et des sciatiques chroniques, difficilement curables, qui finissent par entraîner une déformation définitive de la marche et jusqu'à des déviations de la colonne vertébrale, conséquences de cette marche en attitude vicieuse.

Tantôt la névralgie existe d'une façon sourde et continue, s'éveillant surtout la nuit ou à l'occasion de certains mouvements. Tantôt elle procède par crises plus ou moins violentes, durant quelques jours ou quelques semaines, puis s'apaisant pendant un certain temps, et renaissant ensuite à la moindre occasion, froid, changement de saison, fatigue, etc.

Il y a, enfin, des sciatiques complètes, où le nerf est atteint dans toute sa longueur, et d'autres, plus fréquentes, où la souffrance est localisée en un des points de son trajet. Ces points sont bien connus et correspondent aux endroits où une pression un peu énergique provoque immédiatement une douleur aiguë : point lombaire, point sacro-iliaque (au niveau de l'articulation de ce nom), point fessier (au-dessous de la fesse et dans sa profondeur) : il existe encore différents points le long de la cuisse, l'un situé derrière le grand trochanter, d'autres en haut, au milieu et à la base de la cuisse, un point au niveau du creux du jarret, un autre au bord extérieur de la rotule, un autre sur la tête du péroné, un autre sous la malléole externe de la cheville, un autre sur le dos du pied, un autre vers la partie externe de la plante du pied. Toute pression exercée en un quelconque de ces points et provoquant une douleur vive doit faire soupçonner l'existence d'une sciatique.

Nous possédons, d'ailleurs, un signe classique, indiqué par Lasègue, et qui permet de diagnostiquer celle-ci immédiatement. Si, chez un malade atteint de sciatique, on fait fléchir la jambe sur la cuisse et la cuisse sur le bassin, ce mouvement n'est pas douloureux. Mais si l'on fait fléchir la cuisse, la jambe étant complètement étendue, on provoque aussitôt une vive douleur.

Avec une sciatique intense et invétérée, on peut observer des troubles de la motilité, des crampes musculaires et des modifications de la marche, qui s'étudie alors à éviter les mouvements douloureux. Le pied se pose en dirigeant sa pointe en dehors, et la jambe fléchit légèrement au moment où le poids du corps pèse sur elle, véritable claudication, qui entraîne tout le tronc du même côté et un peu en avant : le malade « salue » à chaque pas. Etendu sur le dos, il ne peut se relever qu'en s'arc-boutant sur les mains, puis en se roulant sur un côté et en s'agenouillant.

Avec le temps, le membre atteint s'amaigrit peu à peu par atrophie musculaire: des phlyctènes d'herpès apparaissent : les poils de la région poussent plus drus : la sueur est plus rare de ce côté.

Le plus souvent, je l'ai dit, la sciatique est d'origine rhumatismale et naît à l'occasion d'un froid humide : c'est une localisation du poison du rhumatisme et la maladie est alors intimement liée à l'état général. Mais d'autres poisons, de nature endogène (goutte, diabète) ou exogène (alcoolisme, saturnisme, cocaïnisme) ou d'origine microbienne (blennorragie, paludisme, syphilis) peuvent jouer, ici, le même rôle. Enfin, il y a des sciatiques purement névropathiques (hystérie).

La seule liste des traitements proposés contre la sciatique dépasserait les limites de cet article. Cette richesse, comme toujours en thérapeutique, n'est, ici, qu'un masque de la pauvreté. Si l'on connaissait un remède certain, on ne parlerait pas de tant d'autres.

Les uns ne visent que le traitement banal de la crise douloureuse et n'en sont que des palliatifs, dont l'emploi est à continuer sans cesse, non sans dommage pour l'organisme : antipyrine, exalgine, pyramidon. D'autres essaient d'atteindre l'élément causal : aspirine et salicylate (contre le rhumatisme), sels de quinine, bleu de méthylène, sels de zinc ou de calcium.

Tous ces médicaments n'amènent qu'un soulagement passager et n'ont de valeur que dans les cas de névralgie légère, ou pour faire supporter momentanément une crise trop violente.

Les traitements externes ont un effet un peu plus durable, en modifiant les conditions physiologiques de la vie même du nerf. Ce sont d'abord les révulsifs: teinture d'iode, sinapismes, cataplasmes sinapisés, pointes de feu, petits vésicatoires morphinés, applications d'essence de térébenthine, de gaïacol, de chloroforme, de salicylate de méthyle, pommades et embrocations diverses, applications chaudes, douches d'air chaud, applications de boues et d'emplâtres radifères, pulvérisations de chlorure de méthyle. Ces dernières, bien employées, donnent souvent des résultats remarquables par leur rapidité. Dans les cas légers, elles peuvent suffire à amener la guérison, quitte à y revenir si une nouvelle crise se produit. Après un *stypage* bien fait, au chlorure de métyhle, on a vu des malheureux, tourmentés par la sciatique depuis longtemps, amenés à l'hôpital sur un brancard, repartir à pied, la canne à la main, comme après un miracle.

L'électricité rend, ici, de grands services. On l'emploie sous diverses formes : courants continus, courants faradiques, électricité statique. La douche statique avec étincellage est spécialement recommandable, mais, peut-être plus encore, les courants de haute fréquence, aujourd'hui très usités. Enfin, la radiothéraphie des racines du nerf, dans la région lombaire, méthode toute récente, paraît avoir donné des succès remarquables.

On a également tenté d'agir directement sur le nerf malade par des injections profondes d'eau pure, d'air stérilisé, d'alcool pur, d'alcool avec novocaïne. On a pratiqué des injections épidurales (sous les enveloppes de la moelle épinière, vers la terminaison de celle-ci dans le sacrum) avec des solutions de cocaïne ou de novocaïne, et même des injections intra-rachidiennes.

Enfin, on a eu recours, dans les cas rebelles, au traitement chirurgical, qui a parfois réussi là où tout avait échoué. Le sciatique est mis à nu par une longue et profonde incision: alors on pratique, soit l'*élongation* du sciatique, qui est d'abord isolé, puis tiré à deux mains comme une corde : ou bien on le décortique de son enveloppe : ou encore on pratique le *hersage*, c'est-à-dire qu'on le divise en faisceaux par une multitude de petites fentes rigoureusement parallèles, qui dissocient ses fibres sans les trancher.

Ces traitements énergiques s'appliquent surtout aux cas anciens et rebelles, où le nerf est altéré par des modifications chroniques, peut-être inflamatoires, de son enveloppe générale et des enveloppes particulières des faisceaux dont il se compose, — à la manière d'un câble de fils téléphoniques possédant chacun leur gaine isolante, — ou lorsque son réseau circulatoire nourricier est atteint de flexuosités et de varicosités, ou, enfin, lorsque, après une blessure, il existe un tissu cicatriciel de fibres scléreuses qui le compriment ou l'étranglent dans son trajet.

Mais j'ai dit qu'à l'origine des sciatiques, il y avait, la plupart du temps, une intoxication. Il faut la rechercher, la trouver et la traiter, sans quoi il est clair que tous les révulsifs locaux, tous les calmants nerveux n'auront que des effets passagers.

Les diabétiques, les goutteux, les alcooliques, les saturnins, les paludéens, les syphilitiques devront d'abord compter sur le traitement particulier de leur état. Les arthritiques surveilleront leur régime et le fonctionnement de leur foie.

J'allais oublier les cures thermales, qui ont, ici, des effets très puissants, et, tout d'abord, les eaux sulfureuses d'Aix, de Luchon, de Cauterets, d'Eaux-Bonnes, de Barèges, les boues de Dax et de Saint-Amand, les eaux sédatives de Plombières, de Néris, de Saint-Gervais. Vichy conviendra aux diabétiques et au goutteux.

Les bains d'étuves, sèches ou humides, les bains de lumière bleue sont recommandés.

Enfin, le régime joue encore, ici, un certain rôle par son action sur le foie, lequel, vous le savez, est si souvent en cause dans l'arthritisme. L'alcool, le café, le thé, les épices sont à éviter. Une alimentation plus abondante en légumes, fruits et laitages convient mieux, ici, qu'une nourriture trop riche.

Au résumé, et sans vouloir désespérer personne, convenons que le traitement de la sciatique est un de ceux qui réclament le plus de patience de la part du malade, comme de la part du médecin.

L'INSOMNIE NERVEUSE

Le sommeil est un bienfait des dieux. Ainsi l'a affirmé la sagesse de tous les temps. Aux yeux du philosophe, c'est l'oubli momentané des tristesses de la vie, un entr'acte obligé dans la comédie humaine dont nous subissons le spectacle. Il nous donne, comme une utile leçon, l'avant-goût du grand repos, si nous savons la comprendre et en faire application à la vanité de nos agitations quotidiennes.

Pour le physiologiste, c'est l'arrêt nécessaire du travail que notre activité continue impose à certains organes, dont les déchets particuliers, si ce travail était ininterrompu, s'accumuleraient en nous jusqu'à nous intoxiquer, parce que l'élimination ne s'en fait pas assez vite, ni au fur et à mesure de leur production : je veux parler des muscles et du système nerveux (1).

Cette intoxication serait fort grave. Les veilles prolongées et répétées, le surmenage cérébral sans

---

(1) Peut-être faut-il faire intervenir, ici, le besoin de repos de certains organes des sens, l'œil par exemple, dont la fatigue, à la fin du jour, plus difficile à définir dans son essence, doit bien jouer, ici, quelque rôle, puisque c'est dans son domaine que se manifestent les premiers signes certains du besoin de sommeil. Le picote-

répit sont de puissants facteurs d'usure de notrs système nerveux : on les retrouve dans l'histoire du
passé de beaucoup de malades, atteints dans l'intégrité de leur psychisme, neurasthéniques, déments,
paralytiques généraux. Sans aller jusque là, les intellectuels qui abusent des veilles ou que tourmente
habituellement l'insomnie, sont exposés à une diminution de leur équilibre cérébral, qui finit par leur
devenir fort préjudiciable pour la valeur de leur
travail.

La sage nature a pourvu à tout cela, en nous im-
posant le besoin du sommeil, par un mécanisme que
je vais essayer de vous décrire, du moins pour ce que
nous en savons. Mais, comme toutes nos fonctions, ce
mécanisme peut se trouver troublé par des circonstances diverses, et ce trouble s'appelle l'insomnie.

Il en est donc de plusieurs catégories, selon la
variété de ces circonstances. Le terme d'insomnie
nerveuse, au fond, n'est pas irréprochable, car toutes
les insomnies sont de nature nerveuse. Mais on veut
surtout entendre, ici, celles qui ont, en quelque sorte, leur autonomie, par opposition avec celles qui
sont visiblement le contre-coup de troubles survenus
dans d'autres organes.

---

ment aux paupières nous avertit, en effet, que le cerveau demande à « fermer ses fenêtres ». Mais, dort-on
parce que les yeux se ferment, ou les ferme-t-on parce
qu'on a besoin de dormir ? La seconde hypothèse est la
plus plausible. Les aveugles, hélas ! n'ont pas besoin de
clore leurs paupières pour trouver le sommeil, et quand
nous sommes tourmentés par l'insomnie, nous savons
bien que ce geste ne suffit pas pour la faire fuir.

L'insomnie nerveuse doit donc être mise tout-à-fait à part de celle qui accompagne certains troubles organiques — maladies du cœur ou des reins, troubles digestifs — et de celle qu'entretient une douleur persistante (maux de dents, abcès en formation, cancer). Celles-ci comportent comme traitement essentiel celui du mal originel : morphine ou chloral, dans les affections douloureuses, — digitale chez les cardiaques, — régime lacté chez les albuminuriques, repas du soir très léger et poudre alcaline avant de se coucher chez les dyspeptiques. Qui dort dîne assure le proverbe : qui ne dîne pas ou dîne peu dort mieux.

Les conditions de l'appareil nerveux qui s'opposent à l'arrivée du sommeil naturel, quand l'heure en est venue pour tous, sont assez difficiles à saisir, si l'on ne veut pas se payer des mots. Le « besoin de réparer nos forces » n'est qu'une expression littéraire.

Le sommeil normal, on le sait, s'accompagne d'un certain degré d'anémie cérébrale. Cet état est-il la conséquence du sommeil, ou est-ce celui-ci qui le provoque ? Cette dernière explication paraît la meilleure.

Chacun a pu observer, en effet, que les digestions laborieuses, avec face rougie, sont facilement génératrices de cet état d'anémie du cerveau, qui s'accompagne souvent de torpeur et de tendance au sommeil, même dans la journée. Il s'agit alors, non pas seulement d'une moindre quantité de sang envoyée au cerveau, encore que la congestion des viscères abdominaux, à ce moment, puisse y contribuer, mais d'un spasme, d'une contraction générale des vaisseaux qui le parcourent et qui n'admettent plus qu'un débit sanguin plus faible.

Ce spasme est commandé par les ganglions nerveux de la chaîne du sympathique. C'est en agissant sur eux que les réflexes digestifs, après un repas encombrant, que les déchets nutritifs mis en circulation après un travail insuffisant du foie, les produits de désintégration des albumines des muscles, après le travail musculaire, — par exemple l'urée, arrivée à un certain point de saturation, — entraînent le sommeil, et tout naturellement à la fin de la journée. Des expériences physiologiques ont prouvé que l'on pouvait provoquer rapidement le sommeil, chez des animaux éveillés et bien reposés, en leur injectant le sérum d'autres animaux, surmenés, tenus artificiellement en éveil pendant de longues heures, et prêts à s'endormir (1).

En somme, le besoin de sommeil apparaissant à la fin de la journée, ou, d'une façon plus précoce, après une fatigue exceptionnelle, résulterait donc d'une sorte d'intoxication agissant sur la circulation cérébrale par l'intermédiaire des ganglions nerveux. Mais le même mécanisme peut jouer en sens inverse, sous l'action d'autres poisons, toxines microbiennes de certaines infections, ptomaïnes ayant échappé à l'action du foie, poisons divers que nous ingérons pour notre agrément, et qui peuvent, au contraire,

---

(1) On arrive à ce résultat, dans les laboratoires, en enfermant la malheureuse bête dans un tambour — tel une cage d'écureuil — qu'un mécanisme fait rouler pendant plusieurs heures, et en obligeant l'animal à faire marcher ses pattes pour se soutenir. Les Anglais ont imaginé, pour leurs condamnés au *hard labour*, quelques mécanismes assez approchants; il faut ajouter que, chez eux, les ligues pour la protection des animaux sont actives et florissantes...

paralyser ce spasme et empêcher le sommeil. Il y a des poisons qui endorment ; il en est qui empêchent de dormir, et ceux-ci ne sont pas moins fâcheux que ceux-là (1). Mais c'est toujours par l'action du sympathique sur la régularisation de la circulation que tous interviennent dans un sens ou dans l'autre (2).

Enfin, il faut bien admettre, dans les insomnies causées par les préoccupations, par le prolongement obstiné du travail cérébral pendant la nuit, par la persistance de certains délires dans les maladies mentales, une véritable action du cerveau sur lui-même, exigeant un apport sanguin important, ininterrompu, et s'opposant à l'anémie bienfaisante et somnifère. Ici, l'idée fixe, l'attention, qui ne peut plus se détacher de certains objets ou de certaines pensées, qu'il s'agisse de l'intellectuel en travail, de l'homme d'affaires inquiet, du coupable en proie au remord, — ou simplement des amoureux, — agit à la manière d'un toxique véritable : car il y a des idées-poisons, pour le corps humain..., comme aussi, hélas, pour les Sociétés.

Mais, assez de théorie et passons au traitement

---

(1) On peut noter que les troubles digestifs, selon leur nature, peuvent provoquer aussi bien la somnolence aussitôt après le repas, celui de midi par exemple, que l'insomnie lorsqu'on est au lit. Dans le premier cas, il y a pléthore hépatique et viscosité sanguine exagérée, et, dans le second, intoxication nerveuse par les poisons alimentaires.

(2) C'est le trouble des centres nerveux qui produit le sommeil continu des léthargiques, la torpeur hivernale des animaux hibernants, la maladie du sommeil que cause au Congo l'infection par un spirochète spécial, l'encéphalite léthargique, etc...

C'est évidemment en intervenant sur le système nerveux qu'on devra chercher à combattre l'insomnie nerveuse. Mais comme celle-ci, vous le savez maintenant, a très souvent une origine toxique, on ne devra jamais perdre de vue, d'autre part, que tout médicament hypnotique est lui-même aussi un toxique, qui ajoutera encore sa toxicité à celle que subit déjà l'organisme, et qu'il ne faudra en user qu'avec une extrême prudence. Et c'était pour en arriver à bien vous faire comprendre ce principe, dont il faut toujours tenir compte lorsqu'on veut remédier à l'insomnie, que je suis entré dans toutes les explications qui précèdent.

L'idéal serait donc, pour éviter toute toxicité médicamenteuse surajoutée, de parvenir à amener le sommeil en essayant d'abord de se passer des hypnotiques et en recourant à d'autres moyens.

Le meilleur et le plus simple, bien qu'il ne soit pas à la portée de tous, est de prendre un bain tiède dans la soirée. Rien n'est plus calmant pour le système nerveux. Il y a aussi la douche d'électricité statique, que l'on emploiera préventivement dès la fin de la journée. Il y a, enfin, le maillot humide, ou le drap mouillé d'eau froide, dans lequel on s'enveloppera pour se coucher, après avoir endossé, par dessus, un peignoir de flanelle, méthode d'un effet souvent remarquable chez les neurasthéniques et chez les sujets surmenés par le travail cérébral. On complétera très heureusement les effets de ces divers moyens, en somme indirects, en maintenant la fenêtre entre-baillée derrière les rideaux pendant la nuit. Ce dernier procédé doit avoir un fondement sérieux, car les personnes qui en ont pris l'habitude finissent souvent par ne plus pouvoir dormir autrement.

Il faut considérer comme de peu de valeur, ou du moins d'un effet très inégal, selon les sujets, l'emploi des petits trucs classiques, tels que de s'efforcer de compter mentalement jusqu'à mille, ou de faire « de tête » des opérations arithmétiques compliquées. La lecture d'un texte sans aucun intérêt, d'un annuaire, d'un tableau de chiffres, a parfois d'heureux résultats, surtout si, après les avoir constatés une fois, on y prend confiance et l'on recommence tous les soirs. L'autosuggestion s'en mêle, et il ne faut pas la dédaigner. Je dois dire cependant que l'évocation obstinée d'un paysage, d'un tableau, d'un figure humaine quelconque, dont on se perd mentalement à scruter les détails, représente une méthode assez efficace et que j'ai vu réussir chez beaucoup de personnes.

On peut recommander également un moyen bien simple de provoquer artificiellement l'anémie cérébrale : c'est de faire une série d'inspirations très profondes et très régulières ; il en résulte une sorte de vertige qui conduit assez vite au sommeil. Mais, comme ce rythme respiratoire exceptionnel entraîne une modification correspondante de celui des battements du cœur, il vaut peut-être mieux que les cardiaques exposés à l'asystolie s'abstiennent d'y avoir recours.

Enfin, répétons qu'un repas du soir très léger, sans viande, ni vin, ni thé, ni café surtout, est une excellente condition, non seulement chez les dyspeptiques, mais chez tout le monde, pour prévenir l'insomnie. Le thé est souvent pire, ici, que le café,

auquel beaucoup de personnes finissent par s'habituer

Ajoutons qu'il vaut mieux éviter d'absorber,
dans la soirée, certains médicaments prescrits comme
toniques du système nerveux, tels que la strychnine,
l'acide phosphorique, la kola, la coca, toutes substances destinées à relever la tension artérielle, et
c'est précisément ce qu'il ne faut pas à cette heure.
La plupart des artério-scléreux, avec hypertension
continue, ont, en effet, un assez mauvais sommeil,
avec réveils brusques.

Est-il utile d'ajouter que, pour les sujets nerveux,
il faut écarter de leur chambre à coucher tout ce
qui peut diminuer la valeur de leur repos, les bruits,
la lumière surtout. Qu'ils aient de bons rideaux épais
et des contrevents pleins et bien clos. C'est souvent
vers la fin de la nuit, à l'heure du lever du soleil,
que les pauvres nerveux dorment le mieux, et il
serait fâcheux de n'en pas tenir compte. Enfin, la
fumée de tabac est à proscrire de la chambre à
coucher.

Chez les nerveux, qui sont en même temps dyspeptiques, on prépare souvent une bonne nuit par
l'absorption, en se couchant, d'une cuillerée à café
de bicarbonate ou plutôt de citrate de soude, à renouveler s'ils se réveillent au milieu de la nuit (1).

---

(1) Beaucoup de vieillards dorment mal, ce qui tient
à ce qu'ils font peu de dépense physique dans la journée, et aussi à ce que leur tension artérielle est quelquefois forte. Mais il en est qui se montrent vraiment un
peu trop exigeants : ce sont ceux qui se couchent en
sortant de table, parce qu'ils ne savent comment
employer leur soirée, soit que la lecture fatigue leurs

Si tous les moyens simples que j'ai énumérés plus haut ont échoué, il faudra bien en venir aux hypnotiques, quelque regret que j'aie d'avoir à vous en parler.

Commençons par les moins toxiques et mettons en première ligne la poétique fleur d'oranger, dont l'action n'est nullement imaginaire. L'infusion de fleurs de passiflore n'est pas non plus sans valeur. Puis viennent la valériane, le benzoate de benzyle, bons antispasmodiques et, enfin, le bromure d'ammonium, utile chez les excités, mais qui fatigue vite l'estomac, donne une mauvaise haleine et provoque de l'acné: il faut, ici, s'en tenir, avec lui, aux petites doses (0,50 à 1 gramme).

Passons maintenant aux hypnotiques véritables, produits chimiques de synthèse, dérivés presque tous de la formule de l'urée. Car l'urée est hypnotique, et les grands intoxiqués de l'urée, les urémiques vont, vous le savez, jusqu'au coma; et j'ai déjà dit plus haut que l'urée, accumulée dans le sang à la fin de la journée, était peut-être, tout simplement, un des facteurs de notre sommeil normal. Ces substances sont l'uréthane, le sulfonal, le véronal (diéthylmalonylurée), le trional (disulfondiméthylurée), le dial, le nycthal, et le dernier en date, le plus agréable, le somnifène.

Tous sont passibles des mêmes reproches, en de-

yeux, soit que leur ouïe affaiblie les isole de la conversation de leur entourage, et qui se plaignent, ensuite, de se réveiller avant l'aube, alors qu'ils ont déjà accompli, en commençant trop tôt de dormir, les sept à huit heures de sommeil normal, qui représentent tout ce à quoi ils ont droit à leur âge.

hors même de l'action fâcheuse de certains d'entre eux sur l'estomac. On s'habitue vite à leurs effets et, si l'on finit par se persuader qu'on ne peut s'en passer, on est amené à élever graduellement leurs doses et à créer un état chronique d'intoxication, qui n'est pas sans danger. On connait aujourd'hui d'assez nombreux cas de mort par l'abus du véronal (1).

Il y a cependant un moyen de diminuer un peu les effets toxiques de ces divers produits: c'est de n'en prendre que la moitié ou même le quart de la dose usuelle, l'estomac bien vidé, c'est-à-dire le plus loin possible d'un dîner réduit à un potage, et d'avaler en même temps un grand bol d'infusion très chaude.

En créant ainsi les conditions d'une absorption rapide et massive, on obtient souvent les mêmes effets qu'avec une dose plus forte absorbée lentement au milieu de la masse des aliments. On fait jouer, ici, ce que les physiologistes appellent le « coefficient de vitesse ».

Les opiacés, si dangereux parce qu'ils créent si facilement l'habitude, doivent être réservés, je l'ai dit, à l'insomnie produite par la souffrance ou entretenue par une imagination plus ou moins délirante. L'extrait thébaïque, l'opium brut, sont certainement supérieurs à la morphine, qui est plutôt excitante et ne devient hypnotique qu'à dose relativement élevée (1 centigramme d'emblée). Reste l'hypnotique irrésistible, le chloral, qu'il faut réserver à l'insomnie

---

(1) Celui-ci est même devenu un agent de suicide assez répandu, tous les pharmaciens (et c'est bien regrettable) en délivrant à tout venant sans ordonnances.

des fiévreux et des agités, et qui, d'ailleurs, détériore rapidement l'estomac (1) et le foie, si l'on en fait un usage régulier. C'est pourquoi il vaut toujours mieux le donner en lavement : en suppositoire, il aurait encore une action trop irritante pour les muqueuses.

Conclusions: n'usez des hypnotiques qu'avec une extrême méfiance et essayez longtemps et patiemment de vous en tenir aux moyens physiques. Ceux-là, vous pouvez les continuer sans danger et, à l'inverse de tous les toxiques que je viens d'énumérer, loin de s'imposer comme indispensables avec le temps, ils vous permettent, assez rapidement, en reconstituant chez vous les conditions du sommeil normal, d'en arriver à vous passer d'eux.

---

(1) Les vieux praticiens connaissent bien, sous le nom de « gastrite ecclésiastique », une inflammation chronique de la muqueuse stomacale, due à l'usage prolongé du sirop de chloral, et qui s'observe dans beaucoup de presbytères.

LA CURE DE SILENCE

Une des impressions les plus fortes du Parisien qui arrive à la campagne pour y passer ses vacances, est d'y rencontrer quelque chose qui lui est complètement refusé dans la capitale, quelque chose dont il n'a même plus l'idée, et dont il découvre tout d'un coup le pouvoir formidable, écrasant, sur son système nerveux déjà adapté à un autre milieu : je veux parler du silence, du vrai, du silence absolu, qui est au son ce que la chambre noire est à la lumière. Fût-il troublé accidentellement par quelques bruits isolés, l'aboiement d'un chien lointain, le sifflet d'un train fugitif, le grand silence de la campagne n'en est pas moins nettement perçu dans leurs intervalles, si même ces bruits intercalés ne le font pas ressortir davantage.

Ce n'est pas d'aujourd'hui que l'on a remarqué l'influence considérable que joue, sur les nerfs de toute une population, l'atmosphère de plus en plus bruyante de nos grandes villes contemporaines et ceci, d'ailleurs, dans tous les pays. L'Amérique, où les lignes de toutes sortes éclosent si facilement, a déjà fondé plusieurs *Ligues du silence*, avec propagandistes éloquents, dont certains sont même venus parmi nous et commencent — soit dit sans ironie — à faire quelque bruit.

Je ne connais pas New-York, mais je suis en mesure d'affirmer, *de auditu*, que Paris est de beaucoup la plus bruyante de toutes les capitales européennes. Nous sommes à la fois le pays le plus généreusement, le plus follement altruiste, quand les grandes idées générales sont en cause, et celui où, dans le détail, chacun de nous, nos administrations en tête, se soucie le moins des commodités de la communauté c'est-à-dire du public. Boileau s'indignait déjà, en vers, il y a trois siècles, contre les « embarras de Paris », qui n'ont guère changé. Qui décrira, aujourd'hui, les bruits de Paris et nous entraînera à une protestation vigoureuse, collective... et efficace ?

Nos énormes tramways accouplés y roulent avec un vacarme de trains express. Nos lourds autobus font un tapage d'enfer et entretiennent, dans certaines rues peu larges, bordées d'immeubles très élevés, un bruit permanent d'usine en action, ne laissant quelque tranquillité à leurs infortunés habitants qu'entre minuit et demie et cinq heures du matin. Les sonneries des tramways, les cornes des autobus et des innombrables automobiles y tissent en permanence une trame de sonorités discordantes, cependant que l'ébranlement du sol par les autobus et les camions, par les rames du Métro circulant à faible profondeur, font vibrer les murailles mêmes des maisons et tinter tous les objets jusque dans leurs armoires. Sur le trajet des voies ferrées, dans les faubourgs, les sifflets des locomotives déchirent l'air nuit et jour et s'imposent à longue distance. Les sirènes des remorqueurs en font autant dans la région de la Seine et des canaux. Dès ma jeunesse d'étudiant, les médecins de l'Hôtel-Dieu ne cessaient de protester contre ces appels de sirènes, qui troublaient si fâcheusement, à l'aurore, le sommeil déjà difficile des pauvres malades, si inutilement du reste, puisqu'il eût suffi, pour les remplacer, d'un guetteur posté dans une cabine, un kilomètre en amont, et annonçant par téléphone, à l'écluse de la Monnaie, l'arrivée d'un convoi de péniches et sa composition. Rien n'y fit et les choses sont toujours dans le même état. Nos restaurants et jusqu'à nos hôtels sont envahis par les orchestres et les jazz-band. Nos quartiers périphériques subissent périodiquement, à tour de rôle, le tapage infernal des fêtes foraines, qu'on ne tolèrerait nulle part ailleurs. Paris n'est plus la Ville-Lumière, mais la Ville-Boucan...

Il est hors de doute que ce milieu, constamment et violemment bruyant, produit des effets marqués sur le système nerveux des habitants d'une grande cité, effets d'intensité variable selon l'affinement de chacun, exaspérants, pathologiques même chez les intellectuels plus délicatement émotifs, très appréciables encore jusque sur les cerveaux les plus simples. La population de ces grandes villes tumultueuses est toujours plus nerveuse que celle des campagnes, plus prompte à s'affoler, à manifester, à s'exalter politiquement, à s'apitoyer à faux sur un bandit qu'on arrête, à perdre son temps, à contempler inutilement un accident de la rue, prête aussi, à l'occasion, aux dévouements spontanés les plus beaux, comme aux plus imprudents... Bref, elle manque, en masse, de ce bel équilibre psychique qui comporte une parfaite santé du système nerveux. Il y a là quelque chose comme un bouillon de culture toujours prêt pour le microbe de la nervosité.

Sans doute, il se fait, à la longue, une certaine accoutumance. Les habitants d'une rue bruyante finissent, après quelque temps, par ne plus en entendre le tapage, de même que cessent d'être perceptibles pour les voisins le tic-tac d'un moulin ou le bruit d'une cascade ou, sur un bateau, celui de l'hélice. Mais, ce serait une grave erreur de croire qu'un bruit non perçu, parce que l'attention a fini par s'émousser à son endroit, n'ébranle pas tout autant notre délicat appareil auditif et nos hémisphères cérébraux. Même pendant le sommeil, naturel ou anesthésique, des bruits qui ne nous éveillent pas parviennent néanmoins à notre cerveau ; ils peuvent être générateurs de rêves, de réactions par gestes ou paroles ébauchées. Pour notre système nerveux, tous les bruits comptent et sont enregistrés, notre conscience en fût-elle restée isolée ou absente. Un sommeil, même profond, au milieu du bruit, n'est jamais aussi reposant que dans le silence absolu, et une nuit passée dans le sleeping le plus confortable ne vaut pas celle du plus modeste lit d'auberge de village.

Quand les effets de ces bruits continus, même réduits à l'état de rumeur lointaine, dans nos appartements, grâce aux tentures et aux rideaux, même non perçus pendant notre sommeil, comme je l'ai dit, se poursuivent d'une façon incessante durant des mois et des années, on conçoit qu'ils finissent par troubler notre équilibre et user notre résistance nerveuse comme la goutte d'eau use la pierre à la longue, et cela d'autant plus rapidement et plus gravement qu'il s'agit de cerveaux plus éduqués, à qui le travail intellectuel impose un effort constant et une fatigue particulière. Pour l'écrivain, le penseur, l'artiste, l'expression consacrée : « le silence du cabinet », comme condition du bon travail et de la mûre réflexion, n'est pas une vaine formule. En dehors

même de ceux-là, la vie intense, fût-elle parfois sans
objet sérieux, des classes aisées à notre époque, fait
apparaître pour elles comme un bienfait la cure
de silence, pratiquée de temps en temps, sous forme
d'exode temporaire à la campagne. A Londres, personne n'habite dans la Cité, et, pour tous les Anglais
autres que ceux de la classe pauvre, le *week end*
hors de la ville a la valeur d'un rite national. Nos
négociateurs diplomatiques en eurent la surprise aux
moments les plus palpitants des conférences inter-
alliées.

Pareille pratique serait pour nous, en tous cas,
chose plus facile que d'attendre que Paris ait vu
modifier la situation qu'il a fini par se laisser peu
à peu imposer, et qu'il est maintenant bien difficile
de changer.

L'existence mondaine, dans les villes, il faut bien
le reconnaître, est déjà, par ailleurs, très loin d'être
conforme aux conditions normales de la vie naturelle. Elle ne va pas sans quelque surmenage du
système nerveux, surmenage auquel on peut bien
s'adapter, mais qu'on paie par une usure précoce
de ce précieux régulateur de tout notre équilibre
organique. Aussi, n'est-ce pas uniquement dans le
domaine purement cérébral que cette usure se traduit : c'est dans l'ensemble de toutes nos fonctions
de nutrition, sous l'aspect d'une de ces manifestations
qu'on englobe sous l'expression vague de troubles
arthritico-nerveux, arthritisme, diabète, hypertension ou hypotension, neurasthénie, psychopathies légères, etc., tous états où le système nerveux sympathique intervient, directement ou non, et d'une façon
fâcheuse, si nous n'avons pas su ménager son équilibre. C'est un fait certain que la longévité, en

dépit de quelques exemples, est toujours moindre, pour l'ensemble de la population, dans la capitale et dans les très grandes cités, qu'à la campagne.

Le mal s'étendant, aujourd'hui, de plus en plus à toutes les grandes villes, bien des gens se sont déjà rendu compte de tout ceci et ont trouvé le remède en transportant leurs pénates, quand ils l'ont pu, dans des quartiers ou plutôt des banlieues paisibles, l'accroissement de nos moyens de transport, en augmentant le bruit des villes, nous apportant, par compensation, le moyen de nous en éloigner. C'est ce que font depuis longtemps, vous ai-je dit, les Anglais et bien d'autres peuples étrangers. C'est ce qui se fait plus lentement à Paris, la ville la plus bruyante du monde, mais où la vie nocturne intense retient le plus ses fervents. Et puis, il y a la crise du logement, qui ne nous laisse plus tout-à-fait libres de notre choix...

Du moins faisons, le plus souvent possible, quelques cures de repos dans le silence complet ou relatif de la campagne. La période des vacances nous en offre une excellente occasion, si nous ne pouvons nous offrir le *week end*, si précieux, des Anglais. Allez dans la « vraie campagne ». Jouissez-y de ce silence profond, aussi délicieux aux oreilles qu'une gorgée d'eau pure et fraîche l'est au gosier après un repas épicé. Vous y trouverez des sommeils de qualité supérieure, vraiment réparateurs, au sens exact du mot. La cure de silence est aussi efficace à la fatigue du système nerveux que les cures thermales aux troubles de la nutrition.

La neurasthénie par surmenage n'a pas de meilleur traitement, dans les maisons de santé spéciales, que l'isolement, pendant quelques jours, dans une chambre où règnent la pénombre et le silence absolu. C'est d'abord assez pénible, il faut en convenir, mais ce sont de grands remèdes à de grands maux. Retenez-en du moins cette indication, dont chacun peut faire son profit selon ses besoins, que le silence est un merveilleux agent thérapeutique, un médicament véritable dans certains cas, très puissant, très sûr, et qui, parce qu'il ne se vend pas en bouteilles, n'en mérite pas moins, de notre part, beaucoup de considération.

LES TICS

Chacun sait ou croit savoir ce que c'est qu'un tic. Il n'est personne qui, dans son entourage, ne connaisse quelqu'un atteint de cette petite infirmité à un degré plus ou moins prononcé. D'autant que les tics sont innombrables dans leur forme et leur rythme. Il en est de légers, simples grimaces habituelles, un peu ridicules, qui attirent à peine l'attention. Il en est de plus graves, qui font de leurs porteurs de véritables victimes, tel le geste de se tordre le cou à tout moment et sans raison, comme si quelque contact le gênait, ou de faire entendre un petit hoquet étouffé en parlant, ou de se frotter constamment les genoux dès qu'on est assis, et cent autres de ce genre.

En pareille occurence, les assistants ne peuvent se défendre de trouver que le sujet est « un peu nerveux ». Ils sourient, et ils ont tort, car souvent le tiqueur infortuné est, à quelque degré, un malade véritable, qui mérite d'inspirer plutôt la compassion.

L'étude de l'état mental des tiqueurs est du plus haut intérêt et réserve bien des surprises. On s'est aperçu, en effet, que le tic était le signe révélateur d'un psychisme particulier, dont le titulaire avait intérêt à être averti d'abord, et soigné ensuite. Le tic n'est qu'un symptôme de cet état mental et, en réalité, n'est pas tiqueur qui veut. Depuis les travaux de Magnan, de Brissaud, de Raymond, de P. Janet, de Meige et de Feindel, les neurologistes se sont beaucoup occupés des tiqueurs, et l'on a pu constater que leur innocente manie coïncidait avec des signes très nets de dégénérescence, et même, selon le Dr Meige, avec des symptômes d'infantilisme au moins partiels. Chez les tiqueurs invétérés, très souvent on retrouve certains des caractères psychiques de l'enfant, l'émotivité, la versatilité, l'impulsivité, la faiblesse et l'irrégularité de la volonté. Le tic est le résultat d'une sorte d'obsession inconsciente, proche parente de l'idée fixe, c'est-à-dire du premier signe du déséquilibre.

Il n'y a là rien de blessant pour le pauvre tiqueur. Etre un peu déséquilibré dans le domaine des réactions·psychiques spontanées, ne devrait pas plus être infamant que d'être titulaire d'un coryza, d'autant que les grands hommes, les sujets exceptionnels, les surhommes, toutes les intelligences plutôt excessives, appartiennent, d'après les idées actuelles de la psychologie physiologique, au groupe, assez enviable en somme, des déséquilibrés supérieurs. Le tiqueur peut parfaitement être un homme de génie : il est même peu de grands hommes qui n'aient été atteints de quelque singulière manie, tic physique ou tic intellectuel, joie de leurs biographes et consolation des simples mortels, qui se sentent ainsi un peu moins loin d'eux.

Le tic est donc un symptôme, et c'est comme tel qu'il réclame toute l'attention du médecin. Il révèle une perversion partielle de notre volonté, de notre maîtrise de nous-mêmes. Traiter le tic, c'est refaire l'éducation de cette volonté, du pouvoir spontané d'équilibration, sans lequel un homme, même brillant, ou provoquant par ses œuvres l'admiration de ses semblables, ne jouit jamais de la véritable tranquillité intérieure ni de la paix de son cerveau.

Maintenant, il faut s'entendre. On ne confondra pas le tic avec l'habitude, ni, surtout, avec le spasme.

Le spasme est un geste *incohérent*, comme certains tremblements, comme les contractures de la danse de St-Guy, ou encore la crampe des écrivains.

Le tic est un geste *coordonné*, qui n'a rien d'anormal, sinon qu'il se produit sans raison valable ; son caractère topique est l'inutilité. Le geste du tiqueur est un geste qui, en soi, peut avoir, à d'autres moments sa raison d'être, tel que celui de se gratter le bout du nez, de cligner des yeux devant une lumière trop vive, ou même de renifler plus ou moins gracieusement en cas d'obstruction des fosses nasales. Aussi, beaucoup de tics passent-ils inaperçus, le geste, en lui-même, n'ayant rien d'anormal. Il ne devient tic que par sa reproduction sans motif et par le fait qu'il est devenu inconscient pour celui qui s'y livre. A l'origine, c'est un véritable acte fonctionnel, légitime, justifié ; quand, plus tard, il est passé à l'état de tic, celui-ci en est, suivant l'expression de Charcot, la caricature.

L'habitude est tout autre chose. C'est une sorte d'automatisme s'appliquant à un acte, à la suite de sa longue répétition, et qui nous permet, lorsque les circonstances exigent cet acte, de l'accomplir passivement, sans que notre attention ait besoin d'être éveillée pour en régler les phases. Il s'agit d'une faculté précieuse de notre système nerveux, procurant une économie énorme de l'effort volontaire, et sans laquelle aucune éducation ne serait possible. Les habitudes sont, pourrait-on dire, les ornières de la volonté. Le tic est une perversion de cette heureuse faculté, en ce sens qu'il la fait entrer en jeu sans cause valable et sans éveiller davantage notre attention.

Il y a, par conséquent, chez le tiqueur, à la fois maladie de l'attention et maladie de la volonté, c'est-à-dire des deux facultés qui sont le fondement même de l'intelligence agissante. Le tic trahit donc, aux yeux du médecin, une perturbation partielle — heureusement — de notre équilibre mental, et appelle un traitement dont cet équilibre tout entier tirera bénéfice. En guérissant l'effet, on a quelques chances d'améliorer au moins la cause.

Ce traitement, il faut le dire, n'est encore qu'ébauché. Il repose tout entier sur l'éveil forcé de l'attention du tiqueur sur son mal. Les plaisanteries de l'entourage, surtout dans l'enfance, jugées souvent cruelles, sont, en réalité, un des moyens les plus simples d'aider le sujet à se corriger.

M. Meige a imaginé un traitement rationnel des tics, fondé sur la psycho-physiologie, et dont la conception est des plus ingénieuses. Il consiste à placer le tiqueur devant une glace, de façon à lui faire bien voir son geste, ce qui reste plus humain et plus convaincant que de reproduire devant lui sa grimace, — sans compter que le précepteur, à ce jeu, et avec quelques dispositions personnelles, risque souvent de devenir tiqueur à son tour. Il faut analyser son tic devant lui, phase par phase, et lui apprendre à le reproduire ensuite *volontairement* et *lentement*, comme une gymnastique concertée. Le jour où un tiqueur est capable de reproduire son propre tic à volonté, c'est-à-dire de l'accrocher à un acte volontaire formel, de rétablir sur ce groupe de mouvements le contrôle perdu, il devient capable de l'enrayer par son propre effort, et, dès lors, il est guéri, non seulement de son tic, mais, grâce à ces exercices de rééducation de la volonté, même dans un domaine restreint, guéri aussi ou très amélioré quant à ces petites crises d'incohérence psychique.

On a conseillé, par ailleurs, la cure d'immobilité, très pénible, ou encore la suggestion, qui n'est pas efficace chez tout le monde — fort heureusement. La méthode du Dʳ Meige me séduit davantage.

La cure par le miroir est, d'autre part, plus élégante et, pour cela, les femmes la préféreront sans doute. Le tout, pour elles, est de savoir s'y regarder avec méthode et surtout, si possible, sans trop de complaisance.

LES PSYCHOPATHES

On appelle psychopathe tout individu atteint dans l'intégrité du fonctionnement de ses facultés psychiques, c'est-à-dire mentales.

Le mot n'est pas encore assez répandu dans le public; peut-être son aspect est-il rébarbatif et son orthographe troublante. Pourtant, il faut souhaiter qu'il prenne droit de cité, ne fût-ce que pour permettre de voir plus clair dans une question dont l'intérêt médical et social est très important, et où le public, comme il arrive souvent, mais tout spécialement ici, est dupe des mots, d'un mot surtout, mot sinistre, emportant condamnation définitive, qui met son titulaire hors de la société, lui donnant, si j'ose dire, un « casier » social, celui d' « aliéné ».

Les aliénés, qu'on le sache bien, ne figurent qu'un petit groupe parmi les psychopathes. Ce sont ceux dont les troubles mentaux se traduisent par des actes *antisociaux*, c'est-à-dire propres à troubler l'ordre public ou la sécurité d'autrui. Les asiles d'aliénés ont été inventés d'abord pour protéger, non l'aliéné, mais la société.

Il a fallu que naisse notre grand Pinel pour élever ces malheureux, comme on l'a dit, au rang de malades et les confier, non plus à des géôliers, mais à des médecins, pour faire tomber les carcans et installer l'hydrothérapie.

L'asile d'aliénés ne s'est jamais lavé, cependant, de cette origine ergastulaire. Pour la masse du public, c'est encore une sorte de Bastille, qui, aux yeux d'esprits généreux mais mal éclairés, attend toujours son 89. C'est un endroit où, selon une croyance trop répandue, l'on met les gens « à l'ombre », où certains, avec des influences ou de l'argent, peuvent, dans une sorte d'*in pace*, faire disparaître celui ou celle qui les gêne. Toujours le souvenir de la Bastille...

Peut-être y eut-il, jadis, quelques cas de ce genre, belle matière à romans et à scandales de presse. Disons, d'un mot, que la surveillance a été, depuis lors, tellement multipliée, le contrôle par le Parquet organisé d'une façon si minutieuse et si périodique, qu'aucun internement arbitraire et criminel n'est plus possible, — sinon peut-être pour vingt-quatre heures, période nécessaire de mise en observation, mais alors avec de très dangereuses responsabilités pour l'auteur ou le provocateur de l'arrestation injustifiée.

Cette revendication farouche des droits à la liberté individuelle a même été si puissante que, maintenant, on commence à en entrevoir certaines conséquences inattendues. Le public ne trouve plus, aujourd'hui, qu'on garde trop d'aliénés, mais, tout au contraire, qu'on en relâche trop. Des incidents récents ont prouvé qu'en cela il n'a pas toujours tort.

Oui, notre défense sociale contre l'aliéné est encore très défectueuse, et la raison en est que nous n'avons pas encore su faire, administrativement, la distinction entre l'aliéné et le psychopathe, du moins entre le psychopathe aliéné et celui qui ne l'est pas.

La loi de 1838, sous le régime de laquelle nous vivons, ne parle que d'aliénés, parce qu'on ignorait les psychopathes à cette époque : elle ne nous a donné que des prisons, dont on a pu améliorer les dispositifs d'entrée et de sortie, alors que ce sont surtout des hôpitaux qu'il nous faudrait.

Pour les troubles mentaux légers ou graves, qui ne rendent pas l'individu dangereux (obsédés, anxieux, déprimés, maniaques, intoxiqués, neurasthéniques, etc.), nous n'avons rien à l'heure actuelle, ou, du moins, trop peu de chose encore. Les gens aisés, il est vrai, ont à leur disposition des maisons de santé ouvertes, le plus souvent fort coûteuses, où ils entrent et d'où ils sortent librement, généralement guéris, ou tout au moins considérablement améliorés et capables de reprendre leur rang dans la société, sans danger ni pour eux ni pour elle. Le gros public, l'ouvrier, l'employé, le paysan, à qui ses trop faibles ressources ne permettent pas l'accès de ces maisons, et qui, dès qu'il ne travaille plus, tombe à la charge des siens, ne trouve point, même s'il le demande en personne, l'hôpital spécial où il recevrait les soins que réclame son état. Il faut que celui-ci s'aggrave, que l'homme ait fait quelque mauvais coup, pour que la Société, se sentant cette fois menacée, lui ouvre les portes du seul asile qu'elle ait prévu, l'asile d'aliénés. L'homme s'y rétablit souvent, si le traitement est précoce et bien conduit : il en sort avec une tare indélébile pour lui et la bonne renommée de sa famille. Il en sort parfois trop tôt, pour des raisons diverses, parce que l'asile est encombré et qu'il faut faire place à des malades plus graves, parce que sa famille ne peut plus continuer de payer les frais de son séjour et que, cependant, son état n'est pas tout-à-fait assez grave pour que le médecin de l'établissement prononce son internement d'office, aux frais de la collectivité, la famille étant défaillante.

Or, s'il serait irjuste de dire que tous les psychopathes sont de la graine d'aliénés, tant s'en faut, il faut savoir et il faut proclamer hautement que la très grande majorité d'entre eux peuvent guérir, plus ou moins rapidement, de leurs troubles mentaux dès qu'on les soigne convenablement, reprendre leur place à leur foyer, et retrouver leur gagne-pain, qui est souvent celui des leurs. La guerre, avec la commotion formidable qu'elle créa dans tous les esprits, à l'arrière comme à l'avant, fit éclore une masse énorme de psychopathes, qu'il fallut bien loger quelque part, surtout ceux qui faisaient partie de l'armée. Le plus grand nombre, confiés à des spécialistes avertis, guérirent en un nombre variable de semaines. Au centre psychiâtrique du camp retranché de Paris, le Dr Briand (du Val-de-Grâce) vit défiler 20.000 psychopathes : à peine le quart se trouvèrent-ils justiciables de l'internement, temporaire même pour la plupart.

C'est cette assistance aux psychopathes non aliénés qu'il nous faut donc organiser sans retard, d'abord parce que c'est un devoir social, ensuite pour désencombrer nos asiles d'aliénés, où ils pénètrent indûment, faute de mieux, provoquant parfois, par le surpeuplement qu'ils amènent, l'évacuation trop précoce d'aliénés momentanément tranquilles, qui auraient encore besoin, cependant, d'une plus longue surveillance.

Au récent Congrès d'hygiène mentale, le Dr Antheaume, un de nos spécialistes les plus qualifiés, a formulé, dans un rapport tout-à-fait remarquable, les principes qui doivent nous guider dans l'organisation de cette assistance aux psychopathes, principes excellents, que le Congrès a faits siens par un vœu unanime. Je ne puis mieux faire que d'en reproduire ici les dispositions essentielles.

Les psychopathes qui ne sont pas des aliénés, doivent être soigneusement distingués de ceux-ci. Il faut qu'ils soient reçus librement, sans formalités, sans surveillance administrative, comme des malades ordinaires, parce qu'ils souffrent dans leur cerveau, comme ils souffriraient de leur foie ou de leurs poumons, dans des hôpitaux spéciaux, confiés à des spécialistes de la psychiâtrie. Ils en sortiraient non moins librement, à moins que, par infortune, leur cas ne s'aggravât et que, de psychopathes, ils ne devînssent des aliénés véritables, c'est-à-dire dangereux, ce qui les rendrait *ipso facto* justiciables de la loi de 1838 et commanderait l'internement, cas assez rare du reste, et d'autant plus rare que les soins appropriés auront été donnés plus tôt.

Du point de vue administratif, le psychopathe ne relève donc pas de la loi de 1838, faite, répétons-le toujours, pour les aliénés. Il est donc inutile de lui appliquer, à lui ou aux établissements publics ou privés qui le recueillent, les dispositions soupçonneuses de celle-ci. Il relève de la loi de 1893 sur l'assistance médicale gratuite, dès qu'il s'agit d'un indigent. M. Paul Strauss le reconnaissait lui-même, en termes formels, le 17 mars 1914, à la tribune de l'Académie de médecine, et l'opinion du Ministre actuel de l'hygiène publique n'a certainement pas varié sur ce point.

Ces établissements spéciaux, dénommés *hôpitaux psychiâtriques*, sont à réaliser, soit par création nouvelle, ce qui serait, de tous points, préférable, — soit par substitution à des asiles existants, à changer d'affectation (1) et, surtout, de dénomination, pour qu'aucune trace de réprobation sociale n'attéigne leur nouvelle clientèle, — soit, faute de mieux, par division des asiles existants en deux quartiers : l'hôpital ouvert et l'asile proprement dit.

C'est la situation réalisée actuellement à l'asile départemental du Loiret, qui se compose de trois quartiers : 1° hôpital psychothérapique pour la cure libre (avec bénéfice de la loi de 1893 pour les non-payants); 2° maison de santé ouverte aux placements volontaires, payants ou non-payants; 3° l'asile d'aliénés pour le placement d'office par l'autorité administrative.

A Paris, on a adopté, pour le moment, une disposition, sans doute provisoire, qui a consisté dans la création de quatre services pour psychopathes dans des hôpitaux de l'Assistance publique (Hôtel-Dieu, St-Antoine, Laënnec, la Pitié), dirigés par des médecins des hôpitaux, mais spécialisés, services ouverts à la cure libre et volontaire, qui constituent un premier pas dans la reconnaissance du psychopathe

---

(1) A l'occasion de cette transformation, il serait aisé de réaliser, pour la province, la spécialisation totale de chacun de ces divers établissements pour un groupe déterminé de malades du même type: psychopathes, aliénés, alcooliques, etc., ce qui, pour la valeur des soins, l'homogénéité du personnel, du matériel, de la réglementation et même du régime, serait à l'avantage de tous: malades, médecins..., et budget. Mieux vaudrait, pour un groupe de cinq départements, par exemple, cinq asiles *régionaux* bien spécialisés, que les cinq asiles *départementaux*, à compartiments divers et inconciliables que l'on y trouve actuellement. C'est la thèse que soutient depuis longtemps, avec persévérance, le Dr Dezwarte (de Niort) et il semble que ce soit la thèse même du bon sens.

comme un malade ordinaire, et qui ont déjà démontré leur utilité. C'est ce que certains ont appelé, par confusion, les services de « petits mentaux ». Ce n'est que l'ébauche d'une organisation qu'il faut créer sur une plus grande échelle, non à l'hôpital, mais dans des centres nettement spécialisés, pourvus du personnel technique et de l'organisation particulière que ces états réclament.

Par rapport au système ancien, qui était celui du « tout ou rien », — tout c'est l'asile — ceci est déjà quelque chose, donc un premier progrès. Il nous faut faire mieux et avoir, comme en Amérique et dans d'autres pays étrangers, de véritables hôpitaux pour psychopathes. C'est encore là une œuvre de préservation sociale, au premier chef, mais, cette fois bien comprise, puisqu'elle *prévient*, tandis que nous n'avons su, jusqu'ici, qu'enregistrer l'irréparable, ou à peu près.

Enfin, à cette même œuvre de préservation sociale se rattache le dispensaire d'hygiène mentale, tel que l'a conçu le Dr Toulouse, c'est-à-dire le premier stade, la consultation ouverte, et tel qu'il fonctionne, aujourd'hui, d'une façon si remarquable, à l'Asile Sainte-Anne.

Si cette institution était développée au point de fournir son plein rendement, si des centres semblables étaient multipliés en France, ainsi qu'on commence à le faire en s'inspirant de son exemple à l'étranger, il y aurait quelque chose de changé dans cette situation, vraiment humiliante en son impuissance, pour notre organisation administrative actuelle à cet endroit.

Le docteur Toulouse a pensé avec justesse que la

prophylaxie mentale était d'une création aussi urgente que la prophylaxie antituberculeuse ou antivénérienne, et que les mêmes méthodes étaient ici applicables, à savoir : le dispensaire, c'est-à-dire la consultation ouverte, l'hôpital (ouvert lui aussi) pour la mise en observation et le traitement — avec une porte donnant sur l'asile voisin, si les constatations de l'expert établissent que l'internement s'impose, — enfin l'organisation de tout un service d'assistance sociale, confié à des dames visiteuses, ayant la délicate mission d'étudier les conditions du milieu dans lequel le malade a vu ses facultés se troubler, d'indiquer les remèdes matériels ou moraux qui suffisent le plus souvent à modifier son état, enfin d'assurer la continuité du traitement lorsque le malade, sortant de l'hôpital où il a été amélioré, est rentré au milieu des siens.

La place me manque pour décrire dans ses détails cette institution si intelligente, à laquelle le récent rapport de M. Henri Rousselle au Conseil général de la Seine, rapport que j'ai sous les yeux, n'a pas marchandé les éloges ni les encouragements qu'elle mérite. C'est par milliers que l'on compte aujourd'hui les malheureux que leur famille a conduits à la consultation du dispensaire ou qui s'y sont présentés d'eux-mêmes, dès qu'ils ont senti leur raison vaciller, leur libre arbitre se troubler, leur impulsion pour les toxiques, alcool, morphine, cocaïne, s'imposer à leur volonté. Là, un examen approfondi est fait des conditions propres à chaque cas, examen psychique naturellement, mais aussi examen organique, analyses de l'urine, du sang, du liquide céphalo-rachidien, étude de la pression artérielle, des réactions motrices, etc. Un très grand nombre de troubles mentaux ont pour substratum une maladie organique qu'il suffit de dépister et de traiter pour améliorer aussitôt l'état moral. Dans les salles de l'hôpital, où le malade accepte *librement* d'être conservé quelques jours, tous les traitements appropriés sont mis en œuvre, psychothérapie, repos dans un salon riant ouvrant sur un jardin fleuri, isolement s'il est nécessaire, applications électriques de toutes sortes. Et les guérisons sont nombreuses, là où, si l'on avait laissé les choses suivre leur cours, des désastres se seraient sans doute produits.

Je crois fermement que la voie inaugurée par le service de prophylaxie mentale du Dr Toulouse est la bonne, qu'il faut traiter les maladies mentales comme toutes les autres maladies et calquer, ici, le plan adopté enfin pour cet autre fléau social qui, par des voies très différentes, oblige aussi la Société de veiller à la fois sur l'individu et sur la collectivité, à chacune de ses étapes : je veux dire la tuberculose. De même que pour celle-ci, qui nous menace par sa contagion, comme l'aliéné par son revolver, il nous faut : le dispensaire pour les premiers conseils et le triage, le sanatorium pour les curables, et l'asile final pour les déchets sociaux qu'il importe de rendre inoffensifs, — avec cette différence, cependant, que l'asile, aujourd'hui, est encore capable de procurer un nombre important de guérisons véritables. Ce n'est pas le dépôt des incurables : c'est uniquement celui des sujets dangereux pour autrui ou refusant tout traitement utile parce qu'ils ont perdu, actuellement, la conscience de leur état. Mais ce n'est pas l'*in pace*, et, d'ailleurs, qu'on en soit bien convaincu, la loi y veille.

LES IRRESPONSABLES

L'opinion publique s'est émue, à juste titre, du dénouement judiciaire donné à une affaire récente. Il s'agissait, on s'en souvient, d'un individu coupable d'avoir détérioré, par des coups de ciseaux ou des projections de vitriol, des manteaux de dames, et qui s'en tira avec 20 francs d'amende, ayant causé, bien évidemment, pour plusieurs milliers de de francs de dégâts.

Là-dessus, nous avons assisté à la crise habituelle des protestations contre l'insuffisante protection accordée à la Société contre les délits des fous ou des demi-fous par la législation en vigueur.

En réalité, la question est, avant tout, de savoir si ces gens sont responsables ou non et, s'ils le sont, de les punir d'une façon mieux proportionnée à leur faute; s'ils ne le sont pas, de les mettre hors d'état de nuire d'abord, de les traiter ensuite.

L'opinion publique tranche donc peut-être un peu trop vite le débat. Pour les gens non versés dans les problèmes de la psychiâtrie, un individu capable de manœuvres aussi stupides que malfaisantes, ne lui rapportant aucun profit, et l'exposant à des dangers qu'il brave cyniquement, ne peut être qu'un sujet à facultés mentales diminuées, donc un irresponsable, c'est-à-dire un malade bon à être enfermé. Mais comme, s'il y a péril pour la Société, il n'est cependant pas ici de première grandeur, c'est-à-dire qu'il ne s'attaque pas à la vie humaine, on hésite naturellement à réclamer l'internement indéfini (car il n'y a malheureusement guère de guérison à prévoir pour ces pervertis). Et, pour rassurer notre conscience, on cherche une solution intermédiaire, et l'on parle des « petits mentaux » dont le terme a, décidément, fait fortune.

Ce qu'on veut évidemment suggérer, sous cette impropriété du terme, c'est qu'il devrait exister des asiles spéciaux pour la conservation et le traitement, s'il y a lieu, des délinquants irresponsables, que cette irresponsabilité, bien établie, met à l'abri du châtiment, mais que la Société a le droit de tenir à l'écart de la vie commune, tant qu'ils sont capables de renouveler — indéfiniment, puisque impunément — leurs exploits.

Or, de tels asiles n'existent pas chez nous : je vous l'ai dit dans un précédent article. Tout au plus peut-on réserver à ces malades des quartiers particuliers dans les asiles existants, où ils sont soumis à la loi commune, quant à leur admission et à leur libération. Cette loi est celle de 1838, faite, répétons-le encore, pour les aliénés véritables, et qui prévoit deux sortes de placements : le placement volontaire (par la famille du malade) et le placement d'office (par le préfet de police), après l'avis d'un expert, contrôlé par un nouvel examen dès l'arrivée à l'asile, ceci pour prévenir et les séquestrations criminelles et les internements arbitraires.

Ce qui fait la discrimination, entre les aliénés et ces maniaques à manifestations systématiques, monotones, stupides et d'ailleurs irrésistibles, mais non meurtrières, c'est le délit et sa nature.

Le public, ai-je dit, est porté à croire que le

genre de délit qui nous occupe porte toujours en lui-même la preuve d'un dérangement cérébral.

C'est l'avis de quelques aliénistes, qui en font une variété de sadiques : on connaît le cas des amateurs de soieries, des coupeurs de nattes, dont l'acte procède d'obsessions particulières sur lesquelles il est inutile de nous étendre.

D'autres aliénistes ne partagent pas ce sentiment. Parmi ces sujets malfaisants, il en est de parfaitement responsables, des êtres nuisibles, envieux, hantés de conceptions anarchiques, qui relèvent de la justice autant que n'importe quels autres criminels, qu'un voleur, par exemple, à moins qu'on ne veuille nous imposer ce principe, — thème familier de certains avocats d'assises, quand ils ne trouvent rien de mieux à dire pour jouer leur rôle, — que tout criminel est un malade et qu'il n'y a jamais qu'un coupable : l'organisation sociale, ce qui est peut-être aller un peu vite.

Ces responsables, c'est à la loi de leur trouver des châtiments proportionnés au délit. Je ne suis pas jurisconsulte et j'apporte peut-être en ceci quelque naïveté, mais je ne m'explique pas que celui qui a détérioré un manteau ne soit pas condamné à en payer d'abord le prix. Qui casse les verres les paie. Le sujet est insolvable? La belle affaire! Il travaillera dans une maison centrale jusqu'à ce qu'il ait gagné de quoi couvrir sa dette. Je vous jure qu'il ne recommencera pas aussi vite.

Et, de fait, le vitrioleur de manteaux a été reconnu responsable, puisqu'il a été condamné. La loi permettait à ses victimes de l'attaquer en dommages-intérêts. Pourquoi ne l'ont-elles pas fait?

Pour rester sur le terrain médical, examinons le cas du délinquant, une fois qu'il a été reconnu irresponsable par les experts. Ce cas comporte deux variétés : le sujet a été irresponsable au moment de ses actes, et peut redevenir normal dans l'intervalle de ceux-ci, — ou bien il est dans un état mental tel qu'on peut s'attendre, à tout moment, à le voir commettre de nouveau des actes délictueux.

Ici, la matière est délicate. Dans le dernier cas, l'internement et le traitement dans un asile aussi longtemps qu'il est nécessaire paraissent s'imposer. Dans le premier, la justice est fort embarrassée. Elle s'en tire généralement par une solution bâtarde et franchement illogique : à la demi-responsabilité, elle applique la peine avec demi-tarif. C'est absurde. Mais que peut-elle faire de mieux à l'heure actuelle ?

En somme, le sujet n'est pas un aliéné : il est normal et inoffensif, quant à tous les autres actes de sa vie. Si on l'interne et si on le soustrait aux circonstances qui mettent en jeu sa manie spéciale, il montre une conduite exemplaire, et comme on ne peut le conserver indéfiniment, il faut bien le relâcher un jour. Et, naturellement, il recommence. Il est même fréquent que sa lucidité soit telle qu'il se rende parfaitement compte du bénéfice que lui procure cette irresponsabilité, et qu'il jouisse de celle-ci avec cynisme : son dossier à la Préfecture lui assure sa relaxation d'office à chaque coup; autant lui délivrer une carte d'*outlaw*, avec photographie, qu'il n'aurait qu'à présenter aux agents.

Je connais le cas d'un alcoolique interné et relâché huit fois pour coups et blessures et qui, rempli de bonnes intentions pour son médecin, ayant appris que celui-ci était en butte aux persécutions d'un maitre-chanteur, lui proposa ingénument d'aller tordre le cou à celui-ci, ajoutant : « Ne vous gênez pas, Monsieur le Docteur. Pour moi, c'est « à l'œil... ».

Il y a mieux. Le parquet n'ignore pas que de malheureux « irresponsables » sont exploités par d'ingénieux aigrefins, qui les envoient voler, sans aucuns risques. La chose est même très savamment combinée. L'un ne vole que des pincettes, un autre uniquement des pains de savon, un troisième des fers à friser. Quand l'un d'eux est pris et qu'une perquisition à son domicile fait découvrir une collection d'objets aussi singulièrement, aussi systématiquement choisis, l'expert conclut à la manie et à l'irresponsabilité. Mais l'habile metteur en scène, le *manager* de l'entreprise, est venu, chaque jour, vider chaque dépôt du trop-plein de ces objets, n'en laissant que la quantité nécessaire pour édifier la religion de l'expert, et, avec la totalité de son butin quotidien, il monte, dans un coin de faubourg, un magasin débitant ses marchandises à un prix de revient défiant toute concurrence.

L'irresponsable est l'enfant chéri de notre législation criminelle, comme l'insolvable est celui de notre législation commerciale.

Il faut pourtant, direz-vous, que la Société se protège ! Alors, soyons logiques et écartons toute sensiblerie. A la première récidive, enfermez le précieux irresponsable, sans limiter, dans le texte de l'arrêt, la durée de la peine : il sera condamné jusqu'à guérison affirmée par experts. Réservez, pour lui, des asiles spéciaux, des asiles-ateliers, où il sera soumis au travail forcé — sans aller jusqu'au *hard labour* inhumain que les Anglais infligent aux vagabonds, mais tout de même quelque chose dans ce goût — et d'abord pour subvenir à son entretien, qu'il serait vraiment un peu exagéré de mettre au compte des contribuables honnêtes. D'autre part, vous réaliserez ainsi la meilleure rééducation de son activité et de son hygiène mentale. Le spécialiste jugera du moment où l'on peut admettre que la cure sera suffisante. En cas de récidive, doublez la dose.

Je vous donne ma solution pour ce qu'elle vaut: certains la critiqueront sans doute. Je serais ravi qu'on en trouvât une meilleure; mais il y aurait quelque chose de pire, ce serait qu'on continuât de n'en adopter aucune.

LES NEURASTHÉNIQUES

J'avais voulu d'abord intituler cette causerie selon le mode ancien : « *De ceux qui aiment à lire les livres de médecine* »; mais le public qui veut bien s'intéresser à ces modestes chroniques, aurait pu croire à une mauvaise plaisanterie.

Pourtant, c'est bien à ces lecteurs, passionnés d'ouvrages qui ne sont pas faits pour eux, que j'en ai aujourd'hui.

Il y a une grande différence, disons-le tout de suite, entre le fait d'un homme légitimement curieux de connaître, par des lectures spéciales, les progrès scientifiques de tout ordre qui s'accomplissent de son temps, et la manie particulière de certains esprits, qui les fait se précipiter sur les « ouvrages de médecine » pour lire avidement des descriptions de maladies, de symptômes, de traitements qu'ils sont prêts à s'appliquer à eux-mêmes, et dévorer sans discernement tout imprimé médical qui leur tombe sous la main, y compris les prospectus tendancieux et les articles-réclames les plus effrontés.

Ceux-là, comme ils le disent, adorent entendre « causer de médecine ». Dans la société, à table, ils sont la terreur du malheureux praticien, qu'ils mettent sur la sellette, et qui aimerait bien, sa journée finie, qu'on lui parlât d'autre chose. Ils ont toute une bibliothèque d'ouvrages médicaux qu'ils se complaisent à feuilleter chaque jour. Au besoin, s'ils en ont le temps, ils vont suivre de visu les séances de l'Académie. Et Dieu sait les idées qu'ils en rapportent !

Ce touchant intérêt pour les choses de notre art ne nous cause aucune joie ni aucune jalousie : aucune joie, parce que ce sont, comme clients, des malades terribles, ergoteurs, méfiants, bavards, insupportables ; aucune jalousie, car jamais ils ne parviendront à se soigner efficacement eux-mêmes ni à se passer de nos soins. La médecine ne s'apprend pas dans les livres, même par les médecins : c'est au lit du malade, à l'hôpital, et encore sous la conduite d'un maître très expérimenté. Le livre ne sert qu'à aider au classement des idées, à soulager la mémoire, et ne peut parfaire l'instruction que de ceux qui savent déjà quelque chose.

Il y a un dicton bien connu qui dit qu'à lire les livres de médecine on se découvre toutes les maladies. Rien n'est plus exact, et la preuve en est qu'il n'y a pas d'étudiant en médecine qui, à ses débuts, n'ait passé par cette crise, dès ses premiers contacts avec le livre, et qui ne soit allé gravement trouver son maître, un jour, en particulier, pour lui confier ses angoisses. C'est à force de voir des malades que cela leur passe. Et c'est une des raisons, avec d'autres, pour lesquelles il vaut mieux les faire débuter dans un service de chirurgie.

Rien d'étonnant que le même effet se produise chez les gens du monde, pour lesquels n'intervient pas, à la longue, le correctif de l'expérience et de la pratique, et qui n'ont d'autre mobile, ici, qu'une vaine curiosité, d'ailleurs jamais satisfaite, et pour cause.

Le vrai amateur de ce genre de sport — où il y a des degrés — lit tout cela avec l'espoir plus ou moins avoué de trouver dans ces descriptions des renseignements sur « son mal », car il n'est pas satisfait des explications que lui a données son médecin, — et que n'en a-t-il vus ! — encore moins, bien entendu, de son traitement. Subissant l'effet inévitable de ses lectures, il se découvre, chaque jour, des symptômes nouveaux, qu'il finit un jour par ressentir, à force de se suggestionner, — car vous avez deviné, n'est-ce pas, qu'il s'agit d'un nerveux et de la pire espèce.

Il court alors chez son médecin et, très ému, il raconte tout ce qui lui arrive, avec la précision d'une leçon apprise, parfois même avec des mots techniques, qu'il prononce sans les comprendre et qui mettent tout de suite le praticien sur la voie ; — telles ces enfants ingénues qui, à leur première confession, récitent tout d'un trait un modèle tout fait d'examen de conscience, sans oublier l'adultère, l'infanticide ni la simonie.

Nous ne le connaissons que trop hélas ! ce malheureux malade ; car, enfin, ce sont des malades, et c'est une vraie maladie que de croire les avoir toutes et de se découvrir tant de symptômes morbides à la fois.

Son entrée dans le cabinet de consultation est caractéristique. On sent tout de suite que ce sera long. Sa principale préoccupation est de ne rien omettre des phénomènes si curieux qu'il éprouve ; aussi, souvent en a-t-il apporté une note écrite, qu'il commente avec force détails. Il a un autre souci, c'est que le médecin ne saisisse pas bien la nature de son mal, ne se doute pas de son intensité, de sa réalité même. Car, à son foyer, dit-il, et à son grand désespoir, on ne semble pas disposé à prendre la chose au sérieux. Comme il paraît n'avoir « rien de cassé » et qu'il passe son temps à accabler les siens de soupirs, de gémissements et du récit répété de ses douleurs indéfinissables, de ses angoisses imprécises, on l'écoute à la fin un peu distraitement; et il n'est pas content. Tous ces malades, presque sans exception, ont en plus l'idée solidement arrêtée que leur cas est absolument exceptionnel, que personne, depuis que le monde existe, n'a éprouvé ce qu'ils souffrent, que leur cas est extraordinaire en tous points. « Docteur, je vous affirme que vous devriez en parler à l'Académie ». Et ils ont dans leur poche de petites bouteilles, des échantillons de tout ce que vous pouvez imaginer et même d'autre chose. Au fait, si vous voulez connaître une des plus belles descriptions qu'on ait faites du neurasthénique, relisez le *Malade imaginaire*.

Seulement, ici, Molière se trompe, car la maladie n'est point du tout imaginaire. Le neurasthénique souffre réellement : il a des douleurs de la tête et de la nuque qui ne sont point chimériques; son insomnie tenace, son impuissance au travail cérébral, sa mollesse physique, son désespoir, ne sont que trop réels.

Il n'y a qu'à le soigner ou plutôt à lui faire admettre qu'il n'a qu'à se laisser soigner, et c'est ici que la difficulté commence. Car, outre que le traitement d'un malade docile n'est déjà pas chose aisée, la plupart du temps le sujet vous annonce qu'il a épuisé, depuis longtemps, tous les modes de

traitement connus, vu vainement tous les spécialistes. Et malheureusement, quelquefois, c'est vrai.
Certains sont de véritables désespérés, qui se voient
déjà atteints d'épuisement nerveux incurable, affirment que la paralysie générale, le ramollissement
ou la folie les guette, et parlent de suicide...

Si vous essayez de les consoler, de leur rendre
confiance, si vous leur prescrivez un traitement, ne
croyez pas en être quitte. Le lendemain, à l'aube,
une lettre de huit pages, avec les trois quarts des
lignes soulignées, soit à l'encre, soit avec des crayons
de différentes couleurs, vous apprend que vous n'en
avez pas fini. La loquacité épistolaire, hélas! est un
signe trop connu du mal. J'en sais un qui m'écrivait
tous les jours, et jamais moins de six ou huit pages,
— une fois, même *trente-deux!* Il y avait sûrement
passé la nuit. Je dus le prévenir doucement qu'il
m'était impossible de lire toutes ses lettres. Et, stoï-
quement, il me répondit : « Cela ne fait rien...! ».

Bien entendu, j'esquisse ici le type d'un neurasthénique achevé et avéré, à préoccupations médicales prédominantes, parce que c'est celui avec lequel
le praticien est le plus souvent en contact. Je l'esquisse, d'ailleurs, très incomplètement, car il me
faudrait, pour une description rigoureuse, parler de
bien d'autres signes, moins pittoresques, mais plus
positifs : de ses troubles oculaires, de sa dyspepsie,
de sa constipation, de sa grosse déperdition urinaire
en phosphates, — enfin, étudier de plus près ce
curieux état psychique où l'excitation cérébrale se
marie à l'impuissance, cette ataxie intellectuelle où
l'abondance des idées et leur acuité se complique
d'un désordre étrange, d'une inaptitude à en faire
le classement et à les disposer selon leur valeur.

Mais avant d'arriver au type complet, que de demi-neurasthéniques, que de gens « en route » dans notre société moderne ! Combien de fatigués qui sont aussi des exaltés, de ces remueurs d'idées qui sont des impuissants! Maladie du siècle, a-t-on dit bien souvent ; maladie américaine, disait-on d'abord, parce que le premier qui l'a décrite, le Dr Beard, était de New-York, où la fréquence du type avait fini par lui donner l'éveil ; maladie des civilisés et des cérébraux, que prépare l'arthritisme, que consolide l'hérédité, que tout contribue à entretenir autour de nous avec la vie trop intense qui est le lot de notre époque.

Malgré leur habituelle désespérance, le cas de ces malades n'est pas toujours aussi rebelle qu'ils se plaisent à le dire, aux ressources de la thérapeutique. Certains peuvent guérir complètement : beaucoup arrivent à se faire — tels, dans un autre ordre d'idées, des diabétiques sages — une existence assez acceptable. Tout dépend du point où ils en sont quand on les entreprend, des causes qui ont causé leur neurasthénie, et de la relation entre ces causes et le genre de vie qu'ils mènent ; car c'est là le point essentiel. Mais qu'ils se rassurent : jamais la neurasthénie n'a conduit à la folie, au ramollissement cérébral, ni à de graves lésions organiques.

Il ne faut surtout pas confondre les troubles mentaux de la paralysie générale au début avec la neurasthénie vraie. Le paralytique général, atteint de véritables lésions matérielles dans son cerveau, est, avant tout, un optimiste qui ne se doute pas de son mal et qui n'en parle jamais. De plus, cette période prodomique de la paralysie générale n'est pas bien longue. Au bout de quelques semaines, de quelques mois au plus, on voit apparaître l'inégalité pupillaire, s'aggraver l'embarras de la parole, l'irritabilité du caractère, et se préciser les conceptions délirantes grandioses. Le neurasthénique est pessimiste, s'étudie sans cesse, et ne songe qu'à son mal. Il est amer, parfois violent, brusque et tracassier, plutôt qu'emporté et entrant en colère sans cause, comme le paralytique. Enfin, la question de durée est capitale, car on est neurasthénique longtemps, et s'il y a une consolation pour ces infortunés, c'est précisément qu'en général, ils vivent très vieux, et qu'ils ne meurent jamais de leur mal.

Mais, il ne suffit pas d'apprendre aux neurasthéniques qu'ils vivront vieux, il faut leur rendre la vie supportable. La première prescription à leur formuler, c'est qu'ils cessent absolument de chercher à se soigner eux-mêmes et qu'ils se mettent, d'une façon passive, entre les mains d'un médecin capable de leur inspirer une entière confiance. Il en est d'excellents, quoique le neurasthénique en pense. Ce médecin devra être aussi un psychologue avisé, et il ne serait point mauvais qu'il eût été lui-même touché un peu, à quelque moment, par la neurasthénie, et qu'il en connût les souffrances. Il ne le faudra point trop sévère, car il a affaire à des pessimistes. point trop gai ni plaisant, car on trouvera qu'il ne prend pas au sérieux les plaintes de son client. Il le faut calme, doux, patient, froidement résolu, — et d'une belle santé visible.

Celui-ci devra aussitôt mettre son malade au repos absolu et supprimer d'emblée tous les **médica-**

ments, quels qu'ils soient, pris par lui jusque là (1). Faire place nette pour une nouvelle thérapeutique est déjà un moyen de lui inspirer confiance et tout au moins d'arrêter ses objections.

L'indication du repos est capitale. En Amérique, où les neurasthéniques sont légion et où l'on ne fait jamais les choses à moitié, on a pratiqué longtemps ce qu'on a appelé la cure de Weir-Mitchell, c'est-à-dire l'isolement absolu, voire au lit, dans le silence et dans la demi-obscurité. Cette méthode a donné des résultats merveilleux dans des cas désespérés en apparence. Elle est horriblement pénible dans les débuts et l'on tend à l'abandonner; mais elle est logique, et, je le répète, elle a compté quelques très beaux succès. Par contre, il est des malades que cette réclusion sévère a exaspérés et aggravés; ce qui prouve que tous les neurasthéniques ne se ressemblent pas. La cure de Weir-Mitchell convient

---

(1) Glatz énumère en ces termes les médications diverses suivies par un malade qui lui arriva un jour en puissance d'une neurasthénie intense : « Glycérophosphates divers, kola, cérébrine, strychnine, injections sous-cutanées de phosphates, vins médicamenteux divers, chanvre indien, eau de Vichy, valérianates d'ammoniaque, de caféïne, de quinine, bromure, antipyrine, phénacétine, pepsine, pancréatine, bicarbonate de soude à hautes doses, salicylate de magnésie et de bismuth, quinine, quinquina, trional, sulfonal, gouttes d'Hoffmann, ammoniaque anisée, pilules de Méglin, chloroforme, teinture d'iode à l'intérieur, lavages d'estomac, diète lactée, cure thermale, bain tiède matinal, douche tiède à 11 heures, douche écossaise le soir, massage général... »

Ceci prouve que, comme je le disais, les neurasthéniques sont, au fond, des gens solides!

surtout aux sujets profondément déprimés, tombés à l'indifférence absolue, et qu'il faut, avant tout, arracher à leur milieu et séparer de leur entourage habituel, qui ne les à pas compris, qui parfois même, sans le vouloir, a exaspéré leur mal, soit par la contradiction perpétuelle, soit par l'indifférence.

Weir-Mitchell joignait à ceci un régime où le lait jouait le principal rôle. Les Allemands, par contre, pendant cette cure de repos, qu'ils appellent *Mastskur*, pratiquent la suralimentation. Les deux sont critiquables. Le neurasthénique a toujours un mauvais estomac : il l'a parce qu'il est neurasthénique, quoiqu'il y ait des cas où ce soit l'estomac qui ait commencé et où la dyspepsie ait engendré la neurasthénie. Mais il faut se méfier des illusions : le plus souvent c'est la neurasthénie qui est réellement primitive et qui a ses sources dans le mode d'existence, mal réglé, de l'individu.

Il faut veiller avec beaucoup de soin sur l'estomac du neurasthénique et son alimentation devra être calculée avec compétence et sagesse, composée d'aliments de digestion prompte et donnant le minimum de fermentations gastriques. Le lait est inutile et ne vaut pas ici le mal qu'on a à le faire supporter; en tous cas il ne faut jamais le donner aux repas. Pas de vin, de café, ni d'alcool bien entendu; pas de vins médicamenteux surtout; comme boisson, de l'eau, — le moins possible en mangeant : quelques verres d'eau d'Evian entre les repas. Régime plutôt végétal : de la viande au repas de midi seulement : éviter les sauces, les graisses, les condiments. Combattre la constipation plutôt par les moyens mécaniques et physiques que par les médicaments (gymnastique du ventre, massage abdominal, compresses froides, fruits à jeun le matin, graine de lin, de moutarde blanche, de psyllium, etc.). Pour éveiller l'appétit, marche avant le repas, massage, surtout pas de drogues : tout au plus un peu de décoction de quassia amara.

Le neurasthénique qui digère bien est déjà à moitié guéri.

Je reviens à la cure de repos, qui, je l'ai dit, ne convient pas à tout le monde sous sa forme absolue, mais qui est toujours indispensable, fût-elle réduite à un degré moins rigoureux. Il y a des maisons de santé spéciales pour les neurasthéniques, en France et surtout en Suisse et en Allemagne, où l'on obtient de très beaux résultats; car, sans être l'emprisonnement, c'est l'isolement de l'entourage habituel, souvent pris en grippe, comme je l'ai déjà fait observer, et devenu la cause inconsciente de la perpétuation de l'état nerveux. On y trouve le repos moral, la sécurité, l'action d'un personnel calme et qui finit par faire partager son imperturbabilité. Le défaut ici, c'est le contact avec d'autres neurasthéniques plus graves et les conversations entre malades, qui sont très dangereuses. Chaque sujet, pour mettre les choses au mieux, devrait être soigné à part, avec un entourage choisi, bien stylé, donnant le bel exemple de la tranquillité, du travail régulier et de la santé.

L'influence du milieu est, en effet, immense sur les neurasthéniques. Leur mal, préparé par l'hérédité arthritique, est bien souvent le fruit du genre de vie qu'ils ont menée et du milieu où ils passent leur existence, et c'est cela qu'il faut changer d'abord jusqu'à ce que l'équilibre soit rétabli. C'est pourquoi on a proposé les voyages, qui ne sont pas toujours heureux, car ils sont fatigants, — sauf, peut-être, la « cure de yacht » qui a du bon, mais qui n'est à l'usage que des millionnaires. Mieux vaut le repos dans un hôtel paisible ou dans une famille amie, chez des gens calmes et travailleurs, au bon air, avec une nourriture saine et de longues heures de sommeil dans le silence de la campagne.

Mais, par repos, il faut entendre l'absence de tout travail intellectuel, de la lecture d'abord, tout en évitant l'ennui, et c'est ici qu'il faut s'ingénier avec nos cérébraux.

Une méthode excellente consiste à leur tracer un programme complet de l'emploi de leur temps, heure par heure, en les invitant à s'y conformer de la façon la plus minutieuse. Il n'est pas de meilleur moyen de combattre chez eux l'*aboulie*, c'est-à-dire l'impuissance de la volonté abandonnée à elle-même. Le célèbre Gruby avait obtenu des cures merveilleuses chez les gens du monde, les artistes et les hommes de lettres de sa clientèle, vaguement touchés par la neurasthénie et dégoûtés de tous les traitements classiques, en rédigeant pour eux des ordonnances de haute fantaisie, parfaitement saugrenues, minutées au chronomètre et dont il exigeait l'observance la plus aveugle.

Les petites promenades à pied, l'usage très modéré de la bicyclette ou du cheval — l'automobile est généralement déplorable — le canotage à la voile, sont autant de précieuses ressources.

Enfin, il y a les agents physiques, dont l'action est très efficace et auxquels doivent se limiter beaucoup de neurasthéniques qui n'ont ni des ressources suffisantes, ni un cas assez grave pour s'isoler absolument. Mais qu'on n'oublie pas que cet isolement, partout où il peut être réalisé, reste le seul moyen radical de cure, et que les demi-traitements ne peuvent jamais donner que des demi-guérisons.

Ces agents physiques sont le massage, le bain d'électricité statique et l'hydrothérapie. Je ne puis entrer ici dans des détails techniques, et à regret, car ces divers agents demandent à être maniés avec beaucoup de circonspection et d'expérience. Bien employés, ils peuvent ramener le calme, faire cesser l'insomnie et supprimer l'affaissement physique. On donnera la préférence à l'hydrothérapie douce plutôt qu'aux douches savantes. L'enveloppement dans le drap mouillé, suivi de friction, par exemple, est un moyen à la portée de tout le monde, et qui, pratiqué le soir avant le coucher, procure un repos très réparateur.

Tous ces détails sont à préciser par le médecin. J'ai seulement voulu montrer ici que le neurasthénique n'est pas inévitablement le malade incurable qu'il croit être. Il peut guérir; mais pour cela, il faut qu'il le veuille sincèrement, car on ne peut rien faire ici sans lui ni malgré lui. Or, il en est malheureusement qui ont le dilettantisme de leur mal...

Ceux-là sont incurables.

L'HYGIÈNE DU TRAVAIL INTELLECTUEL

L'hygiène du travail est une science toute moderne, et l'hygiène, en général, l'hygiène rationnelle, n'est elle-même déjà pas chose très vieille. Ses premières préoccupations ont porté, pour commencer, sur les moyens de nous garer des maladies contagieuses et il est à craindre qu'elle en ait encore pour longtemps avant de parvenir, ici, au bout de sa tâche. Puis elle agrandit son domaine. Des chapitres ne se sont ouverts que peu à peu pour l'hygiène préventive de chaque maladie, puis pour l'hygiène de chaque profession. Aujourd'hui l'hygiène du « travailleur » prend une place de plus en plus importante, non seulement dans les ouvrages spéciaux, mais dans les préoccupations de tous les sociologues. Et ce n'est que justice. Faites-nous de la bonne hygiène, pourrait-on dire en parodiant un mot célèbre, et l'on vous fera plus facilement de la bonne sociologie.

Le malheur est que nous réservons trop facilement, ni plus ni moins que les politiciens dans leurs programmes, le noble titre de travailleurs aux seuls ouvriers de l'industrie ; on ne parle que depuis peu des ouvriers agricoles, encore moins des employés, et quant aux travailleurs de la pensée, on n'en parle pas du tout. Les plus gros traités d'hygiène sont muets à leur endroit. Le cerveau d'un pays réclame-t-il donc moins d'égards que ses mains ou ses pieds ?

Comme pour toutes les professions cependant, il existe une hygiène de ces ouvriers aux mains blanches, c'est-à-dire un ensemble de prescriptions à leur conseiller pour que leur travail leur fournisse, comme aux autres, son maximum de rendement, avec le minimum d'usure pour leurs moyens d'action et de risques pour leur santé générale.

Cette hygiène du cerveau, qui peut intéresser tous les gens cultivés, même ceux qui ne demandent pas à ce cerveau d'être leur véritable gagne-pain, n'a pu guère être codifiée, dans ses grandes lignes au moins, que d'après l'observation des méthodes spontanées qui ont le mieux réussi aux grands travailleurs de la pensée. La physiologie a fourni, elle aussi, son apport, par la connaissance des conditions les plus favorables au jeu normal de l'activité nerveuse. Enfin la médecine l'a complétée par l'étude des maladies auxquelles sont conduits ceux qui ont négligé ces préceptes, et c'est par là, d'ailleurs, que souvent beaucoup de ces préceptes nous ont été révélés.

Par maintes enquêtes faites à diverses reprises auprès des plus grands écrivains, il paraît bien établi que les premières heures qui suivent immédiatement le réveil sont les plus propices au meilleur travail intellectuel. Goethe, Darwin, Ibsen, Hugo, Michelet, Dumas père, Zola, Massenet, tous les grands producteurs ont toujours travaillé dès leur lever et pendant la matinée seulement. Je dois reconnaître qu'il y a à cette règle quelques exceptions : Balzac, Georges Sand, Flaubert, qui travaillaient la nuit. Mais il reste à savoir si, la qualité de leur travail mise à part, ils ont joui d'une aussi belle santé que les précédents, qui ont presque tous, sauf accident, atteint une grande longévité.

A ces heures matinales les idées sont plus nettes,

l'attention plus fraîche, les facultés d'invention plus vives, la coordination plus facile. Souvent, pendant le sommeil, un travail latent s'est accompli, qui nous fait trouver toute résolue mainte question à laquelle nous songions avant de nous endormir.

Et puis ce travail du matin présente un avantage énorme, c'est de pouvoir commencer tous les jours à la même heure. C'est là peut-être la condition la plus importante de la facilité du travail cérébral. Il faut au cerveau, comme à l'estomac, l'habitude d'heures régulières pour sa mise en activité. Quand on fait appel à lui chaque jour, aux mêmes heures, dans le même décor, à la même table, devant un papier d'un format invariable, la « mise en train » — moment toujours le plus pénible — se fait presque automatiquement, par une sorte d'excitation réflexe tirée de la répétition exacte des mêmes circonstances qui l'accompagnent chaque fois. Pour ceux qui ne peuvent, pour des raisons nées de leur situation sociale, s'adonner qu'au travail de l'après-midi ou du soir, heures toujours moins favorables, cette régularité du « départ » reste encore une précieuse sauvegarde.

Toute différente est la mise en train d'une page commencée selon la fantaisie de l'heure. L'esprit tâtonne, cherche à rassembler les idées, frappe à tous les coins du cerveau pour faire jaillir celles-ci, qui ne s'éveillent que peu à peu et paresseusement. La première demi-heure est à peu près perdue, et, de cette médiocre mise en route, tout le travail qui suit, la première page surtout, se ressent toujours plus ou moins.

C'est qu'il n'y a pas à considérer ici que la facilité de la production : il y a la qualité de l'œuvre produite. Cette qualité est à son maximum quand le travail, je l'ai dit, a lieu de préférence le matin, toujours à la même heure, et s'il ne dépasse pas une certaine durée. D'heure en heure, le cerveau se fatigue davantage, tout comme font les muscles. Une séance de travail de trois à quatre heures représente la meilleure moyenne à envisager, et l'apparition du déjeuner lui donne une limite très opportune. Les séances plus longues, les séances de la nuit surtout, commencées alors que l'esprit porte déjà tout le poids de la fatigue du jour, et qui se prolongent indéfiniment parce qu'aucun incident de la vie normale ne vient forcer de les arrêter, ne donnent jamais d'aussi bons résultats, quelque illusion que l'on se fasse sur les bienfaits du calme et du silence qui nous entourent à cette heure, et même sur la facilité apparente que communiquent l'entraînement et une possession de plus en plus complète du sujet. Presque inévitablement, une sorte de loquacité nerveuse, une fausse abondance remplace la précision courte, l'image juste et ingénieuse, l'expression neuve, jaillissant d'un vocabulaire non épuisé, toutes qualités qui n'appartiennent qu'à l'œuvre du matin.

On se mettra donc à la table de travail dès le lever, après avoir humé à la fenêtre l'air frais du matin et après une toilette sommaire — plongeon de la tête dans une cuvette pleine d'eau fraîche, ou, mieux encore, douche rapide. Pendant ce temps la tasse de café aura été préparée et on l'avalera bouillante. Du coup, la tension artérielle, abaissée pendant le repos et le sommeil, se relèvera et avec elle le tonus nerveux. Quelques mouvements d'assouplissement pour achever le réveil de tout notre organisme, et vite à l'ouvrage.

On adoptera une tenue aisée, promptement endossée, laissant les membres bien libres et aussi l'encollure. Le cabinet sera bien éclairé, bien aéré, pas trop chauffé, à l'abri des bruits du dehors, qui peuvent distraire, même inconsciemment, l'activité cérébrale.

La teinte du papier et des tentures du cabinet, elle-même, n'est pas tout à fait indifférente. Le rouge est le plus propice à éveiller l'activité nerveuse ; le vert et le bleu poussent à la rêverie et à la torpeur, le blanc à l'inaction. Ce ne sont point là de pures fantaisies, mais le résultat d'observations très sérieuses, dont on a depuis longtemps tiré parti pour le décor des chambres des maisons de santé où l'on traite les malades du système nerveux.

Un court repos pour la prise d'un très léger déjeuner et la lecture rapide du courrier, coupera utilement la séance matinale.

Pas de cigarette pendant le travail, surtout conservée pendue aux lèvres et mêlant sa fumée à la respiration. Tout au plus, si l'on est fumeur incurable, ira-t-on, par intervalles le plus espacés possible, fumer une cigarette à la fenêtre, cigarette tenue entre les doigts, bien entendu, entre les prises de « bouffées ».

D'ailleurs, le tabac a toujours été funeste aux travailleurs intellectuels. « Il change la pensée en rêverie », disait Victor-Hugo. Les grands producteurs : Goethe, Victor-Hugo, Michelet, Balzac, se sont toujours abstenus du tabac, et s'il est certain qu'un très grand nombre d'hommes de lettres notoires n'ont pas imité la même vertu, il ne serait peut-être pas très difficile de montrer, par un examen attentif de leurs œuvres et même de leur vie, que

ceux-là n'ont peut-être pas donné toute leur mesure
et que leur génie ne reflète pas la même « santé
psychique » que celui des courageux abstinents (1).

Il y a deux points de la vie du travailleur intellectuel qui doivent solliciter toute son attention, c'est
l'alimentation et le sommeil.

Le régime sera frugal. Les intellectuels sont
prédisposés plus que d'autres, par leur genre de vie,
aux troubles, au moins légers, de la digestion. Beaucoup même deviennent facilement dyspeptiques,
pour des raisons très diverses : sédentarité, négligence de la culture physique, abus du tabac : leur
cas s'aggrave s'ils commettent certaines fautes, ici
très fréquentes, telles par exemple, que de manger
trop vite, en mastiquant mal et sans attention suffisante, soit que, pendant le repas, ils se livrent à la
lecture ou qu'au contraire ils causent avec trop d'a-
nimation.

Il faut ajouter que l'attitude du corps, assis
devant la table de travail, pendant de longues heures, dans l'immobilité, le torse penché en avant,
entraîne un certain relâchement de la paroi abdominale. Fatalement le ventre vient bomber entre les
cuisses horizontales et le thorax oblique, celui-ci
s'appuyant sur les avant-bras. Or, le relâchement de
la paroi, je vous l'ai dit, quelle qu'en soit la cause,
est la préface ordinaire des ptoses viscérales, qui
favorisent grandement les dyspepsies par stase ali-

____

(1) L'auteur, fumeur incorrigible, et, de cela, incon-
solablement désolé, formule ici, par conséquent, non un
plaidoyer personnel, mais une constatation impartiale,
tout imprégnée de regrets jaloux. Aussi a-t-il sagement
renoncé aux plus hautes ambitions littéraires.

mentaire et fermentations. L'habitude de travailler debout, adoptée par quelques écrivains, est donc excellente en ce qu'elle prévient ce danger : mais, par contre, elle prédispose aux varices.

Il faut, aux intellectuels, des repas plutôt courts, mais non rapidement expédiés, pour assurer des digestions faciles et complètes. Œufs, poisson bouilli, — bons aliments pour le cerveau, en raison de leur richesse en phosphore —, viandes grillées ou rôties, viande froide, légumes cuits à l'eau, fruits frais, le moins possible de vin, — mais il est cependant utile —, pas du tout d'alcool et quelque modération sur le café. Tel devra être leur régime, auquel nous ajouterons encore une fois la recommandation de mastiquer très soigneusement. Après le repas, repos d'une demi heure, dans un fauteuil, sans lecture ; puis promenade de trois-quart d'heure à une heure ; à l'occasion, bain un peu chaud, pas trop long, avant le dîner, lequel sera sobre.

Se coucher de bonne heure, autant que les nécessités de l'existence le permettront, dormir sept à huit heures dans une pièce bien aérée, sont les meilleures conditions d'un bon repos pour le système nerveux. Par contre, le mauvais sommeil, le sommeil insuffisant, est un des plus sûrs facteurs de son usure précoce. Un bain court pris avant de se mettre au lit, est, quand on le peut, une pratique excellente.

Pour l'écrivain habitant la ville, une cure d'air et de demi-repos, à la campagne, durant quelques semaines chaque année, — ou un voyage paisible — est toujours d'un effet très heureux.

On ne peut guère mentionner de « maladies professionnelles », à proprement parler, chez les travailleurs intellectuels. La fameuse crampe des écrivains n'est pas l'apanage de ceux qui écrivent beaucoup, mais de ceux qui écrivent mal, dans une mauvaise attitude du poignet, du bras et de l'épaule ; elle frappe plutôt les comptables, écrivant dans une posture irrégulière, souvent défavorable, sur leurs gros registres. La dyspepsie, je l'ai dit, est assez fréquente et j'en ai donné les raisons. Certains troubles, propres à toutes les professions « assises » menacent aussi les écrivains, comme les gens de bureau, les magistrats, etc... C'est la constipation, par paresse du sphincter trop constamment écrasé, et la pléthore veineuse du petit bassin, avec ses conséquences habituelles, hémorrhoïdes, congestion prostatique, etc... Le diabète n'est pas rare chez les sédentaires, surtout gros mangeurs. Les troubles de la vue, très souvent observés aussi, s'expliquent plus facilement : le mauvais éclairage, les attitudes défectueuses à la table de travail, le reflet continu du papier blanc, sont les facteurs ordinaires de la myopie, et la trop longue contemplation des lignes parallèles de l'écriture, peut développer ici, comme chez les grands liseurs, l'astigmatisme.

Les maladies nerveuses, quoi qu'on en puisse croire, ne sont pas plus fréquentes chez les hommes de lettres travaillant régulièrement, qu'ailleurs, du moins en tant qu'elles relèvent de leur travail cérébral. La neurasthénie s'observe quelquefois, mais ne frappe guère que les prédisposés. Les cas de folie, s'il y en eut de retentissants, surtout à cause de la personnalité de leurs victimes, sont extrêmement rares, beaucoup plus rares que chez les hommes d'affaires, les ingénieurs, les fonctionnaires et les gens du monde. Le travail intellectuel régulier est, d'ailleurs, un des meilleurs facteurs d l'équilibre cérébral et le surmenage nerveux n'est pas du tout le résultat de l'excès de travail, mais plutôt de la mauvaise méthode de travail. Pour en revenir encore aux grands producteurs, dont l'œuvre se chiffre par de très nombreux volumes, aucun n'a jamais donné de signes de dérangement cérébral, si l'on veut bien ne pas considérer comme tel l'affaiblissement sénile, d'ailleurs évité à la plupart d'entre eux; et la profession a fourni, plus que toute autre, un grand nombre de beaux vieillards, au cerveau intact.

Mais ceci est la récompense des sages, qui ont su mener une vie calme et régulière, vouée toute entière à leur art, et pour qui les agitations de la vie ne se sont passées que dans leur imagination.

Il n'en va pas de même pour les fantaisistes, ceux qui travaillent à leur heure, attendant le caprice de l'inspiration, se levant tard, se couchant tard, ou s'accordant un sommeil insuffisant, ayant un mauvais régime alimentaire, abusant de tous les plaisirs, passant brusquement des longues périodes d'oisiveté aux périodes de travail forcené, — les surmenés intermittents. Ceux-là s'épuisent vite et tombent dans la neurasthénie et l'impuissance cérébrale, pour avoir oublié ce grand principe qui s'impose à tout « ouvrier », de quelque ordre qu'il soit, c'est qu'avant tout, il faut ménager « l'outil ». Et pour peu qu'ils y aident par une thérapeutique de leur invention, où les excitants et les toxiques tiennent le premier emploi, toutes les dégénérescences nerveuses, en effet, sont ici à craindre.

Voilà pourquoi le grand secret de l'hygiène du travail intellectuel, c'est tout simplement la régularité et la méthode. *Nulla dies sine linea.*

ÉLOGE DU RIRE

« Pour ce que rire est le propre de l'homme »,
disait Maître Rabelais, ce qui est exact, et les philosophes anciens l'avaient déjà formulé bien avant lui,
en latin comme en grec.

Mais il y a des degrés dans le rire : le rire contenu, le sourire, le rire franc à gorge déployée, le
fou rire inextinguible, autant de nuances qui répon-
dent à la diversité de l'impression produite, et plus
encore au tempérament du sujet, je veux dire du
rieur.

Chacun de nous rit, en effet, presque toujours de
la même façon : rire léger et frais de la jeunesse et
des consciences pures, rire bruyant des sensuels et
des philosophes amers, rire étouffé des gens pru-
dents, rire sombre des natures ombrageuses. Il y a
le rire mauvais, le ricanement des méchants, la
delectatio morosa, c'est-à-dire la joie devant le mal,
un des plus graves péchés aux yeux des Pères de
l'Eglise : il y a le rire « sardonique » des damnés, sur
lequel nous avons peu de renseignements certains,
en dehors des conceptions picturales ou sculpturales
du moyen-âge, affreuse grimace dont le nom a été
conservé en médecine pour décrire la contracture
douloureuse des muscles de la face, chez les malheureux torturés par le tétanos...

Il faut mettre à part le sourire, très différent du
rire, quant au mécanisme physiologique, et qui n'est
qu'une grimace heureuse, spontanée ou affectée,

laquelle même n'est pas tout à fait étrangère à certains animaux, le chien par exemple, quand ils ont de bonnes raisons pour paraître aimables.

Non, le sourire, même involontaire, expression du contentement ou de l'ironie, que certaines natures, d'ailleurs, ne savent guère dépasser, n'est pas le rire. Celui-ci, analysé physiologiquement, nous apparaît comme un spasme saccadé du diaphragme et de la glotte, venant hacher, en quelque sorte, une longue, très longue expiration, aussi longue que le sujet en est capable, et qui peut aller presque jusqu'à la suffocation ; après quoi une profonde inspiration compensatrice devient nécessaire. Ce spasme de la glotte s'accompagne, à chaque coup, d'un bruit spécial, léger ou violent, d'une espèce de son dont la hauteur et le timbre varient avec chacun, avec son caractère même : rire clair, rire argentin, rire sec, rire gras... Bien plus encore que le style, le rire c'est l'homme même.

C'est par ces spasmes précipités de la glotte que débute probablement cette petite crise, ceux du diaphragme ne faisant que répondre aux premiers, au cours de la poussée expiratrice unique qui l'anime. Mais si les accès viennent à se succéder, chacun d'eux est nécessairement coupé par l'inspiration brusque et profonde dont j'ai parlé, et qui s'impose sous peine de suffocation, parce que le poumon s'est vidé, à petits coups, aussi complètement qu'il lui est permis. Si cette inspiration tarde trop et que l'air commence à manquer, on a l'impression d'arriver au bord de la syncope. C'est ce que traduit très bien l'expression commune chez nos vieux auteurs : « Il pensa mourir de rire... »

Ce n'est pas tout. Non seulement le diaphragme,

mais la cage thoracique tout entière est ébranlée par ces secousses spasmodiques. Les muscles intercostaux y participent, et si leurs contractions sont trop vives et trop prolongées, on peut voir apparaître chez eux une véritable crampe, que traduit en douleur le nerf intercostal; et c'est le « point de côté », origine de l'expression populaire caractéristique : « rire à se tenir les côtes ». Pareille crispation peut se produire en même temps dans les muscles de la face et faire se vider brusquement la glande lacrymale, provoquant parfois une légère douleur de tête. De là cette autre expression populaire : « rire aux larmes ».

Quand le point de côté se produit à gauche, on est porté, avec les anciens, à mettre en jeu la rate, comme on le fait, par une erreur semblable, pour la névralgie intercostale qui apparaît quelquefois au cours d'une course rapide. « Courir comme un dératé », signifie : courir comme si l'on n'avait plus à se préoccuper de la souffrance de sa rate, c'est-à-dire comme si l'on n'en avait plus.

Cette succussion supposée de la rate était regardée, — toujours par les anciens, — comme éminemment favorable, et capable de la vider, à la manière d'une éponge, des mauvaises humeurs qui l'envahissaient, de la déboucher, de la *désopiler*. Le rire était *désopilant*, et, par extension, le sujet capable de le provoquer.

Aussi le rire était-il jugé, par nos pères, comme très sain, et il faut convenir qu'ils n'avaient pas tort, encore que les raisons sur quoi ils se fondaient fussent parfaitement imaginaires. Il est bien évident que la rate n'a rien à faire en ceci. Mais l'évacuation de l'air pulmonaire, poussée à fond, comme je l'ai dit, appelle une brusque arrivée d'air neuf. Le rire est un moyen parfait de renouveler rapidement cette atmosphère intérieure dont nos inspirations normales, au repos, ne changent la composition chaque fois que dans une faible proportion. Après un franc accès de rire, on respire mieux, plus profondément, plus librement, car, en effet, l'air de notre poumon est plus pur, tout comme après une course, et cela sans qu'on se soit fatigué.

Mais, au-dessous du diaphragme, il y a la masse des organes digestifs, estomac, intestins, pancréas... Les spasmes, les convulsions rythmées de ce diaphragme, exercent sur tout cela un véritable massage vibratoire dont l'effet est excellent. Ce n'est pas la rate, comme le pensaient nos pères, qui se dégorge, c'est le foie, et cela vaut beaucoup mieux. Celui qui ne rit jamais peut devenir un « bilieux », et, réciproquement, les bilieux, qui sont sombres et pessimistes, ne sont guère portés au rire.

Après un repas copieux, ce « massage vibratoire » est précieux pour stimuler un estomac qui a fort à faire. Les bonnes plaisanteries de la table, nées de la fumée des vins généreux, et de ce qu'un de nos ministres — que ses fonctions appelaient plutôt à s'occuper de l'eau — a désigné, à la tribune du Parlement, sous le terme de chaleur communicative des banquets, ces plaisanteries arrivent donc ici fort à propos. Elles sont l'augure d'une bonne digestion. Et voilà peut-être l'une des raisons pour quoi ceux qui mangent seuls finissent par avoir un mauvais estomac...

Seulement, il ne faut pas rire en mangeant, parce que, pendant la crise, l'épiglotte se soulève, le larynx est béant, et alors, gare à l'étouffement par les débris alimentaires entraînés au moment de la grande inspiration. Surtout, si cela arrive, ne tapez pas furieusement dans le dos de la victime en pensant l'obliger : vous ne feriez qu'aggraver son cas.

Et puis, le rire est bon, même pour le système nerveux. Il élève la tension sanguine, jusqu'à congestionner quelque peu la face et le cerveau chez les pléthoriques. Facilement contagieux, il gagne jusqu'à ceux qui ne savent pas très bien de quoi rient leurs voisins. Or, par ce merveilleux mécanisme du choc en retour, qui s'observe pour tant de nos fonctions, si l'on rit quand on est gai, on devient gai quand on rit, même malgré soi. Plus on est de fous...

Au fait, pourquoi rit-on ? La question est grave. M. Bergson, philosophe illustre et grave académicien, n'a pas dédaigné de lui consacrer tout un volume, sous l'influence, sans doute, de la gaîté des séances de l'Institut. « Le rire, dit-il, naît de la surprise d'un contraste. » Pourtant, tous les contrastes ne provoquent pas le rire, et les mêmes choses qui font rire les uns, laissent les autres indifférents ou boudeurs. On a dit, très justement, que tous les peuples pleuraient pour les mêmes raisons, et que chacun d'eux riait pour des raisons qui lui étaient propres. Il semble donc qu'il n'y ait pas vraiment de choses risibles en soi, et que notre état d'esprit seul leur prête ce caractère. Ridicule ou risible ne sont, d'ailleurs, pas tout à fait synonymes. Il y a des choses qui font rire tout le monde, d'autres qui ne font rire que certains, et qui semblent, par contre, à d'autres esprits, bêtes « à pleurer », hyperbole qui souligne précisément qu'il s'agit du contraire du rire.

Celles qui font rire tout le monde se rapportent à ce qu'il y a de plus enfantin, de plus primitif en nous, comme celles qui mettent en mouvement l'âme collective des foules. L'enfant rit d'un rien : les imbéciles rient de tout. Le fou-rire habituel doit faire soupçonner l'existence de quelque tare nerveuse, en particulier d'un certain infantilisme, disons de puérilité. À mesure que l'esprit se cultive, il devient moins accessible à la surprise, qui est à l'origine du rire, car celui-ci, avant tout, est un réflexe qui s'impose à l'improviste.

Et c'est, en effet, la surprise qui nous fait perdre alors notre contrôle, perte qui peut même se prolonger jusqu'après le rire. « J'ai ri : me voilà désarmé! ». Si bien, que la connaissance, qui nous prémunit de plus en plus contre la surprise et contre les réflexes de ce genre, diminue en même temps notre aptitude au rire. Peut-être, si l'on savait tout qu'on ne rirait jamais... Ah! que cela est troublant!...

Mon Dieu, préservez-moi de devenir un jour assez savant pour perdre le goût du sourire!...

ÉLOGE DES LARMES

Je vous disais, l'autre jour, les bienfaits physiques du rire. Mais les larmes aussi ont leurs vertus. Je sais bien que, selon le vieux poëte,

Mieux vaut de ris que de larmes escrire...

Pourtant, la littérature de la douleur est bien plus riche — et plus belle aussi — que celle du rire. Il n'est guère de poète qui n'ait hasardé, un jour, à grand coup de métaphores, quelque théorie des larmes.

Les larmes sont en nous et c'est un grand mystère...
écrivait mon pauvre ami Henry Bataille.

O larmes, diamants du cœur...
dit quelque part Jean Richepin, dans ses *Blasphèmes.*

Simple physiologiste et obligé de vous donner ici autre chose que des mots, je vais, comme Esope jadis, expliquant tout à tour que la langue est à la fois la meilleure et la pire des choses, essayer de vous prouver que, tout aussi bien que le rire, les larmes, qui en sont le contraire, peuvent avoir pour nous les effets les plus bienfaisants. Au vrai, les deux s'équivalent, et il y a longtemps que l'on a remarqué, chez certains sujets, combien le rire peut être proche des larmes, signe, le plus souvent, de nervosité ou même de puérilité.

Comme le rire, les larmes ont pour résultat de produire, dans notre système nerveux, le même effet favorable, qui est celui d'une détente soudaine, mais, cette fois, plus bienfaisante et plus profonde encore, car dans les crises morales qu'elles dénouent, ce sont parfois de véritables orages qu'elles parviennent à conjurer.

Et, d'abord, délimitons notre sujet, qui est très vaste, puisque les larmes ne sont qu'un des éléments de la mimique de la douleur, et cette mimique est très complexe. Darwin, Mantegazza et d'autres l'ont étudiée avec soin; elle en vaut la peine.

Ses moyens sont nombreux : pâleur de la face au début, puis inspirations et expirations profondes (soupirs), ou silencieuses ou bruyantes (gémissements), crispation de la face, issue rapide et abondante des larmes, que les points lacrymaux n'ont pas le temps de boire et qui coulent sur les joues comme une pluie (1), sanglots (2) accompagnés de secousses

------

(1) Telle est, sans doute, l'origine des mots «pleurs» et « pleurer ». Notre littérature s'est souvent complue aux hyperboles sur ce sujet, au XVIIIᵉ siècle en particulier, et Jean-Jacques Rousseau avec sa puérilité grandiloquente de neurasthénique (il fut, toute sa vie, le martyr d'une maladie de vessie) y a personnellement beaucoup contribué. Dans tous les romans de cette époque, les *sensibles* héros des deux sexes « versent des *torrents* de larmes » ou « *inondent* de leurs pleurs »... Cela continua jusqu'aux temps de la guillotine, inclusivement, d'ailleurs. Ce fut vraiment la période la plus « névrosée » de toute notre histoire.

(2) Le sanglot a beaucoup de rapports avec le rire, quoi qu'il en paraisse. Il n'en est, physiologiquement parlant, que la formule inversée. Dans les deux cas, on

de tout le corps, gestes des bras, implorateurs ou
menaçants..., tout cela, mis en œuvre isolément ou
séparément, sert à traduire la douleur humaine. En
même temps, il existe une violente surexcitation nerveuse, d'abord latente, puis graduellement croissante,
suivie, après la crise, d'un abattement plus ou moins
complet. Enfin, à l'origine, il faut faire le départ
de la douleur physique et de la douleur morale, qui,
toutes deux, se traduisent identiquement ou différem-
ment, selon le système nerveux du sujet. Vous voyez
que la question n'est pas simple.

Mais revenons aux larmes. Chacun sait qu'elles
sont le produit de la sécrétion d'une glande logée
sous l'orbite, que leur aspect est remarquablement
limpide et leur saveur salée. Seuls les littérateurs
leur ont trouvé de l'amertume : mais, c'était, je
pense, au figuré. Cette sécrétion, à l'état normal, est
discrète : elle sert, vous le savez, à huiler les frottements de l'œil contre les paupières, et les points

---

trouve une série de spasmes saccadés du diaphragme
avec bruit de la glotte. Mais, dans le sanglot, les spasmes se produisent pendant l'*inspiration*, et, dans le
rire, pendant l'*expiration*. Chaque crise, pour l'un
comme pour l'autre, est séparée par une inspiration
brusque, bruyante et profonde, qui remplit d'air le
poumon et lui permet, au temps qui suit, de se vider
ou de s'emplir lentement par petites secousses du diaphragme et des côtes, c'est-à-dire assez mal, ce qui rend
la grande inspiration intercalaire nécessaire. Vers la
fin de la crise de sanglots, les spasmes peuvent se montrer, non seulement à l'inspiration, mais aussi à l'expiration, si bien que, pour un sujet — un enfant surtout — entendu à ce moment sans être vu, on peut, parfois, se demander s'il rit ou s'il pleure. C'est ce qui
rend, sans doute, chez les enfants, le passage des larmes
au rire si facile.

lacrymaux, qui communiquent avec les cavités nasales, où le courant d'air joue le rôle d'aspirateur, sont chargés de s'en emparer à mesure et de faire fonction de « trop plein » (v. vol. I, p. 319).

Mais il est des circonstances où l'arrivée des larmes se produit par de véritables crises, et où, brusquement, il s'en écoule une quantité extraordinaire, comme si l'on pressait, de l'intérieur, sur quelque éponge invisible. De nombreux nerfs concourent à cette opération, qui est, le plus souvent, de nature réflexe : première et deuxième branche du trijumeau, nerfs sympathiques, etc... Ce réflexe peut être mis en jeu de diverses manières : corps étrangers venant blesser la conjonctive, lumière éclatante irritant la rétine, et, enfin, par l'intermédiaire de notre cerveau, une vive impression douloureuse, physique ou morale.

Une violente crispation des muscles de la tempe et des paupières peut conduire au même résultat, et c'est ce qu'on observe aussi dans le rire. Une douleur aiguë, un profond chagrin, agissent à la fois par les deux procédés, c'est-à-dire par la crispation des muscles du visage et des paupières, réalisant une « expression » mécanique de la glande gonflée, et par une action nerveuse centrale, précipitant son travail secrétoire.

Darwin a remarqué que, chez les tout jeunes enfants, où la douleur morale n'a guère de fondement, la crise de pleurs est toujours précédée par une occlusion intermittente et spasmodique des paupières. L'évacuation de la glande paraît donc être, ici, d'ordre purement mécanique, et c'est, en effet, la crispation du visage qui est chez l'enfant le phénomène initial de la mimique douloureuse.

Chez l'adulte, c'est par le cri ou le gémissement que la scène débute. L'impression morale domine et c'est surtout le système nerveux central qui agit sur la glande lacrymale, quelle que soit la cause, physique ou psychique de la douleur. Les larmes coulent d'abord lentement, silencieusement, retenues par une sorte de pudeur, presque sans contraction des muscles de la face. Dans cette secrétion brusque, hâtive, la composition du liquide est moins saline, plus aqueuse, plus irritante par conséquent pour les délicates membranes oculaires. Elle cause, au bord des paupières, un picotement (1) bien connu et irrite la conjonctive, qui rougit. Toute la région devient le siège d'une démangeaison qui incite à frotter les paupières, c'est-à-dire à irriter la conjonctive encore davantage, et même à l'infecter si les mains ou le mouchoir ne sont pas très propres. Ce qui, de ce flux de larmes, passe d'abord par les conduits lacrymaux, inonde alors les fosses nasales : l'envie de se moucher devient irrésistible, et l'on voit, au théâtre par exemple, les mouchoirs sortir d'eux-mêmes des poches, au moment de la scène pathétique, avec un ensemble touchant, bien propre à déchaîner la contagion, — la même contagion qui allume, à d'autres moments, le rire de proche en proche, ce qui prouve

---

(1) La grande fatigue, morale ou physique, quand elle appelle invinciblement le sommeil, se traduit, elle aussi, par un picotement des paupières que l'on connaît bien et qui, cependant, n'amène pas les larmes directement, et par le baillement, lequel peut, à son tour, provoquer celles-ci mécaniquement par la crispation violente qu'il produit dans tout le visage. C'est l'heure du « marchand de sable », comme l'on dit aux petits...

encore une fois le rôle essentiel du système nerveux
en tout ceci.

Quant au mécanisme psycho-physiologique qui
fait que la douleur, physique ou morale, s'accompagne automatiquement de la secrétion de la glande
lacrymale plutôt que d'une autre, nous n'en savons
pas plus là-dessus que sur celui qui amène, dans la
peur violente, la sécheresse de la bouche, le spasme
paralytique de l'intestin et la secrétion profuse de
ses glandes. La diarrhée de l'épouvante est un autre
genre de larmes sans noblesse, mais le phénomène
est du même ordre quant à la structure de notre
misérable humanité.

Tout ce qu'on peut avancer, c'est que notre accu-
mulateur nerveux, brusquement chargé par une
émotion vive, trouve, dans le phénomène psycho-
physiologique qui déclanche l'issue subite des larmes, un moyen de se « décharger » doucement. Avec
elles, le plus gros du chagrin s'en va.

Si l'œil est, comme on dit, le miroir de l'âme,
les appareils qui l'entourent se prêtent pour elle, à
l'occasion, à un jeu qui est un peu, et très prosaïquement, celui d'une soupape. Il est certain qu'une douleur muette, farouche, sèche, peut engendrer des
troubles nerveux profonds, une sorte de petite syncope, des convulsions, un délire agité, ou une dépression morale et physique énorme, — qu'une crise de
larmes, au contraire, apaiserait doucement. C'est
un fait bien connu et dont tous les romanciers ont
abondamment tiré parti.

Les larmes sont donc un élément utile au milieu
des manifestations physiques de la douleur. Comme
tous les réflexes à point de départ moral, leur abon-

dance, leur promptitude à apparaître sont condition-
nées par l'état du système nerveux de chacun. L'enfant, la femme, le vieillard, les natures faibles, les
impuissants pleurent plus facilement que l'homme
fait, en qui la crise douloureuse provoque plutôt, dès
l'abord, des réactions physiques musculaires, des
gestes rageurs et violents, ou, dans le domaine du
sympathique, des spasmes cardiaques, ou encore
cette courte folie, avec phénomènes vaso-moteurs et
grosse élévation de la tension artérielle, qui s'appelle la colère. Mais, avec celle-ci, naît l'amertume
des sentiments comprimés, le blasphème, la rancune,
les idées de vengeance, sur quoi le raisonnement et
les paroles consolantes ont peu de prise. Celui qui a
pleuré a « déchargé » son système nerveux, mis
brusquement sous pression, comme un paratonnerre
l'eût fait pour la foudre. Déprimé certes, — comme
il est désarmé momentanément par le rire, — inca-
pable de réaction, de raisonnements compliqués, il
devient sans forces, comme un enfant, et accessible
alors aux douces paroles, fussent-elles les plus simples, qui modifient son état d'esprit et le ramènent
au calme et à l'apaisement.

Bienheureux ceux qui pleurent, parce qu'ils
seront plus facilement consolés !

LE NOUVEAU-NÉ

Lorsque l'enfant paraît... a dit le poète... Eh bien, lorsque l'enfant paraît, pour sa première entrée dans le monde, il n'est pas, le plus souvent, joli, joli. Rouge, mauve ou blafard, selon qu'il s'adapte plus ou moins vite à son nouveau milieu, encore pelotonné instinctivement dans l'attitude qu'il vient de quitter et qu'il ne modifie qu'avec hésitation, le corps couvert d'un enduit gras, collé en plaques jaune sale au niveau des plis, les cheveux gluants, les yeux plissés, il n'a rien, disons le mot, de triomphant. Et, tout de même, n'est-ce pas, ses parents sont ravis et la maman pleure d'attendrissement...!

Mais le temps presse, et il faut agir. L'instinct inspire à ce moment aux animaux les gestes nécessaires, que notre pauvre humanité doit apprendre par tradition. Et ici, tant de fautes diverses peuvent être commises par routine, que je ne crois pas inutile de formuler quelques conseils, qui permettront à l'assistance de mieux seconder l'homme (ou la femme) de l'art, à cette minute décisive, au besoin même de parer au plus pressé si l'événement se produit à l'improviste, en l'absence de tout secours médical, et le cas n'est pas si rare (1).

----

(1) C'est ici que le rôle des « amateurs », des commères, des voisines de bonne volonté, des vieilles femmes qui se croient très sûres de leur expérience, peut jouer, bien souvent, un rôle néfaste. Parmi les facteurs de notre redoutable mortalité infantile, on ne parle pas assez de celui-ci.

Il faut d'abord surveiller le premier cri de l'enfant, c'est-à-dire sa première respiration pulmonaire. Quelquefois ce cri tarde. On ne doit pas hésiter à le provoquer en flagellant *doucement* le petit corps au visage et au thorax avec un linge imbibé d'eau un peu fraîche (pas trop fraîche), doucement mais avec persévérance. La grand'mère gémit, crie à la cruauté. Ne vous occupez pas d'elle, mais du bébé.

Si le cri tarde encore, si l'enfant commence à blémir, il faut, avec la main, empoigner le petit thorax et le presser, par mouvements rythmés, comme on ferait sur une poire en caoutchouc. On voit alors, quelquefois, un peu de bave s'écouler par la bouche. Vite, on entr'ouvre celle-ci et, à l'aide d'une petite boulette de coton portée au bout d'une pince, on balaie la cavité buccale, assez profondément, avec douceur, mais avec courage, à plusieurs reprises s'il le faut, de façon à enlever les muscosités qui peuvent se trouver là en abondance, et empêcher l'enfant de faire sa première inspiration. Le plus souvent alors le bébé s'agite, pousse son premier cri : cette fois, il est vraiment *né*.

Si, malgré ces manœuvres, l'enfant continue de ne pas respirer, cela devient sérieux. Il est en état de « mort apparente ». Il faut pratiquer les tractions rythmées de la langue, en saisissant celle-ci avec une pince, ou même avec les doigts (à travers un mouchoir pour qu'ils ne la laissent pas glisser), et en l'attirant au dehors avec force, puis en la laissant se rétracter, et ainsi de suite alternativement, sur un rythme régulier d'une traction pour deux secondes, l'autre main continuant d'exercer des pressions rythmées synchroniquement sur le thorax. La

manœuvre sera continuée patiemment pendant 15,
20 minutes, s'il est nécessaire.

Enfin, il reste la suprême ressource de l'insufflation de l'air dans les poumons de l'enfant, que l'on pratique en appliquant la bouche contre celle du petit être, lorsqu'on est bien sûr que le pharynx est débarrassé des mucosités dont je parlais tout à l'heure, et en y poussant un peu d'air, très doucement, par petites bouffées, suivies chacune d'une pression sur le thorax pour forcer celui-ci à l'expiration. La manœuvre est délicate : dans l'affolement de ces minutes suprêmes, où se décide la vie ou la mort d'un être humain, on perd facilement le sang-froid ; on va trop vite ; on souffle trop fort : on risque de faire éclater les minces vésicules pulmonaires sous une pression exagérée et le remède devient alors plus dangereux que le mal. Quelquefois, malheureusement, tous ces soins sont inutiles, parce que le pauvre bébé est porteur de quelque lésion congénitale du cœur.

Bien entendu, le médecin dispose, pour ces éventualités, de canules spéciales, d'un outillage complet et d'une technique bien réglée. Mais je n'écris ici que pour les profanes, et qui seraient surpris par les événements, exposés ainsi à laisser mourir un enfants sous leurs yeux, faute de soins, là où l'Eglise elle-même, en semblable occurrence, permet le baptême par le premier chrétien venu.

L'enfant a respiré : il crie, plus exactement il pleure, crispant ses paupières ; il se débat, agitant ses petits membres dans tous les sens sous les yeux attendris de la famille. Ne perdez pas de temps. Il faut maintenant s'occuper du cordon qui relie encore aux organes maternels le jeune organisme, et que parcourt une double circulation. En le prenant entre les doigts, on sent nettement les battements de l'artère sinueuse qu'il renferme et qui vont aller en s'éteignant. Il convient d'attendre que ces battements ne soient plus perceptibles, que toute circulation ait cessé dans ce câble nourricier, pour en opérer la ligature d'abord, puis la section. En la pratiquant dès la naissance, c'est 90 grammes de sang environ dont on prive l'enfant. Cette opération n'est donc pas absolument urgente, mais elle permet de libérer le petit être, de l'emporter pour lui donner les soins nécessaire et surtout l'empêcher de se refroidir; car enfin, tout comme Hassan,... il est nu.

Si l'enfant naît en état d'asphyxie, congestionné, violacé, il vaut mieux, dans ce cas seulement, couper le cordon tout de suite et même laisser une cuillerée à deux de sang s'écouler de la section, à titre de petite saignée décongestionnante, avant de faire la ligature.

Cette ligature demande à être exécutée avec soin. Il vaut donc mieux, lorsque le temps presse, — et surtout si l'état de mort apparente impose les manœuvres que j'ai décrites plus haut, — poser provisoirement sur le cordon une pince à forcipressure, ou bien faire un nœud quelconque avec une ficelle, à six centimètres du nombril de l'enfant, puis couper le cordon d'un coup de ciseaux *au delà* de la ligature provisoire, (donc du côté maternel), quitte à remettre à un peu plus tard la ligature définitive (1).

----

(1) Une autre méthode consiste à faire deux ligatures espacées sur le cordon, c'est-à-dire qu'après avoir procédé comme je l'ai indiqué, on fait un second nœud

On pourra alors manipuler librement le nouveau-né, et la première chose à faire, — qui n'exclut pas les manœuvres susdites, continuées parallèlement si le premier cri tarde encore, — est de le placer dans un bain à 40 degrés. Beaucoup d'enfants qui tardaient à respirer se mettent à crier dès qu'on les met dans l'eau chaude.

C'est là une des pratiques les plus utiles et, franchement, des plus faciles à exécuter. Une petite baignoire, un bain de pieds, un sceau, un récipient quelconque pourvu qu'il ait des dimensions suffisantes, rempli d'eau *très chaude*, devrait toujours être préparé dans la chambre dès que l'heure de la naissance approche, et ceci en prévision de tout événement (1).

Ce bain servira, d'ailleurs, même si tout se passe bien, et dès que l'enfant a respiré, pour l'y plonger et l'y laver. En ce cas, une température de 37° est suffisante. On savonnera soigneusement le petit corps demi-flottant, que l'on maintiendra solidement, en surveillant sa petite tête ballotante. On enlèvera ainsi l'enduit gras qui se loge dans tous les

à quelques centimètres en avant du premier (donc du côté maternel) et l'on sectionne entre les deux. Ce n'est pas indispensable: mais peut-être est-ce, au fond, préférable. En maintenant une certaine tension dans le réseau circulatoire du placenta, le décollement spontané de celui-ci sera plus tard plus facile.

(1) Avec un peu d'eau froide on pourra toujours, l'instant venu, ramener le bain trop chaud à la température nécessaire. Mieux vaut être prêt à l'avance que d'avoir à courir, à la dernière minute, dans l'affolement général, pour faire chauffer de l'eau dans la cuisine, en détournant de la chambre de l'accouchée une auxiliaire dont la présence peut y être utile si l'on n'est pas en nombre.

replis et l'on savonnera surtout la tête, plus difficile à désengluer. On emploie souvent à cet usage un jaune d'œuf, bon émulsif ; mais le savon peut suffire. On veillera seulement à ce que l'eau savonneuse ne s'insinue pas entre les paupières ; mais, comme l'enfant continue généralement de les maintenir crispées, en criant, cette éventualité n'est pas très redoutable.

L'enfant, bien lavé, et même arrosé ensuite d'alcool ou d'eau de Cologne, si l'on peut, sera essuyé et frictionné avec un linge doux. Ces frictions sont utiles pour activer la circulation cutanée et même pour provoquer une respiration plus vigoureuse. Les frictions trop énergiques, avec un linge trop rude, sont nuisibles à ce jeune épiderme et produiraient des excoriations qui pourraient plus tard s'infecter.

Puis, le corps sera entièrement poudré. A cette occasion, on ne saurait trop déconseiller la poudre d'amidon, dont il est fait si souvent usage. Elle s'imprègne des liquides et des excréments que l'enfant ne va pas tarder à rejeter, forme alors une pâte dégoûtante, qui fermente, s'aigrit, irrite la peau et y fait apparaître des signes d'inflammation. Il faut employer une poudre inerte, talc, bismuth ou oxyde de zinc.

Cela fait, on peut procéder à loisir à la ligature définitive du cordon.

Avec des mains très propres, on prend un solide brin de fil d'Ecosse qu'on a laissé macérer dans de l'alcool ou du cognac pour le désinfecter (à moins que l'on ne dispose de soie chirurgicale stérilisée, prescrite à l'avance par le médecin). En arrière de la pince ou de la ligature provisoire qu'on a posée,

on fait un nœud solide, à deux centimètres du nombril, et que l'on serre très fort, en prenant bien garde
toutefois d'éviter des tiraillements qui produiraient
des éraillures à l'insertion du cordon sur la peau de
l'abdomen, éraillures qui s'infecteraient très facilement ensuite. On fait un second nœud, doublant le
premier, par mesure de précaution. On coupe alors
le cordon, avec des ciseaux passés un instant dans
une flamme, à un centimètre en avant du nœud et,
si l'on veut être tout à fait soigneux, on noue une
fois encore les deux bouts du fil en les croisant trans-
versalement sur la surface de section.

Un pansement recouvrira le moignon du cordon.
Ce sera une plaque de gaze, un peu épaisse, percée
d'un petit trou en son milieu (pour loger le moignon)
et imbibée de vaseline *stérilisée* sur ses deux faces.
Une autre plaque de gaze plus large recouvrira la
première, cachant le moignon du cordon, et le tout
sera fixé par un petit linge faisant le tour de l'abdomen.

Alors on procédera à l'habillage et à l'emmail-
lotement suivant les règles traditionnelles. Le petit
bonnet est tout à fait inutile : il expose à des frottements qui peuvent faire tomber les cheveux. Apporter beaucoup d'attention à la pose des épingles. Il
y a des enfants qui crient sans discontinuer une fois
dans leur berceau, et chez qui l'on découvre plus
tard tout simplement une épingle enfoncée préci-
pitamment et traversant la peau.

Enfin, on n'oubliera pas de procéder à la désinfection des yeux, qui renferment parfois des germes
recueillis un peu avant la naissance. Faute de cette
précaution, une ophtalmie pourrait se déclarer les

jours suivants, ophtalmie parfois très grave. La plupart des aveugles de naissance que l'on rencontre en Orient et parmi les peuplades peu cultivées, doivent leur malheur à cette ophtalmie purulente des nouveau-nés. Elle est très difficile à guérir lorsqu'elle se déclare, très facile à prévenir lorsqu'on a la précaution, dès la naissance, de faire couler sur l'œil, en écartant les deux paupières *avec énergie*, une goutte d'une solution de nitrate d'argent au vingtième. On fait suivre habituellement cette instillation d'une autre goutte d'eau salée pour neutraliser le nitrate. En réalité cette dernière pratique traditionnelle est superflue ; les larmes salées que l'enfant secrète aussitôt suffisent à cette neutralisation. On arrosera ensuite les paupières d'eau bouillie, et l'on fera de même les jours suivants, sans s'inquiéter du petit suintement qui suivra peut-être la réaction produite par le nitrate.

Cette désinfection préventive des yeux est aujourd'hui un des rites indispensables de l'entrée du nouveau-né dans le monde. Il faut la pratiquer le plus tôt possible, et même beaucoup de médecins l'exécutent immédiatement après la naissance, pendant les quelques instants où l'on attend la cessation des battements du cordon.

L'enfant sera pesé : le lendemain, quand on le déshabillera, on déduira, de ce poids provisoire, celui de ses vêtements pour obtenir son poids réel. Après quoi, il sera posé dans son berceau entre deux bouillottes d'eau chaude. Ce berceau sera de préférence un « moïse », facile à placer sur n'importe quel meuble, et surtout à transporter dans une autre pièce lorsque l'enfant, par ses cris, empêchera sa mère de dormir.

Il n'y a plus maintenant qu'à le laisser tranquillement reposer, pendant qu'on s'occupera, auprès de la maman, aux manœuvres de la « délivrance », puis à la toilette finale.

*
* *

Quelques heures plus tard, l'enfant s'éveille et voici sa première journée.

Il y a maintenant encore beaucoup d'imprudences à commettre, beaucoup d'erreurs préjudiciables, fixées par des traditions à l'état de rites séculaires, et contre lesquelles l'avis du médecin a souvent bien de la peine à prévaloir.

Sa première toilette d'abord. Bien entendu, il a déjà souillé les linges qui l'emmaillotent. Il a excrété un magma gluant, d'un brun verdâtre, que sa ressemblance avec la pâte d'opium fraîche a fait depuis longtemps désigner sous le nom de *méconium* L'enfant, n'ayant encore rien avalé, ne rejette ainsi que des substances sécrétées par lui, des matières grasses et des sels biliaires ; car le foie a déjà commencé à fonctionner avant la naissance, fonctionnement « à vide » quant à son rôle digestif, mais fonctionnement tout de même quant à son rôle sur le sang et les globules rouges. Et puis, si l'enfant n'a évidemment rien « mangé », il a « bu ». Il a avalé de temps en temps quelques gorgées du liquide dans lequel il a vécu plongé avant de naître. La preuve en est fournie par le fait qu'on découvre parfois, dans son *méconium*, des cheveux qui ne sont autres que les siens propres, détachés prématurément, flottant dans le liquide, et introduits par avalement dans son tube digestif.

Et puis ses petits reins ont déjà fonctionné aussi, en relations avec sa circulation sanguine. Son urine s'est mêlée au liquide dans lequel il baignait. En somme, ses premiers breuvages ont eu une composition assez hétéroclite. Il est temps de lui donner autre chose. Il a soif, car il élimine déjà de l'eau, et il faut lui en fournir.

On peut lui donner, à la cuiller, pour commencer, un peu d'eau sucrée bouillie, ou même un mélange d'un tiers de lait pour deux tiers d'eau, le tout sucré légèrement et bouilli ensemble : 30 grammes le premier jour, 40 le second, 50 le troisième, le tout en cinq ou six fois chaque jour.

Et, dès à présent, il faut m'élever contre une tradition fâcheuse qui fait regarder comme un devoir d'administrer au nouveau-né une cuillerée de sirop de chicorée ou de pomme de reinette, c'est-à-dire un léger purgatif, pour l'aider à se débarrasser de son *méconium*.

C'est parfaitement inutile. L'enfant digère mal ces préparations qui lui procurent le plus souvent des coliques. La nature semble avoir prévu ce qui était nécessaire, car les premières gouttes de lait que fournira le sein maternel, jaunes, épaisses — le *colostrum* — sont douées précisément de propriétés purgatives et agiront comme il convient. Même si l'enfant n'est pas destiné à être nourri au sein, il n'y a aucune utilité à l'emploi de cette pharmacie précoce.

Après le nettoyage, exécuté avec la douceur que j'ai déjà recommandée, l'enfant sera baigné de nouveau. Je sais bien que beaucoup de médecins acceptent de différer les bains, pendant les premiers jours, jusqu'à la chute du moignon du cordon. Mais les deux méthodes peuvent se défendre. Le nettoyage par le bain est plus complet, et si le cordon a été bien enduit de vaseline, si, au sortir du bain, le pansement est refait avec soin et comporte un arrosage avec de l'alcool ou de l'eau de Cologne, suivi d'un bon embaumement dans de la gaze abondamment vaselinée, j'estime que le bain quotidien, surtout s'il est donné avec de l'eau bouillie, ne présente aucun inconvénient.

Qu'il y ait eu bain ou non, il faut procéder au renouvellement du pansement du cordon, et ainsi chaque jour.

Insistons un instant sur ce sujet : il a une importance qu'à mon avis on ne soupçonne pas assez.

Progressivement, le moignon lié va se mortifier, se dessécher, en prenant une couleur verdâtre, — la « queue de chou » disent les sages-femmes. Puis il tombera de lui-même vers le sixième jour, c'est-à-dire qu'on le trouvera, un beau matin, détaché, dans son pansement. Il faut le laisser tomber seul et ne pas y toucher, à moins qu'il paraisse ne plus tenir qu'à un fil. La petite cicatrice qu'il laisse après sa chute s'enfouit rapidement dans l'enfoncement du nombril, et généralement, à partir de ce moment, on ne s'en préoccupe plus.

Eh bien, c'est un grand tort. Il y a là, dans un recoin difficile à nettoyer, où s'accumulent les souillures, le savon, la poudre employée trop délibérément, une cicatrice fraîche où se trouve l'origine de la veine ombilicale, qui va directement au foie de l'enfant. Le rôle de cette veine est terminé depuis que le nouveau-né possède une circulation sanguine indépendante et, dans quelques semaines, ce ne sera plus qu'un cordon fibreux accolé à la paroi interne de l'abdomen. Mais cette atrophie est beaucoup plus lente qu'on le pense. Pendant plusieurs jours, la veine restera perméable encore, renfermant un reliquat de globules sanguins en voie de résorption ; et elle reste toujours reliée au foie. Si la cicatrice fraîche du cordon vient à être infectée, une phlébite peut se déclarer dans cette veine et les conséquences en sont parfois extrêmement graves : car alors le foie s'infecte à son tour, ses fonctions s'altèrent, et on voit apparaître chez le nouveau-né des troubles digestifs, dont on ne soupçonne pas la cause, toutes les précautions semblant avoir été prises par ailleurs pour que l'enfant ait une alimentation bien réglée.

L'athrepsie, qui tue, dès les premières semaines, tant de nouveau-nés, à très souvent, beaucoup plus souvent qu'on l'imagine, pour cause unique cette infection prématurée du foie, ayant elle-même pour origine éloignée l'infection de la cicatrice du cordon. Je partage tout à fait, pour l'avoir vérifiée trop souvent jadis moi-même dans mon laboratoire de la Maternité, l'opinion de mon collègue le Dr Durante, à savoir que lorsqu'on trouve, à l'autopsie de ces malheureux petits athrepsiques, qui semblent vraiment être morts de faim, un tube digestif atrophié et un foie infecté, c'est le foie qui a commencé. L'athrepsie et l'incapacité digestive sont, ici non pas la cause, mais la conséquence d'une insuffisance hépatique aiguë. J'ajoute que si l'on veut lutter contre elles en partant de cette explication, on obtient des résultats thérapeutiques très supérieurs à ceux que donnent les méthodes ordinaires, confirmant tout à fait l'exactitude de cette opinion, si peu classique qu'elle soit encore.

Donc, on apportera une très grande attention à la désinfection de cette cicatrice tant qu'elle ne sera pas franchement fermée. Et ce ne sera pas bien difficile. Il suffit de faire couler dans le retrait de l'ombilic, chaque fois que l'on change les linges du poupon, un peu d'alcool à 90 degrés ou, mieux encore, d'eau de Cologne, d'une lotion alcoolique parfumée quelconque, car les essences qu'elles renferment ont un réel pouvoir antiseptique, s'ajoutant à celui de l'alcool, et n'irritent point les tissus.

Inspectez bien, en déroulant les plis du nombril, sans vous inquiéter des cris de l'enfant, et tout en faisant maintenir solidement ses petites jambes qu'il s'entête à ramener repliées vers son ventre, inspectez bien le fond du petit cul-de-sac ombilical. S'il apparaît un peu enflammé, touchez la cicatrice rouge avec le bout d'une allumette trempée dans de la teinture d'iode dédoublée, en évitant le contact avec l'épiderme blanc. Faites cela patiemment pendant les quelques jours qui suivront la chute du cordon. On ne se doute pas du nombre de troubles digestifs qu'on évite ainsi chez le nouveau-né, et je puis dire que, pour ma part, je n'ai jamais vu survenir un seul cas d'athrepsie chez les enfants soignés de la sorte.

Il y a là, je le répète, une cause de débilité précoce et de mortalité infantile dont on méconnaît l'importance. Si je vous disais qu'il existe des peuplades nègres, au Dahomey par exemple, où la mortalité des nouveau-nés est de 40 p. 100, parce que les rites religieux exigent que le pansement du cordon soit fait avec de la *terre!* Aussi un grand nombre de ces pauvres petits succombent-ils rapidement au tétanos.

A l'occasion de ce second emmaillotage, exécuté dans des conditions plus paisibles que le premier, on fera, avec le concours du médecin, une inspection attentive de tout le corps du petit être, de façon à ne laisser inaperçue aucune anomalie possible, car le choix en est infiniment varié.

Une certaine incurvation des tibias, un angle trop prononcé fait par le pied, latéralement ou antérieurement, sur la jambe, sont choses assez fréquemtes, généralement sans importance et sans durée. Mais cet angle du pied, lorsqu'il est trop prononcé et se montre durable, dénonce un pied-bot, qu'il faut reconnaître de bonne heure, parce qu'on peut souvent obtenir ici, par des redressements manuels patients, quotidiens, des résultats qu'il faudrait plus tard demander à des appareils plâtrés, longtemps maintenus, ou à des interventions chirurgicales.

Quelquefois, une bosse molle assez volumineuse se montre sous le cuir chevelu de l'enfant, sur les côtés du crâne, surtout chez ceux qui sont très chevelus. C'est un *céphalhématome*, bosse sanguine sans aucune importance et qui disparaîtra d'elle-même au bout de quelques jours. Il est donc injuste d'accuser ici l'accoucheur d'une maladresse, autant qu'il est inutile de vouloir réduire cette bosse par des frictions ou en l'enserrant sous des bandages; tout comme il est inutile encore de « refaçonner » la tête de l'enfant, lorsque, à la naissance, elle se trouve avoir été allongée en pain de sucre pour des raisons essentiellement temporaires. Ce n'est qu'une occasion pour les commères de faire étalage d'un zèle inopportun.

Tout aussi inutile est la section du frein de la langue (le *filet*) : elle expose à une hémorragie de la petite artère du frein. Les cas de brièveté excessive de celui-ci, pouvant gêner la tétée, sont absolument exceptionnels, et il faut laisser le médecin seul juge de ces cas.

Quelquefois, dès les premières journées, on trouve les petits mamelons du nouveau-né gonflés ; en les pressant, on en ferait sortir une goutte de lait, même chez les petits garçons — lait de sorcière, disaient les anciens. Il faut éviter de se livrer à cette manœuvre, qui ne fait qu'entretenir cette sécrétion intempestive et destinée à s'arrêter d'elle-même au bout de quelques jours : on risque ainsi de provoquer la formation d'abcès. On lavera le mamelon à l'alcool chaque matin et l'on appliquera sur lui, pour quelques jours, un petit pansement compressif.

L'inspection terminée, l'enfant bien emmailloté, on le porte à sa mère, qui lui donne le sein...

L'ALLAITEMENT MATERNEL

Allaiter son enfant est, pour toute mère, le premier de ses devoirs, devoir du cœur, devoir social, devoir physiologique même.

L'allaitement au sein est celui qui fournit les enfants les plus vigoureux, et chez lesquels la mortalité infantile est de moitié moindre qu'elle ne l'est avec l'allaitement artificiel. Tout l'effort de nos illustres puériculteurs, Tarnier, Budin, Pinard, Bar, Wallich, comme celui des législateurs au grand cœur qui auront honoré notre pays, Théophile Roussel et Paul Strauss, s'est tendu pour développer, pour encourager, pour faciliter jusqu'à la limite du possible l'accomplissement de ce devoir. Dans notre pays de faible natalité, astreint à la plus stricte économie d'existences humaines, la méthode qui, au milieu de trop peu d'enfants créés, nous assure du moins le plus grand nombre de survivants au bout de la première année, fait aux mères françaises un devoir national de ce qui est déjà pour elles un devoir physiologique, — j'allais dire animal.

Car la nature l'a clairement voulu ainsi. Le retour des organes générateurs féminins à leur état normal après l'accomplissement de la maternité — ce qu'on appelle l'*involution* — se fait dans des conditions incomparablement meilleures lorsque la mère allaite, que lorsqu'elle laisse volontairement son sein se tarir. Pendant que l'enfant tête, les relations physiologiques qui unissent la mamelle à la matrice et font de leur ensemble un système connexe, amènent de véritables contractions sourdes des fibres utérines, — parfois même perceptibles, au début, par la mère, — et dont l'effet est de ramener l'organe à sa taille primitive, en quelques jours, alors qu'en l'absence d'allaitement il faut, pour le même résultat, plusieurs semaines, trop long délai qui expose aux congestions, aux pertes aqueuses ou sanguines, et aussi aux déviations de l'organe, à la fois trop mou et trop lourd pour se maintenir en position normale lorsque la femme a repris ses occupations. Chez les mères qui allaitent, les suites de couches sont plus rapides et plus régulières : par contre, celles qui n'ont pas allaité fournissent plus tard, d'après l'expérience de tous les gynécologues, un beaucoup plus gros lot « d'estropiées du ventre ».

L'existence de ces sanctions naturelles devrait être connue de toutes les femmes, à l'heure de certaines hésitations, où tant de considérations, de valeur très inégale, viennent se mettre en balance, et parmi lesquelles figurent encore bien des préjugés et des fausses traditions. Il n'est pas exact que les fonctions de nourrice, si elles créent chez certains sujets, d'ailleurs prédisposés, un état momentané de pléthore, orientent définitivement la constitution de la femme, pour l'avenir, dans cette direction, en un mot, qu'elle expose celle-ci à « perdre sa taille ». Si la nourrice professionnelle et salariée est généralement volumineuse (1), à faire loucher le

---

(1) L'expérience des crèches a toujours montré que les meilleures nourrices sont les femmes de taille moyenne ou petite, plutôt maigres que grasses, et restant telles parce qu'elles sont actives. Elles fournissent un meilleur lait, parce qu'en lui semblent passer beaucoup de matériaux que les nourrices grasses et nonchalantes mettent en réserve.

troupier villageois sur les bancs des promenades, c'est qu'elle considère la suralimentation et la fainéantise absolue comme les plus essentiels de ses devoirs.

Préjugé également la crainte qu'ont beaucoup de femmes de voir l'allaitement défigurer définitivement leur poitrine. J'ai reçu, sur ce sujet, la confidence de véritables terreurs. La vérité est que si les seins doivent être déformés, craquelés de vergetures, c'est au moment de la montée du lait que cet effet se produit, et cela inévitablement, quelques jours après l'accouchement, selon la constitution personnelle de chaque femme. Or, ce résultat reste acquis, que la mère allaite ensuite ou non. Cela dépend de la laxité naturelle de la peau, qui varie dans de très larges limites d'un sujet à l'autre (1). J'ai vu des poitrines plus gravement déformées chez des femmes qui avaient fait une simple fausse couche à six ou sept mois, n'ayant pas allaité, par conséquent, que chez d'autres qui avaient nourri plusieurs enfants et chacun pendant plus d'un an.

A côté de ce double intérêt de la mère et de l'enfant, satisfait par l'allaitement maternel, il en est un autre, d'ordre plus mystérieux. L'enfant nourri du suc de sa mère, si l'on peut dire, puisant uniquement à l'organisme de celle-ci tous les éléments dont il fera sa propre substance, comme il l'a

---

(1) Tout au plus peut-on espérer quelque bon effet d'un traitement préventif, qui consiste, au cours des derniers mois de la grossesse, à assouplir par avance la peau à l'aide d'un massage très superficiel et très léger, combiné avec de courtes affusions froides sur la région, pratiquées matin et soir.

fait avant sa naissance — l'allaitement maternel est le prolongement logique, au dehors, de la nutrition intra-utérine, — cet enfant s'assimilera non seulement les albumines, les hydrocarbones et tous les principes chimiques définis du lait de sa mère, mais d'autres produits encore qui s'y trouvent, toxines, antitoxines, albumoses multiples et indéfinissables, par quoi s'affirment la réceptivité ou l'immunité pour les diverses maladies infectieuses ou constitutionnelles propres à ses générateurs, et avec elles, — on est amené logiquement à l'admettre — les mille impondérables familiaux de l'hérédité (1).

On n'est jamais tout à fait la mère que de l'enfant qu'on a soi-même allaité (2).

L'enfant, vous ai-je dit, dès son **premier réveil**, sera apporté à sa mère et immédiatement mis au sein.

---

(1) Un grand nombre de poisons et de médicaments absorbés par la nourrice passent de son sang dans son lait et de là au nourrisson. On a pu traiter des nourrissons syphilitiques en administrant du mercure à la nourrice. Les troubles digestifs, chez celle-ci, les intoxications les plus diverses, l'alcoolisme surtout, et jusqu'aux secrétines physiologiques les plus mystérieuses (à l'occasion du retour prématuré des périodes menstruelles par exemple) ont toujours des répercussions très nettes sur la santé de leur nourrisson.

(2) Lorsque cet article fut publié dans le *Journal*, j'eus l'honneur d'en voir les conclusions combattues et d'être traité quasiment de vieille perruque par... un journal féministe, la *Française* (13 octobre 1923). Il semble qu'à rappeler aux femmes *françaises* leurs devoirs, même au nom des principes les plus sacrés, on gêne certaines campagnes soit disant émancipatrices... Triste, n'est-ce pas ?

Sans doute la montée du lait n'est point faite encore, et elle va même tarder pendant trois ou quatre jours peut-être. Peu importe. Les mouvements de succion de l'enfant, qu'un instinct véritablement merveilleux lui fait exécuter aussitôt né, servent à faire sortir le *colostrum*, en gouttes jaunes et crémeuses, qui, je vous l'ai dit, ont des propriétés laxatives, utiles à ce moment. Et puis ces succions contribuent à donner au mamelon la forme nécessaire.

On observe dans celle-ci beaucoup de variétés : il est même des cas fâcheux où le bout du sein manque totalement ou, pire encore, est remplacé par un véritable ombilic.

Il ne faut pas se décourager. La future mère peut, quelques jours avant la naissance, commencer déjà une préparation utile, par de petits mouvements manuels d'allongement. Le bout du sein sera savonné, pour enlever les crasses qui bouchent l'orifice des canaux galactophores, puis passé à l'alcool pour raffermir l'épiderme. Lorsque les mouvements de succion de l'enfant paraissent infructueux, en raison de la forme trop écrasée du mamelon ou de la maladresse du débutant, on peut user de téterelles, sorte de ventouses de verre, formant réservoir, et pourvues de deux tubes de caoutchouc terminés chacun par une tétine, l'une pour la mère, l'autre pour l'enfant. Dans un premier temps, la mère aspire par son tube, en pinçant entre ses doigts celui qui est destiné au nourrisson. Elle fait ainsi le vide dans la ventouse : le mamelon s'allonge alors en pointe et laisse couler le lait, qui s'accumule dans le réservoir. A ce moment, la mère cesse d'aspirer et de pincer le tube destiné à l'enfant : celui-ci peut alors absorber, au moyen de sa tétine, le lait du réservoir. Bien entendu, l'appareil tout entier devra être bouilli entre chaque tétée. Au bout de peu de jours, le bout du sein sera formé et l'appareil ne sera plus nécessaire.

Il vaut mieux opérer ainsi que de donner le lait avec une petite cuiller, ce qui fait perdre vite à l'enfant le sens de la nécessité d'une bonne succion.

La montée du lait s'annonce par l'augmentation de volume et le durcissement des seins. Cette montée ne doit être l'occasion d'aucune poussée fébrile. La prétendue « fièvre de lait » n'existe pas. Si la température s'élève à ce moment, c'est qu'une faute dans l'asepsie a été commise à l'occasion de l'accouchement, et qu'une poussée infectieuse, légère ou grave, est en voie de se déclarer — à moins qu'il n'existe, par ailleurs, chez l'accouchée, des troubles digestifs et surtout de la constipation, ou encore, par coïncidence exceptionnelle, que ce soit le début d'une grippe ou d'une crise de paludisme. Mais, retenez-le bien, *il n'y a pas de fièvre de lait*.

Finissons-en de suite avec la question du mamelon, en signalant les gerçures et les crevasses qui peuvent se produire à sa surface au bout de quelques jours. Il faut les éviter, car elles sont très douloureuses, dégoûtent parfois la mère de l'allaitement et peuvent aboutir à des abcès très pénibles, qu'il faudra vider par ponction suivie d'injection de collargol, ou inciser et drainer, ce qui laisse toujours une fâcheuse cicatrice.

On évitera tout cela en lavant le sein après chaque tétée avec de l'eau bouillie et en l'arrosant ensuite d'alcool. Les crevasses ont pour origine, le plus souvent, une fragilité particulière de l'épiderme du mamelon, fragilité qui s'aggrave lorsque l'enfant garde trop longtemps celui-ci dans sa bouche, ou lorsqu'on recouvre le sein, entre les tétées, avec un linge humide, surtout encore lorsqu'on protège ce dernier avec un fragment de tissu imperméable. Cette humidité persistante fait macérer les cellules de l'épiderme : l'emploi de l'alcool vous est recommandé pour prévenir cette éventualité.

Si l'on a oublié de prendre ces précautions et si la gerçure se produit, on la badigeonnera, après la tétée et après l'arrosage à l'alcool, avec un peu de teinture de benjoin, qu'on laissera bien sécher. C'est un bon cicatrisant, qui forme un vernis élastique, n'empêchant pas la tétée, et qui vaut mieux que l'emploi classique de la baudruche. S'il y a fissure ouverte, les douleurs, pendant la tétée, peuvent devenir très vives, parfois atroces ; le sang peut même couler. Au lieu de benjoin, on appliquera alors sur la petite plaie, après chaque tétée, une trace de poudre d'orthoforme ou on y versera deux gouttes d'une solution alcoolique concentrée du même produit, qui anesthésie remarquablement la région pour la tétée suivante. On enlèvera le tout avec de l'alcool, un peu avant de donner le sein. Mais jamais de pommade à l'orthoforme, car cette substance, dont l'innocuité tient à sa faible solubilité dans l'exsudat de la petite plaie, se dissout dans les corps gras, s'absorbe alors et montre quelque toxicité. Un peu de beurre de cacao pur, sans orthoforme si les douleurs sont tolérables, peut suffire. Mais les corps gras sont ici de médiocres cicatrisants et ne valent pas les applications d'alcool, rapidement évaporé ensuite avec un éventail pour que la petite sensation de cuisson produite disparaisse au plus vite. Par dessus tout, n'employez jamais de cocaïne ; il n'est pas de meilleur procédé pour tarir la sécrétion lactée.

Pendant ce temps-là, on peut donner le sein à l'enfant avec l'intermédiaire d'une tétine, qui atténue beaucoup les douleurs. Il peut parfois être nécessaire, si la fissure tarde à se cicatriser, d'espacer ou même d'interrompre momentanément l'allaitement du côté atteint.

L'infection d'une fissure (en l'absence du traitement à l'alcool) se traduira d'abord par l'apparition de plaques ou de traînées rouges autour du mamelon, sur la peau du sein. C'est la *lymphangite*, accident infectieux superficiel, mais qui peut être précurseur de l'abcès. On la fait souvent avorter par de longues pulvérisations à l'eau phéniquée faible, le pansement humide permanent ou les applications de pommade au collargol. Si des gouttelettes jaunes, formées de pus et de lait mélangés, apparaissent en un point du mamelon quand on le presse (*galactophorite*), il faut immédiatement faire cesser les têtées de ce côté jusqu'à guérison, sinon l'enfant serait exposé à infecter directement ses voies digestives.

Il arrive parfois que la sécrétion lactée faiblit au bout de quelque temps : elle devient plus claire et moins abondante. D'autre part, l'enfant, bien qu'absorbant quotidiennement la ration fixée et dont nous allons bientôt parler, n'augmente pas de poids selon la courbe normale. Pourtant l'examen quotidien de ses selles montre qu'il n'est atteint d'aucun trouble digestif. Mais après la têtée, même prolongée, il crie, en son langage, qu'il a encore faim. On peut alors soupçonner que la qualité du lait est médiocre, jugement qu'il ne faut pas se hâter de prononcer sans confirmation par une analyse, car il permet trop vite d'innocenter des fautes de tactique qui sont ailleurs et qu'on n'a pas assez recherchées, et parfois même de favoriser les desseins secrets de quelques mères qui commencent à en avoir assez de leur rôle de nourrice.

S'il est cependant dûment démontré que le fait est réel, il faut s'efforcer de ramener une secrétion lactée de bon aloi et d'abord améliorer le régime alimentaire de la nourrice, la mettre au repos, lui accorder beaucoup de sommeil et lui éviter les émotions. Son régime doit être riche en féculents, en sucre, en graisses : les pâtisseries représentent une forme de ce régime qui répugne rarement. La boisson se composera de bière très légère (on fabrique des bières spéciales pour cet usage, qui ne renferment guère que 2 p. 100 d'alcool), renforcée en hydro-carbones par l'adjonction de quelques cuillerées d'extrait de malt. Les légumes verts, sous toutes les formes, ainsi que les fruits crus, seront recommandés. On évitera le thé, le café, l'alcool et même le vin, fût-ce le vin de quinquina.

Diverses substances ont été recommandées pour activer la sécrétion lactée défaillante, le galega entre autres : il ne faut pas trop compter sur leur efficacité. La poudre de placenta de vache, administrée en cachets, donne de bien meilleurs résultats.

L'essentiel est de ne pas perdre courage trop vite. Pendant ce temps-là, l'enfant sera provisoirement confié à une autre nourrice, mis à l'allaitement mixte ou alimenté au lait stérilisé (v. plus loin). Mais il ne faut point interrompre le travail du sein, qui sera provoqué au besoin à l'aide du tire-lait. On a vu des sécrétions lactées, interrompues par une maladie, se rétablir très normalement, même au bout de plusieurs semaines.

Ce qu'il faut bien savoir c'est qu'il existe vraiment peu de femmes incapables de nourrir, à peine 10 ou 12 p. 100, en y comprenant les sujets délicats, suspects de prétuberculose, les anémiques et les cardiaques, auxquels cas le médecin est seul qualifié pour prononcer un *veto* qui est toujours, en réalité, au détriment de l'enfant.

Quelquefois la sécrétion du lait tarde à se manifester, ou ne s'établit que lentement. Avec de la persévérance, on arrive le plus souvent à un bon résultat, quitte à suppléer pendant ce temps-là à l'alimentation insuffisante du nourrisson au moyen de quelques biberons. Mais rappelons que le médecin seul devra prononcer l'insuffisance nourricière de la mère, sans se laisser influencer par des insinuations tendancieuses.

*
* *

Abordons maintenant la grosse question du règlement des tétées, règlement absolument indispensable. L'enfant qui ne prend pas assez de lait, même s'il reste longtemps au sein, dépérit. Celui qui en prend trop éprouve peu à peu des troubles digestifs, de la gastro-entérite, de la diarrhée très liquide, incoercible, et dépérit lui aussi. Augmenter encore sa ration de lait à ce moment, en croyant bien faire, ou en supposant, sans preuves, le lait de la mère trop peu nourrissant, c'est le vouer à la mort. La malheureuse victime d'une sollicitude maternelle mal éclairée, ne pourra s'en tirer que par une intervention médicale qui comportera la diète absolue, impitoyable, pendant quarante-huit heures, les injections sous-cutanées de sérum (glucosé) et le réchauffement permanent à l'aide de bouillottes, — en somme le traitement de la gastro-entérite.

Même les enfants qui paraissent bien supporter cette suralimentation et qui deviennent rapidement gras, blancs et bouffis, sont, malgré leur belle apparence, plutôt fragiles. Il y a presque autant d'eau que de graisse dans leur tégument infiltré. Leurs dents apparaissent plus tardivement; ils commencent à marcher plus tard; la moindre maladie, bronchite ou rougeole, les trouve beaucoup moins résistants que les autres.

Enfin la régularité absolue des tétées est un principe absolu, non seulement quant à leur quantité, mais même quant aux heures adoptées.

On ne connaît exactement la quantité de lait absorbée par l'enfant qu'en le pesant avant et après chaque tétée, tel qu'il est resté habillé, et en notant l'écart des deux poids obtenus. Très rapidement on arrive à connaître le temps qui lui est nécessaire pour absorber les quantités voulues : la moyenne est d'un quart d'heure, mais il y a des variations importantes, selon que les enfants sont goulus ou paresseux, la sécrétion abondante ou difficile.

On notera soigneusement ce coefficient personnel, — auquel l'enfant se tient avec une certaine régularité, — et les pesées après chaque tétée ne deviendront plus nécessaires que lorsqu'il se passera quelque chose d'anormal. Seule s'imposera toujours la pesée hebdomadaire pendant toute la durée de l'allaitement, pour connaître périodiquement l'augmentation du poids de l'enfant et établir sa *courbe de croissance.*

Il faut réveiller l'enfant qui s'endort sur le sein. Il faut surtout le réveiller impitoyablement s'il dort dans son berceau quand l'heure de la tétée est venue. Rien ne vaut ici la régularité, à laquelle, d'ailleurs, l'enfant s'adapte parfaitement, si l'on y tient la main! La pire méthode, et qui provoque sûrement des troubles digestifs un jour ou l'autre, consiste à ne lui donner à boire que quand il s'éveille et chaque fois qu'il crie.

La règle fixée par une longue expérience des puériculteurs se ramène à donner le sein à l'enfant huit fois par vingt heures, en laissant un intervalle de deux heures au moins entre chaque tétée. On peut ainsi donner la première tétée à 6 heures du matin et la dernière à 11 heures du soir — ou la première à 5 heures et la dernière à 10 heures. Il est indispensable que la mère ait 6 à 7 heures de sommeil tranquille. Elle n'en sera que meilleure nourrice. Bien des sécrétions lactées prématurément taries ne sont que le résultat du surmenage nerveux d'une mère qui se repose mal. D'autre part, à donner le sein à l'enfant pendant la nuit, dans son lit, la mère risque de s'endormir aux côtés de son nourrisson, endormi lui-même, et — hélas, la chose n'est pas sans exemple — de l'étouffer sous son poids en se retournant inconsciemment pendant son sommeil. A aucun prix, sous aucun prétexte, la nourrisson ne doit jamais passer la nuit dans le lit de sa mère ou de sa nourrice.

L'enfant s'habitue très bien à ce rythme et aux sept heures d'abstinence qu'il comporte pour lui, si l'on a le courage de supporter ses cris pendant la première semaine. Les deux époux doivent ici rivaliser de patience, et ce n'est pas au mari, fatigué par une journée de travail, et qui a besoin de repos, d'en montrer le moins. Au fond c'est quelquefois lui le plus faible.

Donne-lui tout de même à boire, dit *son père*...

Quand l'enfant a compris qu'il ne lui sert de rien de crier pour obtenir, il se le tient pour dit et voilà les parents tranquilles pour un an. Si on lui laisse prendre l'habitude de réclamer le sein avec succès, même la nuit, à force de crier, il gardera ce mauvais pli encore plus facilement que le bon. Ce jeune animal devine le cœur de sa nourrice comme le cheval le tempérament de son cavalier; et c'en est fini du repos pour toute une famille, et aussi pour les voisins (1).

D'autre part, vulgariser la pratique d'interrompre l'allaitement pendant la nuit, c'est présenter aux jeunes ménages le devoir maternel sous une forme beaucoup plus supportable ; c'est écarter l'appréhension de maternités ultérieures, basée sur de fâcheux souvenirs, et, dans une certaine mesure, favoriser par ce moyen la repopulation. Je puis

---

(1) Si l'on avait fini par redouter la présence des nourrissons dans les immeubles à nombreux locataires — chose abominable, je le dis de suite, et qui, par la question de la repopulation, touche aux intérêts même du pays — il faut convenir qu'il y eut beaucoup de la faute de quelques tendres mamans, prêtes à faire, du caprice de leur rejeton, le centre du monde, alors qu'il ne dépendait que d'elles d'agir autrement. L'altruisme n'est viable, on l'oublie trop souvent, que s'il est basé sur la réciprocité.

dire, pour ma part, que toutes les femmes que j'ai pu décider à s'y conformer, ont eu, par la suite, de nombreux enfants.

Voici les quantités de lait qu'il convient de donner par tétée. Elles sont en rapport avec le poids, supposé lui-même, comme la taille, être en rapport avec l'âge. Il est bien entendu que ce sont là des moyennes; chaque puériculteur a un peu la sienne, qui ne diffère, d'ailleurs, que peu de celle des autres, et que je suis prêt d'avance à déclarer aussi bonne que celle que je vous propose. Tout de même, il faut bien fixer nos idées à l'aide de chiffres et ceux-ci peuvent du reste subir des corrections éventuelles selon l'avis du médecin.

Il faut diminuer les rations pendant les chaleurs et au moment de la poussée dentaire. Il faut les augmenter un peu si l'enfant grandit vite, et l'on a très justement fait observer que la taille apporte ici un élément dont il faut tenir compte autant que du poids, quand une croissance rapide rompt la concordance habituelle entre les deux.

Pour un enfant du poids moyen de 3 kilos 250 (comptez par kilos et non par livres; c'est plus clair) on donnera, par 24 heures :

1er jour 4 tétées d'environ	8 gr.,	au total	32 gr.
2e — 6	20	—	120
3e — 7	40	—	280
4e — 7	50	—	350
5e — 8	60		480

A partir du 6e jour, la ration s'établira régulièrement de la façon suivante :

Les trois premiers mois 8 tétées de	80 gr.	640 gr.
Le 4e et le 5e mois	7	120 —	840 —
Du 6e au 9e mois	7	140 —	980 —

Il existe quelques formules mnémotechniques pour calculer à tout moment la ration en raison du poids.

Multipliez par 2 les deux premiers chiffres de ce poids (évalué en kilos), pour obtenir le chiffre de la tétée. Au-dessous de 6 kilos de poids, on multiplie ensuite ce chiffre par 8 pour calculer la ration journalière : au-dessus de 6 kilos, on multiplie par 7. Après l'apparition des dents, on pourra remplacer une tétée par une petite bouillie farineuse sucrée, et faire croître la proportion de ces substitutions graduellement jusqu'au sevrage.

L'enfant sera donc pesé, d'abord chaque jour, puis une fois par semaine seulement, car il peut se produire de petites variations quotidiennes sans importance, qui affoleraient inutilement les mamans, et qui se compensent l'une par l'autre dans le courant des sept jours.

Voici le poids moyen du nourrisson, calculé d'après son âge :

		Kg.	Augmentation Gr.
A la fin du 1er mois	. . . . . .	4,000	750
— 2e —	. . . . . .	4,700	700
— 3e —	. . . . . .	5,350	650
— 4e —	. . . . . .	5,950	600
— 5e —	. . . . . .	6,500	550
— 6e —	. . . . . .	7,000	500
— 7e —	. . . . . .	7,450	450
— 8e —	. . . . . .	7,850	400
— 9e —	. . . . . .	8,200	350
— 10e —	. . . . . .	8,500	300
— 11e —	. . . . . .	8,750	250
— 12e —	. . . . . .	8,950	200

L'augmentation de poids est donc environ de :

25 à 30 grammes par jour pendant les deux premiers mois ;

20 à 25 grammes par jour pendant les 3e et 4e mois ;

15 à 20 grammes par jour pendant les 5e et 6e mois ;

10 à 15 grammes par jour pendant les 7e et 8e mois ;

8 à 10 grammes par jour pendant les quatre derniers mois de la première année.

On remarquera que le gain quotidien va constamment en diminuant à mesure que l'enfant avance en âge. C'est le fait normal et qui ne doit pas surprendre les mamans trop attentives à surveiller la courbe de croissance, ni surtout les induire, par une fausse interprétation, à forcer les rations. Il en résulterait infailliblement la suralimentation, dont j'ai déjà signalé les dangers vraiment redoutables.

Quelques conseils encore pour compléter ce petit chapitre de puériculture.

Après la tétée, certains enfants, qui ont avalé trop gloutonnement, rejettent une partie du lait qu'ils ont bu. La plupart du temps, ils ont avalé aussi de l'air et c'est un premier signe d'aérophagie. (Voyez t. I, p. 181). Il faut modérer leur appétit, leur retirer souvent le mamelon de la bouche, malgré leurs cris. On calmera l'irritabilité qu'ils finissent ainsi par créer à leur estomac, en leur administrant de petites doses de citrate de soude (1), en

______

(1) On fera dissoudre 2 grammes de citrate de soude dans 45 grammes d'eau bouillie (3 cuillerées à soupe) et l'on donnera une cuillerée à café de cette solution quelques minutes après chaque tétée.

17

appliquant des linges chauds, après la tétée, sur leur abdomen, et en prescrivant, au besoin, une dose infinitésimale de teinture de belladone.

On n'oubliera pas que le coryza est toujours chose très grave chez l'enfant, car lorsqu'il ne respire plus par le nez il ne peut plus téter.

L'inspection des selles, moyen précieux pour contrôler la régularité de l'allaitement et l'intégrité des fonctions digestives, sera faite quotidiennement, au point de vue de leur couleur, de leur aspect et de leur consistance (1). Des selles jaune d'or (œufs brouillés) sont l'indice d'une santé normale. Leur pâleur, la présence de grumeaux de lait non digérés, trahissent une dyspepsie commençante : un peu de citrate de soude y pourvoira. L'apparition de filets verdâtres annonce une entérite et indique l'emploi de l'eau de chaux ou des ferments lactiques. La constipation se traite au moyen d'un peu de miel, ou de magnésie mêlée à une cuillerée de lait, ou de manne, ou par l'emploi de petits suppositoires glycérinés. Parfois il y a là l'indice d'une certaine insuffisance des fonctions hépatiques, qui peut même

---

(1) Une pratique très recommandable, et pas assez vulgarisée, consiste à donner de bonne heure au nourrisson des habitudes de propreté. C'est beaucoup plus facile qu'on ne le pense. Après la tétée, il suffit de l'asseoir, en le soutenant bien, sur le vase *métallique* destiné à cet usage, et de le maintenir dans cette position pendant quelques minutes. Il y faut apporter beaucoup de patience au début, éveiller le réflexe par le bruit d'un filet d'eau issu d'un robinet presque fermé, tombant dans une cuvette, selon la méthode classique. On sera surpris de la facilité avec laquelle s'obtient un résultat éminemment souhaitable quant à la propreté des linges et aux soins qu'elle commande.

être héréditaire. Un bon procédé, pour la combattre, consiste à administrer à l'enfant, quel que soit son âge, et au moyen d'une cuiller, un peu de jus de fruits frais, orange, poire ou pomme bien mûre — jus passé au linge dans ces deux derniers cas, — additionné au besoin de sucre.

Au moment de la poussée des dents, l'enfant éprouve un agacement visible des gencives. Il faut rejeter l'emploi des divers sirops calmants employés traditionnellement à ce moment : la plupart renferment de l'opium, toujours très nuisible au nourrisson. On le laissera mordiller quelque anneau d'ivoire, trop volumineux pour qu'il puisse l'avaler, et qu'on aura soin de tenir toujours rigoureusement propre : c'est-à-dire qu'on le fixera autour de son cou, pour qu'il ne le laisse pas tomber à tout propos, avec risque qu'une personne de bonne volonté le ramasse et le lui redonne tout souillé de germes peut-être nocifs, et qui, de sa bouche, passeront vite dans son intestin. Il faut avant tout l'empêcher de prendre l'habitude redoutable, si difficile ensuite à déraciner, de sucer son pouce, comme on proscrira l'emploi des sucettes, qu'il est impossible de maintenir propres et qui, d'autre part, en provoquant une salivation continuelle, favorisent l'aérophagie.

Cette crise dentaire s'accompagne souvent de troubles digestifs réflexes, que favorisent encore davantage les grandes chaleurs si, par malchance, elle se produit à ce moment. On réduira alors un peu la ration alimentaire et on entourera l'abdomen avec une bonne ceinture de laine.

L'ALLAITEMENT ARTIFICIEL

L'allaitement au sein, je l'ai dit dans un précédent article, est celui qui convient le mieux, et de beaucoup, à l'alimentation du nourrisson. Mais il est des circonstances, la mauvaise conformation naturelle du mamelon, l'inaptitude physique de la mère, l'impossibilité matérielle d'entretenir une nourrice, des obstacles impérieux d'ordre social et dûment établis, où il faut bien reconnaître qu'il est réellement impraticable.

Force est donc de recourir alors à l'allaitement artificiel, c'est-à-dire par le moyen du lait de vache, de chèvre ou d'ânesse.

Disons une fois de plus que si un nombre considérable d'enfants ont pu parfaitement prospérer avec ce régime, il n'en reste pas moins inférieur au premier, à tous les points de vue.

D'abord, la composition des laits adoptés reste toujours très différente de celle du lait de femme. Les éléments chimiques communs à celui-ci et aux autres ne s'y trouvent jamais dans les mêmes proportions, ni dans le même état moléculaire. La caséine du lait de vache est trop abondante : il faut donc couper le lait. Mais alors il ne s'y trouve plus assez de beurre ni surtout de lactose, ce qui impose au moins l'addition de sucre. En outre, sa caséine se coagule dans l'estomac du nourrisson sous forme d'un caillot épais, plus lent à digérer que les fins flocons du caillot de lait de femme. Les selles du nourrisson, si précieusement révélatrices de l'intégrité des opérations digestives, attestent bien que celles-ci ont été d'une autre nature, et offrent, dans chacun des deux cas, des différences d'aspect qui frappent au premier coup d'œil : matières d'un jaune d'or avec apparence d'œufs brouillés chez l'enfant nourri au sein, mastic grisâtre et visqueux chez l'autre.

Ce qui est plus grave encore, c'est que le lait de vache ne peut être consommé cru, hors de cas exceptionnels, tant il est exposé à être contaminé, d'abord par les microbes provenant du pis de la vache, — et qui sont nombreux, depuis le coli-bacille jusqu'au bacille de la tuberculose (80 p. 100 de nos vaches seraient suspectes de tuberculose, selon certaines statistiques), — par les innombrables bactéries de l'étable et des mains du trayeur, puis par tous les germes que le lait récolte ensuite pendant son transport, et enfin par ceux qui pleuvent de l'atmosphère dès qu'il est exposé à l'air.

Il est donc de toute nécessité de stériliser ce lait avant de le donner à l'enfant, de stériliser de même tous les récipients et tous les objets avec lesquels il sera mis en contact, tout cela sous peine des pires désordres digestifs chez le nourrisson, et dont le plus grave est la gastro-entérite, si souvent mortelle, que même les précautions sus-indiquées ne permettent pas toujours d'éviter pendant les grandes chaleurs et à l'époque de la percée des dents.

Un enfant nourri artificiellement peut être gras et rose : pourtant sa courbe de poids ne s'élève jamais aussi régulièrement qu'avec l'allaitement maternel, et sur les graphiques on la voit procéder plutôt par bonds successifs que sous la forme d'une belle courbe continue. En cas de diarrhée, cet enfant perd immédiatement plusieurs centaines de grammes en quelques heures.

C'est dire que l'allaitement artificiel, s'il est admissible, à la rigueur, réclame une attention beaucoup plus minutieuse, des soins de tous les instants, et aussi une surveillance particulière de la part du médecin.

Ceci bien établi, traçons sommairement les règles essentielles qui lui sont applicables.

Le lait de vache, dont j'ai parlé plus haut, est le plus communément employé, parce qu'on le trouve partout. Mais celui de l'ânesse est le lait qui se rapprocherait le plus du lait de femme par sa composition. Il a presque la même valeur en caséine et en lactose : il est plus riche en sels, plus pauvre cependant en beurre. Malheureusement il est rare et coûteux. On le réserve pour les cas d'athrepsie et de dénutrition désespérés, dans les familles riches, et encore souvent vaudrait-il mieux là une bonne nourrice. Il doit être consommé cru, aussitôt trait, car il ne supporte pas bien la stérilisation.

Le lait de chèvre est beaucoup trop riche en caséine : il en faut donc donner de moindres quantités. Il est bien supporté ; mais, lui aussi, ne peut être stérilisé. Or, il peut transmettre la fièvre de Malte (v. t. I, p. 50) et même, bien que tout à fait exceptionnellement, la tuberculose.

Le lait de vache est donc à peu près le seul à considérer. Comme il renferme 33 parties de caséine (au lieu de 15 dans le lait de femme), 55 de lactose (au lieu de 60), il doit, au début, pour que le nourrisson le digère convenablement, être coupé par moitié d'eau bouillie et additionné de 5 p. 100 de sucre. L'enfant s'y habituant peu à peu, on ne le coupera plus que d'un tiers d'eau après le deuxième mois, d'un quart après le troisième, et on pourra le donner pur à partir du cinquième mois si aucun trouble ne survient.

La stérilisation — eau et lait réunis — s'opère par une ébullition prolongée pendant *au moins* un quart d'heure, compté à partir du moment où il se forme de gros bouillons, le « chapeau » de mousse étant crevé. Le lait est ensuite versé dans sept biberons gradués, la dose introduite étant calculée selon la ration du jour, biberons qui auront été soumis auparavant à une ébullition de même durée, eux et leur tétine. Ils seront bouchés ensuite avec une coiffe de papier neuf. Aussitôt après leur emploi, on les plongera dans une solution de carbonate de soude jusqu'à la stérilisation du lendemain.

Cette méthode doit être préférée à celle du biberon unique, rempli à l'heure du besoin en puisant à une réserve de lait bouilli dès le matin, même si le biberon est stérilisé de nouveau chaque fois. Cette stérilisation indispensable fait perdre beaucoup de temps et les manœuvres de transvasement sont toujours l'occasion de souillures, à la fois pour le lait versé et pour la provision.

Le Pr Budin a préconisé, pour simplifier toutes ces manipulations, un appareil qui est aujourd'hui très répandu. C'est une marmite métallique renfermant un panier de fil de fer à sept ou huit logettes, pour placer les flacons-biberons. On la remplit d'eau jusqu'à mi-hauteur des flacons : sur l'ouverture de ceux-ci, on pose une calotte ou une plaque de caoutchouc, et l'on fait bouillir le tout pendant trois quarts d'heure. Après quoi, on ouvre la marmite et l'on retire le panier avec ses biberons, qu'on place dans un endroit frais. La pression atmosphérique, avec le refroidissement, force la plaque de caoutchouc à s'enfoncer dans le goulot, formant ainsi bouchon hermétique (1). On soulèvera cette plaque au moment d'employer le biberon, et on lui substituera la tétine, conservée entre les tétées dans de l'eau où elle aura bouilli.

Le meilleur biberon est une petite bouteille cylindrique graduée. On emploie aussi des flacons plats à goulot coudé, moins bons parce qu'ils se prêtent mal à la stérilisation collective. L'essentiel est que le biberon ne puisse être donné à l'enfant que par une personne qui le tient à la main, incliné oblique-

---

(1) Il existe un moyen très simple de s'assurer que l'opération de la stérilisation a été bien conduite, autrement dit que le biberon s'est bien vidé de l'air qui se trouvait au-dessus du lait, et qui, en se dilatant, a d.. s'enfuir en passant sous la plaque de caoutchouc. C'est l'expérience que l'on fait dans les cours de physique sous le nom de « marteau d'eau ».

Le biberon est tenu renversé, de la main gauche, et la main droite applique un coup sec sur le poignet gauche; celui-ci ayant un peu cédé sous l'effort, la force d'inertie fait que le lait se soulève à l'intérieur du biberon et vient heurter son fond, avec un bruit de coup de marteau, un véritable claquement — toujours sans danger d'ailleurs pour la bouteille. S'il est resté un peu trop d'air dans celle-ci, ce qui veut dire que l'ébullition n'a pas duré assez longtemps et que la stérilisation n'est peut-être pas parfaite, ce bruit ne se produit plus, car la brusque projection et le choc de la vague de lait sur le fond de la bouteille exigent le vide presque absolu.

ment, et qui surveille constamment la tétée, prête à l'interrompre si l'enfant boit trop goulûment. Les biberons que l'on abandonne à l'enfant dans son berceau pour qu'il y puise à sa fantaisie, sont néfastes, et tout spécialement le redoutable biberon à tube de caoutchouc, qui a causé, à lui seul, une si effroyable mortalité infantile que la fabrication et la vente ont dû en être interdites par une loi spéciale, à la suite des protestations réitérées de l'Académie de médecine.

Je ne dirai ici qu'un mot des divers laits spéciaux préparés industriellement en vue de l'alimentation du nourrisson. Il y a des laits stérilisés d'avance, qui sont excellents : leur couleur brune prouve qu'ils ont même été portés à une température supérieure à 100°, où le sucre de lait se caramélise. Ils offrent donc toute sécurité. Il y a des laits homogénéisés, maternisés, etc... Tout cela est très louable, mais assez coûteux.

Enfin, on emploie beaucoup, surtout depuis la guerre, le lait condensé sucré ou même la poudre de lait desséché, conservés en boîtes métalliques stérilisées, et qu'il suffit de délayer avec de l'eau bouillie au moment de s'en servir. Ces boîtes, généralement de provenance étrangère, portent sur leur étiquette des indications pour les proportions du mélange, indications auxquelles il ne faut pas trop se fier. La quantité d'eau qu'il convient d'y ajouter est généralement très supérieure à celle qu'elles conseillent.

Mais ces divers laits, tout comme le lait stérilisé, d'ailleurs, mais plus encore peut-être que celui-ci, ont le défaut commun d'être privés des oxydases et des vitamines que renferme le lait cru et que la chaleur détruit en même temps que les microbes;

et ces éléments paraissent indispensables pour la bonne digestion du lait. Aussi voit-on apparaître parfois, chez les enfants alimentés de cette façon, une maladie spéciale, le scorbut infantile, ou maladie de Barlow, qui se traduit par de la bouffissure générale, des douleurs dans les os des membres, avec un commencement de déformation pour ceux-ci, quelquefois de la fièvre. Il suffit de donner alors à l'enfant du jus d'oranges — comme jadis du jus de citron aux scorbutiques, — ou le jus d'un fruit frais écrasé, pomme ou raisin, passé au linge, pour faire disparaître rapidement tous ces accidents.

L'emploi des sucettes, des nouets de linges renfermant du sucre candi ou des pâtes sucrées, etc., malheureusement si répandu, est également à blâmer. L'Académie vient encore de les réprouver formellement, malgré les doléances des fabricants intéressés, comme de juste. La santé publique d'abord, n'est-ce pas? Elles peuvent devenir, comme je l'ai dit plus haut, une source grave d'infection gastro-intestinale; tout au moins elles fournissent une occasion regrettable de faire naître le tic de l'aérophagie et la manie redoutable du suçage du pouce, ainsi que je vous l'ai expliqué.

Les doses de lait à donner à l'enfant seront, comme dans l'allaitement maternel, calculées d'après son âge, son poids et sa taille, en subissant des corrections selon la marche de son accroissement.

Les rations seront augmentées si le poids est trop longtemps stationnaire, les digestions restant normales, — diminuées s'il y a de la diarrhée et des vomissements, — supprimées totalement pendant 48 heures et remplacées par de l'eau sucrée ou même par la diète absolue, si la gastro-entérite apparaît : le médecin prescrira, pendant ce temps d'arrêt, des injections hypodermiques de sérum glucosé, qui suffiront à parer à la soif et à l'inanition.

Voici un tableau indiquant les doses moyennes de liquide (le coupage étant réglé comme il a été dit plus haut) à répartir par biberon, à raison de sept biberons par 24 heures, espacés de trois en trois heures, le premier donné à 5 heures du matin, le dernier à 11 heures du soir.

	Par biberon	Par 24 heures
1er jour	0 gr.	0 gr.
2e jour	10 gr.	70 gr.
3e jour	15 gr.	105 gr.
4e jour	20 gr.	140 gr.
5e jour	25 gr.	175 gr.
6e jour	30 gr.	210 gr.
7e jour	35 gr.	245 gr.

Et ainsi de suite, en augmentant de 5 grammes par jour chaque biberon jusqu'à 90 grammes.

	Par biberon	Par 24 heures
A 1 mois	90 gr.	630 gr.
A 2 mois	105 gr.	735 gr.
A 3 mois	120 gr.	840 gr.
A 4 mois	135 gr.	945 gr.
A 5 mois	150 gr.	1050 gr.
A 6 mois (6 tétées)	175 gr.	1050 gr.
A 7 mois	180 gr.	1088 gr.

La dose de 1.100 grammes de liquide ne sera guère dépassée. A partir du septième mois, on peut, si la croissance s'arrête, remplacer un biberon par une bouillie farineuse au lait, très cuite, à raison d'une cuillerée à café de crème d'orge ou de riz pour 100 grammes de lait et 75 grammes d'eau sucrée (avec du glucose de préférence) : on emploie deux cuillerées à neuf mois, trois à dix mois, quatre à onze mois. Dès le dixième mois, on donne une bouillie matin et soir.

A partir du sixième mois, il n'est plus donné que six repas par jour, toujours espacés de trois en trois heures (par conséquent, au dixième mois, deux soupes et quatre biberons).

Après cela, les règles sont les mêmes que pour le sevrage, dont je vais maintenant vous parler.

Inutile d'ajouter que, pour l'allaitement *mixte*, c'est-à-dire où l'enfant prend le sein d'une nourrice insuffisante, ou obligée, par ses occupations, de remplacer deux ou trois tétées par autant de biberons, les indications données au sujet de ceux-ci restent les mêmes, sauf que la teneur de chacun d'eux doit être un peu plus faible, et même, dans ces cas, sans aucun coupage, l'expérience ayant prouvé que le lait de femme rend le lait animal surajouté sensiblement plus assimilable.

LE SEVRAGE

Le sevrage est la cessation de l'alimentation du nourrisson au sein. L'allaitement mixte, où le biberon remplace deux ou trois fois par jour, dans le cas d'une nourrice insuffisante, cette alimentation au sein, est donc déjà, comme l'a dit le Dr Wallich, un demi-sevrage, formule heureuse qui rappelle que jamais le sevrage ne doit être brusqué.

Il y a là, en effet, pour l'enfant, une période critique à franchir. Même le passage brusque de l'allaitement maternel à l'allaitement artificiel, en cas de grave maladie ou même de mort de la maman, au cours des premiers mois, ne va pas sans quelques difficultés. Il faut parfois, au début, faire avaler le lait de vache, — donné à la cuiller d'abord, — presque de force par l'enfant, en lui pinçant les narines. Les troubles digestifs ne sont pas rares dans les premiers temps. Par contre l'allaitement mixte est toujours très bien accepté, le lait de femme aidant beaucoup, je l'ai dit, à l'assimilation du lait de vache.

La transition se prépare dès les derniers mois de la première année, en remplaçant une, puis deux tétées, par des bouillies farineuses sucrées, progressivement épaissies, suivant les règles que j'ai indiquées dans mon précédent article.

A quel âge faut-il sevrer l'enfant ?

Il n'y a aucun inconvénient à prolonger l'allaitement jusqu'au quatorzième ou même au quinzième mois, si l'enfant se développe bien, s'il augmente régulièrement de poids, et si la mère n'en éprouve aucun affaiblissement de sa santé générale. Il y a des pays, à Cuba par exemple, où les paysannes allaitent jusqu'à trois ans, ce qui ne mérite peut-être qu'un attendrissement mitigé, parce qu'en réalité elles s'imaginent, pendant ce temps, être plus à l'abri d'une nouvelle grossesse. Un allaitement trop prolongé est à déconseiller aux jeunes mamans un peu délicates, surtout dans les villes. La sécrétion lactée entraîne, chez la femme qui nourrit, une grande déperdition de sels minéraux, qui peut préparer ainsi, comme on l'a parfois observé, le terrain propice à la tuberculose pulmonaire chez des sujets déjà quelque peu prédisposés. En pareil cas, on peut arrêter l'allaitement à un an. Une prolongation un peu plus étendue serait surtout justifiée si le sevrage devait se produire au moment des chaleurs ou dans une période de crise de dentition, époques où le nourrisson est toujours exposé, on le sait, à des troubles digestifs, parfois très graves dans le premier cas.

D'ailleurs, la valeur nutritive du lait maternel va en s'épuisant avec le temps, ce qui justifie la prédominance progressive des biberons et des bouillies farineuses.

Le sevrage décidé, il suffit d'arrêter l'allaitement et de comprimer le sein sous une couche d'ouate pendant quelques jours pour que la sécrétion lactée se tarisse d'elle-même. Les purgations, ici traditionnelles, ne sont nullement nécessaires. Si la sécrétion persiste, il suffira de badigeonner le mamelon matin et soir avec une solution de cocaïne, ou de l'enduire d'une pommade cocaïnée, pour qu'elle s'arrête. Si l'enfant proteste et réclame encore le sein, on arrive à l'en dégoûter en enduisant le mamelon avec de la teinture de quassia amara (plutôt que celle d'aloès, qui provoquera quelquefois des coliques).

Le principal danger à éviter, dans le sevrage, c'est la suralimentation.

Un fait très important et qu'il ne faut jamais oublier, malgré son apparence paradoxale, c'est que le *gain quotidien* de l'enfant en poids va en diminuant à partir de sa naissance, alors que sa *ration quotidienne nécessaire* va en augmentant. Un enfant de 3 kilos augmente de 27 grammes par jour : à 4 kilos, il n'augmente plus que de 23 grammes, à 5 kilos de 20 grammes, et ainsi de suite ; à 10 kilos, il n'augmente plus que de 7 grammes, à 12 kilos de 4 grammes. Au cours de sa première année, l'enfant s'est accru de 8 à 10 kilos ; au cours de sa seconde année, il ne gagnera plus que 2 kilos ou 2 kilos et demi, tout au plus. Ainsi le veulent les lois de l'assimilation en union avec celles de la croissance.

Or, à tout âge, il y a toujours plus de dangers pour l'enfant à dépasser la dose nécessaire qu'à rester un peu au-dessous. Si l'on pêche légèrement dans ce dernier sens, l'arrêt du poids nous en avertit avant qu'il se manifeste aucun autre trouble dans l'état général. Si, au contraire, on pêche par excès, on voit, après une période trompeuse où l'enfant engraisse vite et paraît prospérer, ses délicats organes digestifs se fatiguer, la diarrhée, la gastro-entérite apparaître : alors le poids diminue brusquement parce que l'assimilation est suspendue. L'erreur fatale, hélas si souvent commise, consiste alors à croire que l'enfant « dépérit faute de nourriture », et à le gaver encore davantage. Si le médecin n'intervient à temps pour imposer pendant un temps déterminé la diète absolue, malgré les protestations des parents affolés, c'est la mort. Sachez bien que cette erreur nous coûte, chaque année, des *milliers* de petits Français en herbe. Et nous n'en avons déjà pas de trop !

La nourriture de l'enfant, après le sevrage, se composera exclusivement, et pendant longtemps, de lait et d'hydrocarbones, c'est-à-dire de farines, de sucre et de graisses (beurre) : ce sont eux qui fournissent les véritables éléments de la croissance. La viande est toujours inutile, le plus souvent nuisible, jusqu'à la troisième année. Il y a tout avantage à la faire entrer dans le régime le plus tard possible, et les plus beaux enfants que j'aie vus, n'ont pas absorbé de viande avant cinq ans, six ans, dix ans même. Le développement de la dentition, que l'on prend souvent ici comme guide, n'est guère qu'un leurre.

L'œuf lui-même, pourtant grosse réserve alimentaire de matières grasses et de sels utiles, n'interviendra qu'à partir de la deuxième année, et plutôt sous forme d'incorporation à une soupe que l'on fera longtemps cuire, que servi « mollet » ou à la coque. On n'oubliera jamais que l'œuf est un des facteurs les plus ordinaires de l'entérite à l'heure actuelle, même quand son origine est la plus sûre. Très souvent infecté par avance dans sa coque sans qu'on s'en doute, il n'est véritablement inoffensif qu'après une bonne stérilisation. Bien entendu, ceci n'est pas une interdiction formelle : je veux seulement mettre en garde contre l'habitude fréquente de donner à l'enfant un ou même deux œufs à la coque par jour dès avant la deuxième année.

Même le lait, en raison de sa richesse en caséine, ne sera pas donné sans mesure comme s'il ne pouvait jamais qu'être profitable. C'est même lui le facteur le plus ordinaire de la suralimentation inconsciente. Étant donné les équivalences alimentaires évaluées en calories, 200 grammes do lait et une cuillerée à soupe de farine valent 300 grammes de lait, ce qui donne un repas beaucoup trop fort. C'est pourquoi il vaut mieux n'employer ici que du lait coupé de moitié d'eau. Cet abus du lait peut conduire à la constipation et à l'entéro-colite muco-membraneuse, voire au rachitisme.

Les farines, véritables bases du régime, ne seront pas employées non plus sans discernement. La gamme en est très riche. Celle de l'orge est la mieux supportée et en toutes circonstances : puis vient le gruau de blé, plus riche en azote, — celle de riz, plus pauvre, à préférer en cas de diarrhée — celle d'avoine, la plus riche en sels minéraux (favorisant la croissance) et en cellulose, préférable s'il y a de la constipation, — sans parler de l'arrow-root, du tapioca et des innombrables farines composées offertes dans le commerce, où il en est d'excellentes.

La cuillerée de farine sera délayée d'abord dans un peu d'eau froide, pour éviter la formation de grumeaux, puis projetée dans du lait bouillant. L'ébullition sera maintenue pendant au moins dix minutes, en remuant sans cesse avec une cuiller. On ajoutera du sucre (le glucose serait meilleur parce qu'il n'exige pas de modification chimique dans l'intestin), un petit peu de sel, et même du beurre, surtout s'il y a constipation.

18

Si l'enfant digère mal les farines ordinaires, on emploiera les farines maltées, ou mieux encore on « maltosera » soi-même la bouillie, ce qui n'est pas très compliqué. Après ébullition, on la laissera refroidir quelques instants (à 70°) : on y incorporera, en remuant toujours, une cuillerée à café de malt : au bout de cinq minutes, on fera bouillir de nouveau pendant deux minutes, pour arrêter la fermentation maltée dont la prolongation aurait des inconvénients. Les bouillies ainsi préparées sont toujours parfaitement tolérées.

Les panades bien passées, préparées avec du pain grillé, de la croûte de pain ou de la biscotte, avec adjonction de sel, de beurre et, de temps en temps, d'un œuf (après deux ans) sont également une ressource précieuse et constituent un excellent aliment de croissance.

La bouillie de croissance du Dr Springer, aliment parfait pour les jeunes enfants, est préparée en mélangeant, par parties égales, des grains de blé, de seigle, d'orge et d'avoine. On fait bouillir : on rejette l'eau; on écrase les grains sur un tamis; on fait bouillir le filtrat de nouveau dans de l'eau ou du lait, et l'on additionne de sel ou de sucre.

Le sucre est un précieux aliment pour l'enfant : il s'assimile bien, fournit une forte quantité de calories, favorise l'augmentation du poids et développe l'énergie musculaire. Son abus peut toutefois entraîner la constipation. Il suffit alors de le remplacer par du miel.

Enfin les fruits seront un adjuvant précieux de l'alimentation, non seulement à l'état de compotes et de confitures, mais à l'état frais, sous forme de jus d'oranges, ou de jus de pommes écrasées et passé à travers un linge. Par ce procédé, on introduit, dans le régime, des « vitamines » extrêmement utiles, et même indispensables pour prévenir le scorbut infantile, qui n'est pas très rare avec l'emploi exclusif des aliments totalement stérilisés (v. p. 266).

Faut-il dire que le vin doit être rigoureusement proscrit, ainsi que tout liquide renfermant la moindre trace d'alcool ?

Voici comment pourraient être formulées les règles applicables au régime alimentaire du sevrage et de la période qui le suit, d'après le Dr Déléarde.

Au début, à 6 heures et à 9 heures du matin, 200 grammes de lait sucré ; à midi une bouillie (une cuillerée à soupe de farine pour 150 grammes de lait et 50 grammes d'eau sucrée) ; à 4 heures, 200 grammes de lait ; à 7 heures, bouillie.

D'un an et demi à deux ans, entre 7 heures et 8 heures du matin, bouillie (deux cuillerées à soupe de farine pour 175 grammes de lait et 50 grammes d'eau sucrée). A midi, purée de pomme de terre, de pois, de lentilles, de chataignes, de riz, etc., avec un morceau de pain, une biscotte ou un biscuit sec ; à boire, eau ou tisane d'orge. A 4 heures, 200 grammes de lait et une ou deux biscottes ; à 7 heures, bouillie comme à midi.

A partir de deux ans : à 7 heures, bouillie (200 grammes de lait, 50 grammes d'eau sucrée, deux bonnes cuillerées à soupe de farine). A midi, purée de légumes, marmelade de fruits, fromage dit « petit suisse », avec sucre en poudre, une ou deux biscottes ; comme boisson, eau bouillie. A 4 heures, 200 grammes de lait et deux biscottes ; à 7 heures, œuf à la coque avec pain beurré, ou incorporé à une bouillie ; 200 grammes de lait. On peut ajouter à la bouillie, de temps en temps, du jus de beefsteak et donner en dessert une banane, des gâteaux secs, gauffrettes, etc., ou du miel.

Quant aux parents qui, dès la deuxième année, font partager à l'enfant la nourriture de la famille, ragoûts de pomme de terre, charcuterie, salaisons, choux, œufs sur le plat, fromages faits, etc., on ne peut les considérer que comme de véritables criminels. Ainsi se développe, chez les pauvres petits, le « gros ventre », indice certain d'une grave perturbation des fonctions digestives et finalement de la tuberculose viscérale. C'est surtout chez les enfants « placés en nourrice », à la campagne, que ces méfaits se produisent. Les mamans vigilantes, au cours de visites inopinées, n'apporteront jamais trop d'attention sur ce point et ne se laisseront pas abuser par l'aspect d'abord florissant de l'enfant, destiné à faire place bientôt à une rapide déchéance.

LA GRANDE PITIÉ DES PETITS ENFANTS
DE FRANCE

M. Paul Strauss, Ministre de l'Hygiène, de l'Assistance et de la Prévoyance sociales, vient d'adresser aux préfets une nouvelle circulaire qui, avec l'intention d'appeler leur attention sur la gravité de la situation actuelle et de leur suggérer une vigilance redoublée dans l'application des prescriptions déjà formulées, révèle les constatations les plus navrantes quant au chiffre de notre mortalité infantile. Décidément la France travaille à son dépeuplement de toutes les manières ; non seulement il y a moins de mariages (voir la question des logements), moins d'enfants (voir la question des charges de famille), mais elle laisse périr en plus grand nombre le peu d'enfants qui naissent encore malgré tous ces obstacles. Vraiment, de ce train, notre pauvre race ne peut plus durer très longtemps dans l'histoire du monde, et l'Allemand a peut-être raison, lui qui procède tout à l'inverse, de ne plus nous prendre au sérieux quant à notre avenir en face de lui.

Je sais bien que cette circulaire ne vise que les enfants assistés, c'est-à-dire abandonnés par leur mère et confiés à l'Assistance publique : mais ce qui se passe dans ce domaine est nettement caractéristique de notre absence sinon d'organisation, du moins de zèle véritable pour lutter, chacun dans notre sphère, contre ce péril national grandissant. D'ailleurs, la même recrudescence de la mortalité infantile s'observe chez les nourrissons placés « en nourrice » par leur famille, et cela malgré les sages conseils que ne cessent de prodiguer des puériculteurs vaillants et inlassables, comme M. Pinard, malgré les multiples efforts de la bienfaisance privée, qui n'ont jamais été plus méritoires. Nous donnons l'impression d'un peuple las et qui se laisse mourir.

Pourtant, ces enfants assistés sont précisément ceux dont la destinée devrait être le mieux assurée. C'est la collectivité, l'Etat, les départements qui les prennent à leur charge et qui disposent de tous les moyens de la puissance publique pour veiller sur eux, à l'abri de l'inexpérience, de l'imprudence, de la négligence aussi, de parents souvent moins bien renseignés. Or, en dix ans, sauf dans 17 départements, la mortalité qui les frappe n'a cessé d'aller en augmentant. Elle est aujourd'hui de 38, 66 p. 100 : elle dépasse le tiers !

Notez que le nombre des enfants confiés à l'Assistance publique n'a fait que s'accroître, depuis que la loi de 1904 a consacré l'abandon secret, remplaçant les « tours » de jadis, circonstance heureuse puisque la plupart de ces enfants sont autant de réchappés de l'avortement et de l'infanticide. Mais, du coup, le législateur et ses délégués ont pris pour eux des responsabilités auxquelles ils doivent proportionner leur tâche. A l'heure actuelle, elles paraissent les submerger.

La circulaire que je vise plaide d'abord les circonstances atténuantes, les effets de la guerre sur la misère physiologique générale, et aussi l'extension de la syphilis qui, comme toujours, a été de pair avec le développement des armées. Mais cette misère physiologique ne s'est guère révélée que dans les départements envahis, où elle est, d'ailleurs, amplement réparée. Elle n'existe plus à l'heure actuelle nulle part, et il s'agit des nouveau-nés d'hier. La syphilis, vigoureusement attaquée, soignée ouvertement et par des méthodes plus radicales, voit ses effets décroître. De l'avis de tous les syphiligraphes, elle accuse actuellement une diminution vraiment impressionnante.

Une raison beaucoup plus efficiente est la diminution considérable de l'industrie nourricière. Parmi les assistés de la Seine, élevés en province naturellement, on ne comptait plus, en 1921, que 150 enfants nourris au sein, au lieu de 400 en 1920. L'allaitement mercenaire au sein disparaît de partout. La nourrice à domicile, chez les particuliers, est devenue un personnage légendaire, que sa paresse et ses exigences avaient déjà discrédité, que la cherté de la vie a achevé de rendre presque impraticable. D'autre part, à la campagne, les travaux des champs, l'élévation du prix de la main-d'œuvre agricole, détournent de plus en plus les jeunes paysannes de cette carrière. Il ne reste donc que la ressource des filles-mères. Or, celles-ci, dont une saine morale ne peut vraiment pas nous faire souhaiter l'augmentation, trouvent plus facilement aujourd'hui qu'autrefois à s'employer dans les champs ou à l'usine, sans se séparer totalement de leur enfant, les crèches d'usine, les crèches municipales et une foule d'œuvres privées les aidant à atténuer leurs charges familiales; et tout cela, d'ailleurs, est parfaitement louable. Ces œuvres, du reste, ainsi que les pouponnières et les maisons maternelles, n'arrivent guère à recruter leurs nourrices qu'en décidant des filles-mères, à prix d'or, à rester à leur service en nourrissant un second enfant, chacune en même temps que le sien propre.

C'est donc l'allaitement artificiel qui est de plus en plus le lot des enfants assistés. Bien conduit, il pourrait encore, je l'ai dit, donner des résultats suffisants. Mais il exige des soins minutieux, des précautions de chaque instant, pour le choix du lait, sa stérilisation, l'antisepsie rigoureuse des biberons et des tétines, un réglage judicieux des quantités de lait à donner suivant le poids et la taille à mesure que l'enfant grandit, enfin une attention constamment éveillée à l'endroit de ses moindres indispositions digestives. Que de fautes graves on peut commettre dans ce domaine, chaque jour! Or, le chiffre de la mortalité infantile est exactement proportionné à toutes ces fautes.

L'inspection médicale, si vigilante qu'elle soit, ne peut être partout à la fois, le rayon de chaque inspecteur étant souvent trop étendu. Les consultations de nourrissons, les gouttes de lait, œuvres admirables, qui réalisent au mieux cette surveillance diligente, ont beau multiplier leurs efforts, il n'en existe pas suffisamment, hors des villes, pour répondre à tous les besoins. Et puis les distances sont longues, à la campagne, et la paysanne n'aime pas de perdre son temps.

Voilà les causes réelles de cette mortalité effroyable qui est, pour notre pays, à la fois une honte et un danger.

La circulaire de M. Paul Strauss, reconnaissons-le, ne peut que stimuler le zèle des préfets pour multiplier ces œuvres et leur faire rendre des services plus étendus. Ce sont d'abord les maisons maternelles (il n'en existe que 16 en France ; de nouvelles sont seulement en projet dans 42 départements), puis les crèches, les pouponnières, les nourriceries d'usine, les consultations de nourrissons, les gouttes de lait ; sans parler de l'augmentation du salaire des nourrices, pour mieux assurer leur recrutement, ni d'autres œuvres accessoires, mais aussi utiles, telles que celles qui installent des dépôts de lait dans les gares pour les nourrices emportant l'enfant à la campagne.

Il est clair que la question d'argent joue ici, comme partout, un grand rôle. Ces œuvres ne peuvent vivre, ni surtout se multiplier, que si elles réduisent leurs charges au minimum, en particulier celles qui résultent du prix de la main-d'œuvre pour le personnel employé. Une infirmière instruite, bien spécialisée, n'accepte, naturellement, qu'une situation qui lui permette de vivre, au prix qu'est la vie aujourd'hui. Ces œuvres ne peuvent donc subsister que si elles possèdent, à côté d'une infirmière directrice très compétente, un personnel bénévole abondant. C'est à lui qu'il faut inévitablement faire appel.

Si toutes les jeunes filles de France, qui peuvent disposer, en dehors de leurs études et de leurs occupations nécessaires, de quelques heures par jour, voulaient accepter la part de devoir civique qui leur incombe, elle ne devraient pas hésiter à s'enrôler comme infirmières bénévoles dans quelqu'une de ces œuvres proches de leur domicile. Elles y apprendraient à soigner les petits, à régler leur alimentation, à préparer convenablement le lait stérilisé, à observer leurs petites indispositions, bref, à connaître toute leur hygiène si spéciale. Dans chaque village important, un propriétaire aisé ou un groupement généreux devrait créer une petite consultation de nourrisons, tenue par les jeunes filles du pays, à laquelle le maire ne marchanderait pas un local, ni le médecin sa surveillance, ni le préfet, à défaut du Conseil municipal, de petits subsides pour l'achat du lait, du matériel et du combustible.

Ces jeunes filles, rapidement éduquées par le médecin du lieu, y feraient là le meilleur apprentissage de leur futur emploi de mamans. Mères à leur tour, elles sauront mieux défendre leur propre enfant contre les maladies qui le menaceront, et dont la majeure partie proviennent de l'ignorance et de la négligence. Elles se familiariseront avec l'idée de la maternité, qui n'est plus assez en honneur chez nous, hélas! Quand on a vécu au milieu de ces petits êtres si touchants, on ne peut pas ne pas les aimer. Il y a, chez toute jeune fille, une future mère qui sommeille, un instinct tout prêt, que les circonstances sauront faire germer et que la fréquentation précoce des petits enfants entoure, si j'ose dire, du terrain le plus propice, du meilleur milieu de culture.

Ce serait l'école normale des mères futures. Elle en vaut d'autres. Quelques heures par semaine, avec un roulement, — les confréries religieuses savent bien en organiser pour les veillées devant les autels, — il n'en faut pas plus pour réaliser le meilleur noviciat des jeunes mères françaises.

Et puis enfin, du point de vue pratique, à notre époque où, parmi tant de crises multiples, sévit aussi celle du mariage, j'ai vaguement l'idée, dans ma vieille cervelle de quinquagénaire, qu'une jeune fille s'étant ainsi préparée spontanément à ses devoirs futurs fera prime, aux yeux de l'honnête homme qui veut fonder un foyer, plutôt que celles dont l'éducation se sera parachevée uniquement dans les thés, les bridge et les dancing... Du moins, en mon jeune temps, eût-on pensé ainsi.

La France se meurt de sa dépopulation, qui, pour une bonne part, vient de son énorme mortalité infantile. C'est le moment, pour beaucoup de petites Jeanne d'Arc, de venir elles aussi, à leur tour, la sauver...

LES ENFANTS ET L'ALCOOL

Si l'alcool est un poison pour l'homme, un poison dont on ne connaît que trop les résultats quand il est ingéré habituellement et à hautes doses, on peut aisément deviner que ses effets sont beaucoup plus graves encore chez l'enfant : effets locaux sur la muqueuse délicate de son jeune estomac, effets sur son foie et sur sa nutrition générale, effets sur son système nerveux, et, par là, sur sa croissance. On sait que c'est en les alcoolisant de bonne heure que certains éleveurs produisent ces spécimens de petits chiens, restant toute leur vie à l'état d'avortons, qui, hélas ! sont fort recherchés. (Qu'en pense la Société protectrice des animaux ?).

Il est clair que l'enfant, traité de même, ne se comporterait pas autrement. Le cas des petits chiens a ici la signification d'une expérience.

Cet alcoolisme infantile, non voulu sans doute, mais trop réel tout de même, existe malheureusement chez nous. Il y a, chose triste à dire, dans nos campagnes de l'Ouest et du Nord, de misérables couples, alcooliques eux-mêmes, toujours prêts au prosélytisme comme tous les toxicomanes, et qui s'amusent volontiers à faire absorber de l'alcool à leurs enfants, même à des nourrissons. On trouve plaisant de donner de l'eau-de-vie, du calvados, du genièvre au petit, histoire de rire de ses grimaces d'abord, puis de sa turbulence et de ses saillies quand il est ivre.

A ce régime, l'enfant qui, d'ailleurs, y prend

goût et réclame vite « sa goutte » — d'où redoublement de joie dans la famille, — l'enfant s'étiole, reste petit, maigre, chétif, nerveux à l'excès : il meurt jeune, emporté par la première infection qu'il rencontrera. S'il y échappe, il reste un dégénéré, voué soit à la tuberculose, soit à des tares nerveuses définitives, et cela d'autant plus sûrement qu'il a déjà hérité de ses parents alcooliques une prédisposition particulière pour toutes ces maladies.

Si je me suis attardé à ce triste tableau, c'est que j'ai à en tirer des conclusions à l'usage de bien des parents, qui rougiraient, certes, d'être rapprochés des malheureux dont je viens de parler, et qui commettent cependant, sans s'en douter, de la meilleure foi du monde, des imprudences sérieuses en cette matière, à l'endroit des chers petits êtres sur lesquels ils pensent veiller le plus tendrement.

En principe, l'alcool, sous toutes ses formes, — et il faut y faire entrer l'alcool dilué, que représentent le vin, le cidre et la bière, — l'alcool, dis-je, devrait être absolument interdit jusqu'à quatorze ans et même plus tard encore, fût-ce à l'état d'eau rougie. L'enfant n'en peut tirer aucun profit, sachez-le bien: ce qu'on peut souhaiter de mieux, c'est qu'il n'en éprouve pas trop de mal, et vous conviendrez que c'est peu.

L'alcool ne présente aucune utilité pour stimuler l'enfant, pour secouer son indolence ou combattre son anémie; en ces occurences, rien ne vaut la vie au grand air et la culture physique. Il faut en finir avec la légende du beefsteak et du vieux Bordeaux. Ce sont choses fort agréables et qui, naturellement, ont leurs amateurs, prêts à devenir leurs avocats. Mais on oublie que l'enfant délicat doit d'abord les digérer avec son estomac et les assimiler avec le secours de son foie. Je dirai d'un mot, car la question est trop grosse, que les petits Anglais élevés sans viande jusqu'à quinze ans et sans autre boisson que l'eau, fournissent des spécimens de bel animal humain, dont nous pourrions parfois envier l'aspect pour notre propre progéniture.

Le vin est mal supporté par l'estomac de l'enfant, le vin rouge, trop riche en tanin, et aussi le vin blanc, plus ou moins acide et qui excite trop le système nerveux. Si la plupart des parents se croient sages en s'en tenant, pour les enfants, à l'eau faiblement rougie, beaucoup d'autres commettent, sans s'en douter, une grave erreur, — parfois même avec le concours de braves médecins qui ne croient pas mal faire, — en administrant à l'enfant des vins médicamenteux. Avec un illogisme déconcertant, telle maman qui ne songerait pas à faire absorber à son jeune enfant un petit verre de vin pur avant qu'il se mette à table, pense agir au mieux en le lui donnant sous forme de vin de quinquina, par exemple, ou d'un vin « fortifiant » quelconque. Ah ! que les étiquettes de tous ces produits annoncent de belles choses, — et avec quel impartial désintéressement surtout ! Notez que l'effet en est peut-être, pour l'estomac, plus grave encore que celui du vin, pris seul, car le quinquina ajoute ici son tanin et ses alcaloïdes, toujours irritants pour la muqueuse gastrique, surtout quand elle est à jeun. Qu'au moins, si l'on y tient, on donne le vin de quinquina à la fin du repas pour que ses effets nocifs soient atténués par son incorporation à la masse alimentaire.

On ne saura jamais le nombre des dyspepsies

engendrées chez les jeunes enfants par cette pratique traditionnelle, sans parler de l'agitation nerveuse, de l'irritabilité, de l'altération du caractère,
du mauvais sommeil, surtout ; — et le sommeil est
chose si précieuse pour l'enfant! Ces dyspepsies ont
des répercussions très lointaines, car l'hyperchlorhydrie ainsi créée est un grave facteur de déminérali-
sation, et cela précisément à l'heure où l'enfant a
le plus besoin de sels minéraux pour la croissance
de son squelette.

Il a bien assez d'occasions de devenir dyspep-
tique, le pauvre petit, en mangeant trop vite, en se
bourrant de pain frais mal mâché, surtout à l'école,
sans y ajouter celle là. Ces jeunes squelettes en développement, trop pauvres en chaux, manqueront
bientôt de consistance : de là tant de dos ronds et
d'épaules déviées, favorisés déjà par le concours —
qui se produit malheureusement à la même heure —
de la mauvaise attitude à la table de travail, sur les
bancs de classe, qui ont tous la même hauteur, quelle
que soit la taille de l'élève...

Renoncez donc, pour le jeune enfant, au vin de
quinquina, à tous les vins, surtout donnés à jeun. La
thérapeutique est assez riche pour vous fournir des
moyens plus sûrs et plus inoffensifs de combattre
chez lui l'anémie. Ce faisant, vous ménagerez son
estomac et son système nerveux, c'est-à-dire deux
choses sur lesquelles vous ne veillerez jamais avec
trop de sollicitude.

L'HYGIÈNE DE L'ENFANT PENDANT L'ÉTÉ

De toutes les personnes à qui peuvent le plus nuire les grandes chaleurs, c'est l'enfant qui est le plus menacé, dans la première enfance surtout. Chaque année, la mortalité infantile s'élève pendant la saison chaude, et cela presque proportionnellement au degré et surtout à la durée de celle-ci. C'est un fait constant et qui résulte de causes inéluctables.

Il y a d'abord l'altération du lait, beaucoup plus rapide et plus grave, par les temps chauds, et qui intéresse la majeure partie des nourrissons, puisque, malheureusement, chez nous, un trop grand nombre d'entre eux sont nourris au biberon. Si cette altération se bornait à ce que le lait « tournât », c'est-à-dire se coagulât par le développement spontané du ferment lactique, il n'y aurait pas grand mal, car ce ferment lactique est justement un remarquable désinfectant de l'intestin. En fait, le lait caillé n'a jamais fait de mal à personne et on le prescrit même dans les entérites, lui ou le ferment lactique isolé par culture et mis en pastilles avec du sucre de lait. Lorsque du *bon lait* vient à « tourner », on peut parfaitement le donner à l'enfant à l'aide d'une petite cuiller. C'est pour la même raison que le fromage frais, du type petit Suisse ou petit Gervais, si précieux pour l'alimentation de l'enfant, est préférable, contrairement à nos goûts, quand il est un peu rassis et légèrement aigrelet.

Mais la chaleur ne favorise pas, dans le lait,

le développement du seul ferment lactique. Tous les autres microbes qui peuvent parvenir à le souiller, staphylocoques, coli-bacilles, entérocoques, etc., se multiplient alors, véritablement en serre chaude, dans ce merveilleux milieu de culture. Et si le lait n'a pas été rigoureusement stérilisé ou à l'avance (et alors conservé en flacons bien bouchés) ou quelques minutes avant de le donner à boire, si les bouteilles ou les biberons et plus encore les tétines n'ont pas été passés à l'eau bouillante immédiatement avant de les utiliser, c'est l'infection fatale du tube digestif de l'enfant, c'est la diarrhée verte, la gastro-enté-rite, maladies difficiles à soigner, pour lesquelles on appelle généralement le médecin beaucoup trop tard, et qui peuvent enlever l'enfant *en quelques jours*.

Difficiles à soigner, ai-je dit, parce que la plupart des familles ont, sur ce sujet, les préjugés les plus funestes, et qui rendent très pénible la tâche du médecin. Le seul moyen d'arrêter l'infection du tube digestif, — avec les ferments lactiques dont je parlais tout à l'heure, ou l'acide lactique en nature, ou encore le vaccin entérococcique de Thiercelin, — c'est la diète, qui retire tout aliment aux microbes, mais aussi à l'enfant, lequel crie sans cesse et maigrit à vue d'œil. Et alors les mères — et surtout les grand'mères, qui sont d'une autre époque — s'insurgent et croient de leur devoir de nourrir l'enfant quand même, pensant qu'il maigrit parce qu'il manque de nourriture ; elles le conduisent à la mort.

Il faut avoir le courage d'imposer ici la diète absolue, quels que soient les cris de l'enfant, ne pas même lui donner une cuillerée d'eau sucrée, quitte à prevenir la déshydration de ses tissus par des injections de sérum artificiel, de sérum glucosé, ou de sérum marin de Quinton, en y joignant tout au plus quelques lavements amidonnés. En deux ou trois jours de ce traitement rigoureux, mais héroïque, l'enfant est sauvé. On veillera aux rechutes, qui sont fréquentes, car l'intestin de l'enfant a été gravement touché, et on donnera pendant longtemps des bouillies farineuses, des farines maltosées, du petit Gervais bien sucré, avant de revenir au lait, que l'on fera bien de couper d'eau de chaux, si l'épreuve des selles par le papier de tournesol (quand de bleu il devient rose) révèle que celles-ci sont acides.

Les enfants nourris au sein évitent ces dangers, mais n'en sont pas moins sujets aux diarrhées estivales pour d'autres raisons. Le lait de la mère, qui boit davantage, parce qu'elle est altérée, perd de ses qualités nutritives, et l'enfant en exige un peu plus. Il a faim, il crie, on le laisse boire à volonté ; il dilate son estomac, digère mal et voilà la gastro-entérite installée. Et naturellement, plus il boit, plus il est malade, ce à quoi les nourrices ne comprennent plus rien. Pendant les chaleurs, il vaut donc mieux renforcer l'alimentation avec quelques bouillies farineuses, bien sucrées, et diminuer franchement la quantité de lait.

D'ailleurs, il est bien certain que chez tous les humains, petits ou grands, la saison chaude a des effets nuisibles sur le tube digestif, dont les nourrissons n'ont pas le seul privilège : nos coloniaux savent à quoi s'en tenir sur ce point. Sa sensibilité est toujours plus grande à ce moment, quelle que soit l'alimentation : peut-être y a-t-il là une action particulière du foie, devenant momentanément insuffisant. En tous cas, de menues imprudences qui n'auraient aucune conséquence en temps ordinaire, peuvent devenir graves dans ces circonstances : repas trop copieux, boissons glacées surtout, froid subit sur la région abdominale.

Les jeunes enfants, naturellement plus fragiles, doivent donc alors, encore plus nécessairement que les adultes, éviter les nourritures lourdes, les ragouts, l'abus du pain et des pommes de terre. On incrimine souvent les fruits, ce qui est une erreur, ou plutôt une question mal posée. Les fruits sont très sains ; seulement ils ne sont pas propres, et un préjugé stupide veut qu'en les lavant, on leur fasse perdre leur saveur : il n'y a, je vous l'ai dit ailleurs et je le répète ici, qu'à les laisser sécher quelques instants après les avoir lavés, pour qu'ils reprennent tout leur arome. Mais pour se rendre compte de la quantité de souillures que l'on ingère avec eux, il suffit de regarder les doigts de la marchande, le papier qui enveloppe la marchandise et la poussière qui couvre les étalages. On se méfiera surtout, pour l'enfant, des fruits ramassés à terre ou cultivés au ras du sol, tels que les fraises, qui apportent avec eux toutes les souillures de la terre et même du fumier, y compris les œufs des parasites intestinaux.

C'est pour les mêmes raisons qu'il faut toujours, mais en été surtout, veiller soigneusement à la propreté des mains des enfants, qui les salissent si facilement en jouant avec la terre, ou avec des objets ramassés à terre, ou simplement en tombant. Les mains portées à la bouche par jeu ou pour manger, deviennent de redoutables agents de transport des germes. Les diarrhées qui accompagnent si souvent la percée des dents ont comme cause principale les doigts sales ou les objets ramassés à terre, que l'enfant se met à ce moment dans la bouche parce que ses gencives « lui démangent ».

En été, l'enfant sera habillé légèrement, en évitant toute contriction des poignets, des jambes, du cou surtout. Bien entendu, il sera exposé au soleil le plus possible et ce sera une excellente pratique de l'habituer *graduellement* à ne porter aucune coiffure : c'est le meilleur moyen de prévenir la méningite, moyen, en tous cas, bien préférable à la culture des poux dans sa chevelure, qui est encore très accréditée dans certaines campagnes.

Si l'enfant, en se donnant trop de mouvement, a chaud et réclame à boire, ne pas lui refuser une boisson pas trop froide et prise en quantité modérée. C'est encore un préjugé tenace et stupide que de lui interdire de boire entre les repas. C'est plutôt pendant les repas qu'il faudrait l'empêcher de boire trop, parce qu'il dilate alors son jeune estomac et compromet l'intégrité de sa digestion. Une petite sieste, aux heures chaudes, est toujours, pour les enfants, parfaitement recommandable.

LE RETOUR D'AGE

Voici une expression singulière, couramment admise, et dont personne ne s'inquiète plus de discuter l'absurdité, depuis si longtemps qu'on l'emploie sans y réfléchir. Molière disait déjà « le retour de l'âge ». Il faut dire « l'âge du retour », c'est-à-dire, crûment, celui de s'en retourner. Ainsi dénomme-t-on la période qui avoisine la cinquantaine, et c'est généralement aux femmes qu'on l'applique, parce que c'est vers ce moment que cessent les manifestations visibles, périodiques, d'une fonction qui leur est propre.

L'âge du retour est, en réalité, le seuil de la vieillesse, et ce qu'on observe chez la femme n'est qu'un épisode, ici, plus facile à constater, de ce qui se passe, au fond, dans les deux sexes.

On l'a appelé aussi l' « âge critique », expression bien meilleure. C'est, en effet, une période de transition, d'acclimatation graduelle à un nouvel équilibre.

Trois êtres se succèdent en nous, au cours de notre existence, ayant chacun sa formule physiologique propre : l'enfant, qui incorpore sans cesse pour sa croissance, — l'adulte qui est parvenu à un point stable et jouit de tous ses moyens, remplaçant régulièrement ce qu'il consomme, — et le vieillard, dont les organes usés défaillent successivement plus ou moins vite.

Les troubles divers de l'âge critique ne sont donc que les signes du passage à une nouvelle formule d'équilibre, qui ne s'établit pas sans à-coups. Et ces troubles sont infiniment variés, parce qu'ils sont conditionnés par les aptitudes particulières de chacun.

Il faut d'abord retenir qu'ils ne sont nullement obligatoires. Un très grand nombre de personnes franchissent cette étape sans encombre. Quelques femmes même voient survenir la ménopause — s'il faut l'appeler par son nom — sans éprouver la moindre indisposition. C'est là l'indice d'un excellent équilibre général, que l'on rencontre plus souvent dans la vie à la campagne — plus proche de la vie naturelle que l'existence enfiévrée des villes — ou chez des races plus primitives que nous nous plaisons à considérer comme moins civilisées que la nôtre.

La ménopause pourtant possède quelques particularités qui donnent à l'âge critique, chez la femme, des caractères surajoutés qui ne sauraient se produire chez l'homme. A l'état normal, et depuis la puberté, cette saignée mensuelle est éliminatrice de toxines, bien qu'à un moindre degré que ne le pensaient les anciens, et commande, aussitôt après, aux tissus « hémopoïétiques », une formation nouvelle de globules sanguins pour remplacer ceux qui ont été perdus. Il y a là une action probablement bienfaisante, et les anciens exagéraient sans doute, mais ne se trompaient pas trop, quand ils attribuaient de grandes vertus aux petites saignées pratiquées périodiquement chez l'homme. L'élimination de l'acide carbonique par la respiration, chez une femme menstruée, n'est que de 6 gr. 40 par heure, tandis qu'elle est de 7 à 11 grammes chez l'homme. C'est le signe certain, pour qui sait la valeur des chiffres en cette matière, que l'équilibre physiologique repose, à ce moment, sur des bases différentes chez l'un et chez l'autre.

Aussi les symptômes qui doivent être surveillés, pendant cette période, chez la femme, visent-ils surtout l'élimination rénale, l'équilibre circulatoire et aussi le système nerveux.

Le rein, éliminateur naturel des toxines, voit son rôle augmenter momentanément sous ce rapport, et comme son débit est toujours influencé par la pression sanguine, qui est ici un peu affolée, il faut s'attendre à toutes les irrégularités, depuis la congestion rénale jusqu'à la polyurie, l'opsiurie et même l'albuminurie, cette dernière méritant toujours de retenir l'attention, car son apparition subite, à l'heure de la ménopause, est très souvent un mauvais indice.

Les signes du déséquilibre circulatoire sont très fréquents et très connus. Je dirai tout à l'heure qu'ils existent aussi chez l'homme : mais il est tout naturel qu'ils soient beaucoup plus marqués chez la femme, puisqu'elle se trouve soudain privée de la désintoxication naturelle et régulière à laquelle son organisme était habitué. Ces signes se manifestent déjà un peu avant que ses « époques » aient commencé de disparaître, et comme premiers indices de l'état nouveau qui se prépare. Ce sont d'abord des bouffées de chaleur, de la rougeur de la face, des migraines, des vertiges, des troubles de la vue, des varices même : tout cela ne durera qu'un temps, mais qui peut être assez long. En revanche, la crise passée, beaucoup de femmes qui avaient souffert de migraines périodiques depuis leur adolescence, s'en trouvent définitivement débarrassées.

La pression sanguine se révèle, à ce moment, comme très troublée, par excès ou par diminution : le plus souvent elle est basse, et c'est une indication qu'il ne faut pas manquer de rechercher, parce qu'elle commande une thérapeutique très utile contre cet ensemble de troubles, c'est-à-dire l'emploi du café, de l'adrénaline, de la digitaline, de la coca, des glycérophosphates, toutes substances qu'il faut au contraire écarter si l'on constate de l'hypertension.

Je n'insiste pas ici sur les hémorragies, si fréquentes, et qui doivent toujours réclamer l'attention du médecin. C'est, ne l'oublions pas, l'heure du cancer et du fibrome. Toute perte de sang, la ménopause passée, doit faire songer à l'une de ces deux maladies. On peut voir aussi se produire assez souvent, par ailleurs, des hémorragies « compensatrices », saignements de nez, crachements de sang, ces derniers devant être étudiés avec soin, en pensant toujours à un début de tuberculose possible. Il se produit même parfois, surtout quand on observe en même temps de l'albuminurie, des troubles de la vue, de petites hémorragies rétiniennes, qui, outre qu'elles peuvent compromettre la vision, sont, en général, d'un assez mauvais pronostic.

Le foie, toujours mis en cause quand il s'agit

d'un surcroît de toxines, est souvent touché : des
hémorroïdes apparaissent ou s'exagèrent, attestant
la congestion des vaisseaux du bassin : les coliques
hépatiques et les troubles biliaires sont fréquents.
Le diabète peut se déclarer. On note souvent de
l'obésité, quelquefois, au contraire, de l'amaigrisse-
ment (1).

En relations avec ces troubles de l'élimination
et de la circulation, on en voit survenir d'autres,
de divers ordres, du côté de la peau, par exemple,
où se manifestent la couperose, l'acné, les eczémas,
les érysipèles chroniques. Des poils fâcheux apparaissent parfois au menton, à la commissure des
lèvres. On signale aussi des démangeaisons insolites,
du prurit généralisé ou localisé.

En réalité, par voie de contre-coup, tous les
systèmes organiques peuvent être touchés. On observe des palpitations du cœur, de l'arythmie, des
intermittences du pouls, son accélération anormale,
comme aussi, du côté des poumons, de l'emphysème,
de la congestion passive des bases pulmonaires : on
a même vu des rechutes d'une tuberculose du jeune
âge, dont l'évolution avait semblé définitivement
suspendue.

---

(1) Ce dernier cas est plutôt favorable. J'ai connu
des femmes dont la corpulence avait toujours été très
forte, et qui se sont mises à maigrir rapidement de dix
à vingt kilos, au moment de la ménopause, sans qu'on
ait pu en trouver l'explication dans l'examen le plus
attentif de tous leurs organes ; après quoi leur santé
resta parfaite jusqu'à un âge souvent très avancé.
Il y a probablement là un effet d'ordre trophique, impu-
table au système nerveux et aux glandes endocrines.

Enfin, du côté du système nerveux, les troubles possibles sont aussi nombreux que variés, les uns légers, d'autres graves. Les plus fréquents consistent dans des modifications du caractère : nervosité, irritabilité ou mélancolie; le sommeil est agité. De véritables troubles psychiques peuvent même se montrer. Il faut dire que le plus souvent il s'agit de manifestations d'un état jusque-là plus ou moins latent, mais dont l'explosion est bien faite pour surprendre : manies diverses, penchant pour les toxiques, jalousie morbide, moralité diminuée, impulsions vicieuses, avarice soudaine ou prodigalité inaccoutumée, délire mystique, auto-accusation, désespoir, religiosité extrême et morbide. On a vu enfin des psychoses plus graves, kleptomanie, délire meurtrier, penchant au suicide. Les médecins légistes ont eu quelquefois à se poser, dans de tels cas, la question de l'atténuation de la responsabilité, tout comme dans les psychoses de la grossesse.

Ces troubles si nombreux, à peine esquissés ou violemment accusés, qui peuvent survenir à la période de la ménopause, ont tout naturellement été mis sur le compte de la suppression des fonctions ovariennes, d'autant plus qu'on voit ces mêmes troubles, ailleurs, se manifester plus ou moins quand cette suppression se produit brusquement, dans un âge moins avancé, à la suite d'une intervention chirurgicale mutilatrice, ou encore après une grave maladie infectieuse, ou même après une émotion très violente chez des sujets exagérément nerveux.

Aussi, dès que l'opothérapie entra dans la pratique, on se mit à traiter ces états divers en prescrivant à ces malades de l'extrait ovarien, de l'extrait de corps jaune, etc...

En fait, cette thérapeutique, très logique, donne souvent d'heureux résultats, surtout contre les bouffées de chaleur, les vertiges et quelques autres symptômes d'ordre manifestement toxique. Mais il faut bien savoir aussi qu'elle peut être parfaitement inefficace, même avec de bonnes préparations ovariennes, encore que celles-ci aient souvent une composition assez irrégulière. Elles agissent mieux, en injections sous-cutanées, que par ingestion.

Il y a donc, dans ces troubles, une partie d'entre eux qui ne relèvent pas uniquement de l'insuffisance ovarienne, ou qui, déclenchés par elle, deviennent autonomes et dépendent désormais du déséquilibre général, nutritif et circulatoire, lequel doit, dès lors, être traité pour lui-même.

Enfin, beaucoup de femmes, je l'ai dit, voient leur période critique se dérouler sans le moindre incident. Même après une double ovariotomie, qui supprime définitivement toute menstruation, des femmes, plus souvent qu'on ne s'y attend, peuvent ne voir survenir aucun trouble. L'influence de la cessation du rôle de l'ovaire dans l'équilibre général, par sa sécrétion interne, influence évidente dans certains cas, peut donc être nulle dans d'autres. Aussi est-on en droit d'en conclure qu'elle n'est pas tout à fait seule responsable des troubles de l'âge critique.

C'est ce qui justifie l'opinion de ceux qui pensent que cet âge critique affecte, en réalité, les deux sexes, et qu'il ne se traduit d'une façon plus vive, plus bruyante, chez la femme, que parce que, chez l'homme, toutes les glandes à sécrétion interne entrent seulement peu à peu en vieillesse, tandis que, chez la femme, l'ovaire fait plus : il meurt. Or, tout le système de nos glandes endocrines est certainement solidaire. Quelques-uns des signes de la ménopause s'observent, en effet, dans le sexe masculin, quand arrive la cinquantaine. Ce sont les troubles de la pression sanguine, en sorte que l'organe dont la décrépitude commençante aurait ici la signification la plus sérieuse, serait probablement la glande surrénale, dans un sexe comme dans l'autre. C'est à elle qu'il faudrait attribuer ce changement de régime de la tension sanguine, son abaissement surtout, car, lorsqu'elle est habituellement exagérée, — chez les sujets en hypertension continue ou artério-scléreux, avec une glande entraînée à l'hyperfonctionnement, — ces troubles sont beaucoup moins marqués : un sujet qui n'est pas hypertendu avant la cinquantaine, le devient rarement ensuite. Ce sont ceux-là qui, dans les deux sexes, fournissent les plus solides vieillards.

Chez eux, par contre, à l'âge critique, on observe une phase d'abaissement de la tension qui se traduit par de la fatigue générale, de l'asthénie, des palpitations ou de l'oppression à l'occasion de l'effort, sans lésions cardiaques (ce dont il vaut cependant mieux s'assurer), de la congestion des vaisseaux abdominaux avec hémorroïdes, et, dans le sexe masculin, du gonflement chronique de la prostate.

Tout cela n'arrive jamais au degré des manifestations bruyantes observées chez tant de femmes, surtout du côté du système nerveux, moins fragile chez l'homme, en général.

L'obésité, quand elle se produit, est un signe de l'âge critique commun aux deux sexes, peut-être parce que, parmi la vieillesse de nos glandes, intervient plus particulièrement, chez certains, celle de la glande thyroïde, sans parler, chez l'homme, d'autres organes, qualifiés « nobles », et dont il devient sage de respecter la tendance au sommeil. Les effets heureux, mais tout à fait passagers, que certaines expériences de greffes ont mis récemment en lumière, — et qui portent, d'ailleurs, sur l'amélioration de l'état général bien plus que sur la « fonction spéciale », — ne laissent aucun doute sur le rôle que l'activité de la glande remplit dans le maintien de l'équilibre organique, chez le sexe mâle, ce qui explique le début de déchéance générale qui accompagne son entrée en silence.

Au total, l'âge critique nous apparaît comme caractérisé, dans les deux sexes, par la crise de toutes les glandes à sécrétion interne, dont les unes disparaissent, dont les autres entrent en vieillesse, un nouvel équilibre s'établissant entre celles-ci pour la dernière phase de la vie de l'individu. C'est avec le secours de l'opothérapie que l'on franchira ce pas avec le plus de sécurité. Le médicament de choix est l'adrénaline, surtout quand la tension est basse, en solution au 1.000ᵉ, donnée quotidiennement à des doses allant de 30 à 60 gouttes, mais toujours fractionnées en quatre ou cinq prises, car l'action de cette substance est très passagère. On peut employer aussi bien la poudre ou l'extrait de capsules surrénales. L'extrait ovarien, l'extrait orchitique, l'extrait thyroïdien peuvent également lui être adjoints utilement, selon l'avis du médecin.

D'une façon générale, une vie plus calme, un peu plus de repos, une alimentation moins riche deviennent de saison. Beaucoup de personnes se trouvent fort bien alors de ne plus manger de viande, sauf exception, qu'au repas de midi. L'hydrothérapie, un exercice physique très modéré, mais quotidien, la surveillance de la constipation, quelque saison thermale sulfureuse, à l'occasion, enfin les médications appropriées aux défaillances de tel ou tel organe, permettent de parer à toute les éventualités sans trop d'inquiétudes.

Savoir vieillir est, en somme, le dernier mot du savoir vivre.

LA VIEILLESSE

La vieillesse n'est pas une maladie, quoi qu'en ait dit Cicéron : *Morbus ipsa senectus est*. C'est le dernier des trois âges de l'être vivant : c'est donc une période physiologique et anatomique normale, qui possède ses caractères propres et même ses maladies particulières. Le vieillard vit une existence réduite, parce qu'il ne dispose plus que d'organes dont la structure et le fonctionnement ne sont plus les mêmes qu'à l'âge adulte. Mais son existence repose sur un équilibre nouveau, qui s'est fait entre ses fonctions amoindries.

S'il y a des maladies des vieillards, il y a aussi une bonne santé de la vieillesse, dont son titulaire doit savoir se contenter sans trop d'ambition, car ce doit être aussi l'âge de la sagesse.

Malheureusement, ces altérations organiques créées par l'âge ont un caractère progressif. Chaque organe, en réalité, vieillit pour son propre compte et à sa manière : et cette vieillesse débute, pour lui, à une époque extrêmement variable selon les sujets : sa marche est d'une lenteur ou d'une rapidité plus variables encore.

En général, l'excès du travail particulier de cet organe joue ici un certain rôle. Mais ce n'est pas une loi fatale; ou plutôt les choses se passent d'une façon plus complexe. Tel intellectuel octogénaire, qui a fait beaucoup travailler son cerveau au milieu d'une existence calme, le conserve intact : tel vieux chasseur endurci peut avoir gardé une activité extraordinaire de ses muscles. Un entraînement régulier, avec des intervalles de repos sagement calculés, peut maintenir très longtemps en parfait état un organe, qui s'usera au contraire plus rapidement dans le surmenage sans répit ou simplement dans l'irrégularité et la mauvaise méthode.

C'est le cas, en particulier, des organes digestifs, que nous sommes trop portés à croire toujours à notre disposition, ne nous guidant guère ici que sur nos appétits, tant que lesdits organes ne crient pas trop fort leur fatigue. Et cela sans même nous demander si tel régime qui nous plaît, ne leur donne pas secrètement un surcroît de travail après lequel des temps de repos, sagement ménagés, leur seraient bien utiles.

Ce sont toutes ces imprudences accumulées au long de notre existence qu'il s'agit de liquider quand arrivent l'âge mûr et surtout la vieillesse. Assez de maladies imméritées peuvent nous atteindre en cours de route, sans que nous nous mettions de nous-même en défaut. Les belles vieillesses sans infirmités sont réservées aux sobres, en dehors de quelques cas exceptionnels, véritables injustices d'un sort trop indulgent, et qu'il vaut mieux regarder comme des exemples dangereux, puisque nous ignorons les causes secrètes qui les permettent, et que, par conséquent, nous n'en pouvons tirer pour chacun de nous aucun profit pratique. Je veux ici parler de la légende des deux ou trois alcooliques centenaires dont les négociants en liquides nous rebattent toujours les oreilles.

Il est de tradition de fixer le seuil de la vieillesse aux alentours de la soixantaine. Mais ce n'est là qu'une convention. Il y a, chez le vieillard, un total de vieillesses partielles de ses divers organes, et qui ont commencé, en réalité, à des âges très différents, avec des retentissements très divers sur l'état général, selon l'organe en cause. Les cheveux peuvent blanchir ou tomber de bonne heure sans qu'il en résulte grand dommage pour l'ensemble, ou, par contre, se survivre très longtemps dans un corps gravement fatigué. La perte des dents, l'affaiblissement de la vue et de l'ouïe sont encore des vieillesses partielles, à dates d'apparition très irrégulières, et dont les dégâts sont souvent réparables artificiellement.

Plus sérieuse est l'usure du cœur, des vaisseaux, du système nerveux et surtout celle des diverses glandes à sécrétion interne, usure déjà plus ou moins manifeste, je vous l'ai dit, dès la période de l'âge critique.

Le cœur, dont les battements débutent bien avant la naissance et se poursuivent sans relâche jusqu'à la mort, est l'organe qui a le droit de se montrer le plus fatigué, même si aucune maladie infectieuse ne lui a créé, au cours de la vie, quelque blessure entraînant une infirmité, donc une diminution de valeur. Normalement, avec l'âge, le cœur augmente de volume et même de poids. Il pèse 242 grammes chez l'homme et 240 chez la femme, de 20 à 30 ans ; à 70 ans, il pèse 371 grammes chez le premier et 347 chez la seconde, différence qui renverse toutes nos idées sur le rôle que nous lui attribuons chez nos compagnes. Mais vous savez bien que ce n'est là qu'une image, une image qui n'est pas très sage, en dépit du proverbe : cette différence tient uniquement à celle de la dépense musculaire, moins considérable.

Normalement encore, le cœur du vieillard est envahi lentement par une sclérose particulière qui étouffe ses fibres : il ne faut plus lui demander aucun effort excessif , aucune surprise surtout, à laquelle il ne saurait s'adapter brusquement. C'est sans doute pourquoi la sage nature a départi si souvent aux vieillards ce préservatif sûr des mouvements désordonnés du viscère sacré : l'égoïsme.

Très fréquentes et même presque normales sont les altérations de la tunique des vaisseaux, veines et artères, et c'est encore grâce à l'envahissement par le tissu conjonctif scléreux, cette « rouille » des organes. On dit communément que l'homme a l'âge de ses artères. Il y a du vrai dans cette formule, en ce sens qu'elle doit rappeler aux artério-scléreux précoces que leurs jours sont comptés s'ils ne veulent se résigner à vivre en vieillards. Mais beaucoup de vieillards vivent très vieux avec des artères dures et sinueuses et des veines serpentines et dilatées, mais acquises à leur heure, c'est-à-dire tardivement.

D'ailleurs, l'artério-sclérose sénile porte plutôt sur les petits vaisseaux, qu'elle rend étroits et friables ; de là, pour les territoires qu'ils irriguent, le danger permanent d'une anémie nuisant à leur fonctionnement, et occasionnellement celui d'une rupture brusque avec épanchement du sang, lorsqu'ils sont devenus trop friables. Quand cet accident se produit dans la peau, tout se borne à quelques taches violacées (*pétéchies*) ; quand c'est dans le poumon, c'est la congestion ou l'apoplexie : quand c'est dans le cerveau, c'est une autre forme d'apoplexie, — une « attaque », comme on dit vulgairement. Alors c'est la mort foudroyante, s'il n'y a pas formation opportune d'un caillot obturateur; mais, même dans ce cas heureux, le territoire nerveux irrigué auparavant par le vaisseau bouché entre en état de dénutrition, et c'est le ramollissement ou la paralysie selon la région atteinte.

Cette artério-sclérose normale est singulièrement hâtée, chez certains sujets, par les infections microbiennes diverses qui ont atteint la tunique des vaisseaux au cours de l'existence (syphilis) et aussi par l'effet de poisons organiques fabriqués d'une façon continue dans les organes digestifs, gros intestin et foie : ce dernier ne les fabrique pas, sans doute, mais il intervient, quand il défaille à son rôle, en les laissant passer dans le sang sans les détruire. Ces poisons naissent des fermentations engendrées dans les matières stagnant dans le gros intestin, où fourmillent des myriades de microbes, les uns utiles, les autres nuisibles. Une alimentation trop carnée et la constipation permanente favorisent la production de ces poisons dont l'effet, quand le foie s'est, à la longue, lassé de les détruire au passage, ou s'il s'est altéré lui-même par des intoxications répétées (alcool, tabac, goutte, syphilis), dont l'effet, dis-je, est d'élever constamment la tension artérielle par l'intermédiaire du système nerveux. L'artério-sclérose n'est qu'une défense organique, par épaississement de la tunique des vaisseaux, contre l'hypertension artérielle continue.

C'est par là que le choix de notre régime, que notre sobriété et notre sagesse à l'endroit des divers poisons, agissent d'une façon si remarquable pour reculer l'époque de l'apparition de la vieillesse, comme aussi pour déterminer la qualité et la durée de celle-ci. Metchnikoff plaçait dans le gros intestin la cause qui empêche l'homme d'atteindre l'âge des patriarches bibliques, et il avait imaginé, à ce propos, tout un programme alimentaire dont le lait caillé bulgare formait la base : pourtant il ne mourut pas très vieux — peut-être parce qu'il s'y prit trop tard, et aussi, si je suis bien renseigné, parce qu'il était atteint d'une maladie du cœur. Ne prenons donc pas cet exemple trop à la lettre, encore moins, dans l'autre sens, celui de quelques nonagénaires authentiques, pourtant intoxiqués en permanence par l'alcool et le tabac, exceptions dont la nature garde le secret et qu'il serait tout à fait funeste d'imiter.

La véritable lésion sénile des artères n'est pas tant l'artério-sclérose, résultat des causes que je viens d'indiquer, mais l'*athérome*, qui est l'incrustation calcaire des vaisseaux et surtout des gros. Il se traduit par une perte de souplesse de ces vaisseaux mais n'entraîne pas forcément l'hypertension. Beaucoup de vieillards ont le pouls très doux, un peu accéléré ou même très ralenti, en dépit d'artères radiales assez dures ; et c'est là souvent un brevet de longévité, traduisant le travail réduit du cœur, donc sa moindre fatigue.

Du côté de l'appareil pulmonaire, c'est encore la sclérose qui marque la sénilité : épaississement de la plèvre et induration des alvéoles, sans parler des effets de la sclérose des vaisseaux du poumon. La congestion passive des bases pulmonaires et aussi l'emphysème sont fréquents. L'activité des combustions respiratoires est diminuée. Il n'entre guère que 2 litres et demi d'air dans le poumon du vieillard, lors des inspirations les plus profondes, au lieu de 3 litres 15 chez l'adulte. Il élimine moins d'acide carbonique (4 0/0 au lieu de 5 0/0). Le sang est moins rouge. Toutes les combustions organiques sont réduites : autant dire que le moteur « travaille au ralenti » avec une carburation minima. C'est pourquoi les changements brusques de température, les refroidissements subits sont toujours dangereux chez les vieillards, parce que l'ensemble de l'appareil vasculaire de leurs poumons ne peut plus s'adapter aux secousses imprévues : alors, pour conserver ma comparaison, le moteur « se cale ». Le début de chaque hiver est régulièrement marqué par la fin de beaucoup d'entre eux, parce que leur poumon se défend mal, se congestionne, devient moins perméable à la circulation à l'heure d'un à-coup, et que, dans ce cas, leur cœur se « bloque » rapidement.

Le système nerveux est naturellement atteint de son côté, lui qui a travaillé durant toute la vie, pour le moins autant que le cœur et le poumon. Le cerveau a un poids moindre : la perte peut aller jusqu'à 250 grammes chez l'homme et 150 chez la femme. Mais ce n'est guère qu'une perte de graisse et les facultés intellectuelles peuvent avoir gardé, malgré cela, toute leur intégrité. Il n'est pas rare pourtant qu'elles s'affaiblissent, par quelque côté, même en dehors de maladies véritables, telles que la pachyméningite chronique ou le ramollissement.

La mémoire des faits récents, celle des noms propres, par exemple, fléchit peu à peu, tandis que celle des faits anciennement enregistrés, même dès l'enfance, peut rester, par contraste, singulièrement vivace. C'est plutôt la « réceptivité » aux impressions nouvelles qui parait atteinte, les réserves anciennes restant intactes, et c'est ce qui entraîne parfois chez le vieillard l'indifférence pour les choses et les gens de l'époque actuelle, autrement dit un certain degré d'égoïsme. Mais il existe fort heureusement, à cette règle, surtout dans les milieux cultivés, et chez les êtres qui ont une longue habitude de la bonté, de nombreuses exceptions.

Le sommeil est généralement léger, les besoins de réparation étant minimes (1) : c'est pourquoi, afin de ne pas le troubler, le repas du soir doit toujours être réduit au minimum, quitte à être compensé par avance au moyen d'un léger goûter, quand l'appétit, ce qui est fréquent, est resté vivace. Beaucoup de vieillards souffrent d'insomnies, et, ne voulant pas s'y résigner, exigent qu'on leur prescrive des hypnotiques, que leur concède trop facilement leur médecin ou leur famille, pour avoir la paix. Ces produits, quels qu'ils soient, sont tous plus ou moins toxiques pour l'adulte : ils le sont davantage encore pour le vieillard. On n'en permettra donc que des doses très faibles — qui suffisent le plus souvent, — et jamais deux jours de suite. Le mieux serait de se

---

(1) J'ai déjà dit (voy. p. 162), mais il est utile de le rappeler ici, que certains vieillards sont peut-être un peu trop exigeants sur ce point, et que, se couchant en sortant de table, vers sept heures et demie ou huit heures, ils ont cependant la prétention de dormir jusqu'à sept ou huit heures du matin. Un vieillard ne doit guère compter sur plus de six ou sept heures de sommeil, et naturellement moins encore s'il dort dans la journée.

contenter d'une infusion de fleurs d'oranger ou de passiflore, prise tous les soirs. Outre que ces tisanes inoffensives ne sont nullement sans valeur, la régularité de leur emploi crée une habitude, où il entre une part d'autosuggestion, et qu'il faut savoir mettre à profit. La somnolence continue, par contre, est généralement pathologique, et a des causes qu'il faut rechercher dans chaque cas.

La sensibilité cutanée est souvent altérée, parce que la peau est sèche et ses papilles atrophiées. Le vieillard est à la fois frileux d'instinct, par manque de chaleur centrale, et mal renseigné sur les variations exactes de la température, ce qui lui fait commettre souvent des imprudences dangereuses.

Le tremblement sénile est assez fréquent, fort pénible pour ceux qui en sont atteints, mais ne présente aucune gravité.

Les glandes digestives deviennent paresseuses, celles de l'intestin comme le foie : aussi le vieillard absorbe-t-il moins bien et assimile-t-il peu. Il a faim et mange beaucoup ; mais il a facilement des indigestions, reste maigre et souvent constipé.

Notons enfin les altérations séniles des cartilages et des os. L'aplatissement des cartilages intervertébraux amène le tassement du corps et l'incurvation de la colonne vertébrale en avant, état presque normal ici, mais que le rhumatisme chronique peut aggraver considérablement. La réduction de l'angle obtus que fait le col du fémur avec le bassin, et aussi l'aplatissement de la voûte du pied, dont les ligaments se relâchent pour avoir porté si longtemps tout le poids du corps, entraînent une diminution de la taille, parfois peu marquée, mais pouvant atteindre aussi, dans certains cas, plusieurs centimètres.

Le tissu osseux est raréfié, plus poreux, plus fragile, et se prête mal aux réparations spontanées quand une fracture survient. La plus grave de toutes ici est celle du col du fémur, assez fréquente, d'ailleurs, — car c'est en cette région que le tissu osseux subit la raréfaction la plus marquée —, et qui peut se produire parfois spontanément, sans même qu'il y ait chute (1). Sa consolidation est très difficile et exige une très longue immobilisation au lit; il est rare qu'en pareil cas, la congestion pulmonaire, par stase, dans la position couchée, n'entraîne pas la mort prématurée du vieillard.

---

(1) J'ai connu un cas où le col du fémur se brisa spontanément, chez une vieille femme, pendant qu'elle balayait sa chambre, à l'occasion de la torsion que ses mouvements imprimaient au tronc par rapport à l'axe, resté vertical, de ses hanches.

L'HYGIÈNE DES VIEILLARDS

La vieillesse, ai-je dit, est compatible avec une très bonne santé, pendant de longues années, pourvu que le vieillard accepte qu'il n'ait plus droit qu'à une existence réduite, et qu'il veuille bien comprendre que des règles spéciales sont imposées désormais à son hygiène générale. Ce sont ces règles que je vais brièvement exposer maintenant.

Répétons que le vieillard n'est pas un malade, mais un être parvenu à la dernière période de son existence, où celle-ci s'accomplit encore d'une façon normale, mais selon un équilibre nouveau qui s'est établi entre des organes amoindris dans leur structure et dans leur fonctionnement.

C'est cette réduction de l'effort à demander à ceux-ci qui doit doit constituer la règle de santé du vieillard, avec quelques précautions à prendre contre certaines éventualités qui seraient plus dangereuses pour lui que pour l'adulte, puisque aussi bien ses moyens de résistance, de réaction et de réparation ne sont plus les mêmes.

Il faut, je le reconnais, une certaine philosophie pour accepter ce que beaucoup de vieillards, qui ont conservé des facultés intellectuelles intactes, regardent trop souvent comme une déchéance, quand ils s'obstinent à comparer ce qu'ils sont devenus à ce qu'ils ont été. Regrets superflus et mentalité dangereuse, qui peut inspirer des forfanteries qu'on paie cher. La vraie sagesse, et qui heureusement n'est pas rare chez des gens âgés et intelligents, consiste à se féliciter chaque jour d'avoir échappé à mille dangers qui ont semé sur leur route tant de leurs contemporains, à y trouver la justification des principes de conduite qui leur ont permis d'en arriver là — car une vieillesse paisible en est normalement la récompense, — et à tirer encore d'eux désormais tout ce qu'ils contiennent pour prolonger cet état le plus longtemps possible.

De ces principes, le premier, je vous l'ai déjà dit, est la sobriété en toutes choses. Le second est de ne point se laisser rouiller dans l'inaction. Le troisième est de se méfier de ses forces en présence de tout ce qui peut troubler une existence asservie désormais à des règles très étroites. Sans doute ainsi se développe un certain égoïsme auquel j'ai aussi fait allusion, et auquel le vieillard est déjà un peu poussé naturellement, dans un milieu qui s'est modifié autour de lui et où il fait figure de survivant, presque d'étranger. Mais cet égoïsme *physique* est chez lui légitime et salutaire — *æquum et salutare*, — autant que serait haïssable, par contre, la sécheresse du cœur. A l'âge où les générations issues de nous grandissent alentour, le meilleur préservatif contre la tristesse de devoir disparaître doit consister dans la joie de se sentir prolongé dans le temps par ceux de notre sang qui reprendront de nos mains le flambeau.

Le vieillard, si, par chance, les soucis matériels lui sont épargnés, peut encore trouver un bonheur très réel dans l'apaisement, l'indulgence un peu sceptique et dans la bienveillance souriante. Toute sa pensée devrait être de travailler d'avance à se faire regretter...

Le régime alimentaire joue chez lui un grand rôle. Comme il assimile mal, parce que ses glandes digestives sont paresseuses, il a souvent un grand appétit, dont il doit un peu se méfier. Il le calmera avec de bonnes soupes bien mitonnées, c'est-à-dire où le pain sera devenu naturellement plus assimilable par une longue cuisson, sans nécessiter une insalivation qui serait, chez lui, défectueuse, parce que l'état de sa denture ne lui permet plus une mastication très active. La viande, s'il peut bien la broyer, ne lui est certes pas interdite, ni les œufs, et le poisson lui est très favorable, à la fois parce qu'il est d'une mastication facile et parce qu'il est riche en phosphates, dont le vieillard s'appauvrit sans cesse. Les laitages de toutes espèces lui conviennent parfaitement; les légumes verts lui sont particulièrement recommandés, et surtout les fruits frais, son intestin étant le plus souvent paresseux. Il évitera les ragouts et les sauces, dont la digestion est laborieuse. Le beurre frais, par contre, lui est permis sans réserve, parce qu'il augmente la chaleur animale et prévient la constipation. Celle-ci devra être l'objet d'une attention spéciale et combattue par des lavages intestinaux réguliers, plutôt que par des laxatifs, toujours fatigants.

L'obstruction intestinale, par paralysie de l'intestin, est, ne l'oublions pas, la cause de la fin de beaucoup de vieillards. D'autre part, les expulsions fécales laborieuses leur sont nuisibles. Elles favorisent les hernies, fréquentes dans l'âge avancé, et même les ruptures de vaisseaux cérébraux quand les efforts sont trop violents et provoquent de la congestion crânienne. Il y a eu des exemples de vieillards, en pareil cas, frappés d'apoplexie dans leur water-closet. En prévision de cette éventualité il faut toujours leur conseiller de n'en pas verrouiller la porte.

Pas de repas trop copieux, mais plutôt quatre petits repas, dont le dernier sera le plus léger, pour assurer un bon sommeil. Il vaut mieux, pour la même raison, ne pas se coucher immédiatement en sortant de table, quitte à dîner un peu plus tôt.

Reste la question de l'alcool. Le vin, a-t-on dit, est le lait des vieillards. Quelle erreur! C'est, plus exactement, le lait qui est le vin de la vieillesse. Sans doute, le vin n'est pas défendu au vieillard, bien loin de là : un vieux Bordeaux bien dépouillé, pris à petites doses, à la fin du repas de midi, sera, chez lui, le bienvenu : un Banyuls tonique lui sera favorable. C'est un coup de fouet utile pour sa machine languissante, un peu d'euphorie momentanée qu'il ne faut pas disputer au pauvre vieux, à qui, comme l'a dit Brillat-Savarin (âgé alors de 70 ans), les joies de la table doivent désormais tenir lieu de tant d'autres. Mais de là à poser en principe, comme on le voudrait, que l'alcool est, chez lui, inoffensif par grâce spéciale, indispensable comme le lait au nourrisson, il y a un pas que toutes les adjurations du commerce intéressé ne peuvent faire franchir à un hygiéniste consciencieux. On peut reconnaître toutes les vertus de la « rôtie » au vin chaud sucré, chère aux vieillards de nos campagnes, sans fermer les yeux sur les méfaits de l'alcoolisation chronique, à laquelle de tels principes et cette sorte de « sauf-conduit » spécial mèneraient rapidement. Le travail physique réduit du vieillard ne lui permet pas de

« brûler » son alcool. L'agitation nocturne, le tremblement nerveux, des poussées congestives dangereuses, l'aptitude même à la tuberculose, seraient la
prompte rançon d'une telle manière de faire. Relisez,
à ce propos, le joli conte normand de Maupassant,
intitulé *Le petit fût*.

Le sucre et les sucreries sont particulièrement
recommandés aux vieillards. Ce sont des aliments
puissants, qui n'exigent aucun travail digestif, et
qui ne risquent plus ici, comme chez l'adulte, de
gâter les dents et d'amener l'engraissement. On peut
et l'on doit même, chez eux, employer le sucre à
hautes doses, quitte à surveiller d'un peu plus près
la constipation. Le café n'a aucun inconvénient,
pourvu que le sommeil reste bon (1) et qu'il
n'existe ni troubles cardiaques, ni artério-sclérose.
Le tabac, si l'on y est habitué dès longtemps et s'il
n'y a pas abus, est sans grands inconvénients.

D'ailleurs, la ration alimentaire d'un vieillard
n'exige que très peu de choses. Chevreul dépassa de
quatre ans son centenaire en se nourrissant exclusivement de quatre ou cinq larges assiettées de soupe
par jour. Ces quatre dernières années ne furent
guère, il est vrai, qu'une longue somnolence. Mais
enfin il vivait...

---

(1) Les vieillards s'accomodent fort bien, même dans
ces cas, du café préparé à la turque, c'est-à-dire en faisant « jeter un bouillon » trois fois à une cuillerée de
café (réduit en poudre très fine) mise d'abord dans l'eau
froide avec le sucre. C'est un breuvage tonique, qui
n'excite pas trop le cœur et qui provoque beaucoup
moins l'insomnie que le fait notre café ordinaire, même
additionné d'un peu de lait.

L'appareil pulmonaire est fragile chez le vieillard. Il est presque normal, je l'ai dit dans l'article précédent, de voir ses poumons congestionnés passivement à leur base, par ralentissement de leur circulation. La plupart ont des expectorations abondantes, qu'ils rejettent de plus en plus difficilement, en raison de la faiblesse de leurs muscles intercostaux et de l'ankylose relative des éléments osseux de leur cage thoracique. Il faut se méfier de ces vieux catarrhes, auxquels on s'habitue et où le bacille tuberculeux peut s'insinuer sournoisement. La tuberculose, chez le vieillard, n'est pas si rare qu'on le croit : elle évolue lentement, d'une façon torpide, sans fièvre, sans que personne s'en doute. Et pendant ce temps, il déverse ses bacilles sur son mouchoir, qui traîne un peu partout, sur sa barbe où les petits viennent promener leurs menottes ou leurs lèvres... Il faut faire analyser de temps en temps les crachats des vieux catarrheux et, si l'on y trouve des bacilles, prendre les précautions que comporte cet état éminemment contagieux. On a vu de ces vieillards communiquer leur tuberculose insoupçonnée à tout leur entourage, et celui-ci disparaître peu à peu, tandis qu'il lui survivait. La formule traditionnelle et polie « il nous enterrera tous » prend ici quelque chose de tragique.

Le vieillard doit se garder soigneusement des refroidissements, parce que la congestion pulmonaire est, chez lui, facile, et que son poumon mal irrigué s'en défend ensuite fort mal. En pareil cas, il est de première importance qu'il repose presque assis dans son lit ou même placé dans un fauteuil, sinon l'engorgement de son parenchyme pulmonaire deviendra permanent et un œdème progressif du

poumon l'emportera. La fracture du col du fémur, je
le rappelle, entraîne le plus souvent la mort en quelques semaines, non par elle-même, mais par la congestion pulmonaire passive qui se produit fatalement
dans le lit où le blessé se trouve trop longtemps im-
mobilisé.

Comme sa peau est flétrie et peu sensible, le
vieillard sent mal les variations de température et
s'expose souvent imprudemment au froid, étant insuffisamment couvert. Il faut, pour ses sorties, et
pour son habillement à cette occasion, consulter
attentivement l'écart entre la température que marque le thermomètre du dehors et celle qu'indique
celui qui est placé dans sa chambre, et s'opposer au
besoin à certaines forfanteries qui seraient meurtrières pour l'intéressé.

Beaucoup de vieillards, cependant, sont frileux
par manque de chaleur centrale et ralentissement
général des combustions organiques. Ils ne quittent
guère le coin du feu, qu'on leur laisse par déférence,
et où ils se rendent plus fragiles encore. Ils craignent
les courants d'air et perdent la faculté, déjà amoindrie chez eux, d'adapter leur régime circulatoire
aux variations de la température. Il est donc de
bonne hygiène pour eux de faire chaque jour une
petite promenade, fût-ce dans l'appartement pendant l'hiver, afin de ne pas laisser leurs muscles s'a-
trophier encore plus, ni leurs articulations perdre
toute souplesse. Pendant les beaux jours, cette promenade quotidienne au dehors est indispensable.
Pendant l'hiver, il faut leur faire au moins quitter
leur chambre à coucher et aérer celle-ci tout le jour,
quitte à la bien réchauffer avant qu'ils y rentrent.

Plus encore que l'adulte, le vieillard a besoin d'air pur, parce qu'il respire moins activement.

Les soins du corps ont une grande importance, et l'entourage doit y veiller, car beaucoup de vieillards ont quelque tendance à se négliger sur ce chapitre, et, ayant sagement renoncé à la coquetterie, ont fâcheusement fait de même pour la propreté. Des bains leur seront imposés périodiquement, bien entendu avec toutes les précautions nécessaires pour que ceux-ci ne deviennent pas des occasions de refroidissement. Outre qu'ils raniment les fonctions de la peau, toujours languissantes, ils procurent un grand calme nerveux et combattent bien l'insomnie habituelle.

L'appareil urinaire, chez l'homme, subit des altérations fréquentes et fâcheuses qui obligent presque normalement le vieillard à se relever plusieurs fois la nuit, surtout quand s'y mêle la paralysie vésicale ou l'hypertrophie, si fréquente, de la prostate. Alors intervient la nécessité de sondages qui réclament la plus minutieuse asepsie, et quelquefois même l'intervention chirurgicale. Il ne faut pas hésiter à recourir à celle-ci quand le médecin la conseille. Elle est aujourd'hui pratiquée avec toute sécurité, même chez des sujets très âgés, à qui elle procure une parfaite tranquillité jusqu'à la fin de leurs jours. Il y a beaucoup plus de dangers à laisser s'installer une infection permanente des voies urinaires, qui peut un jour gagner sournoisement le rein, et emporter le malade dans une crise d'urémie.

La sobriété, qui devient ici la règle générale de la vie, doit s'appliquer à toutes les fonctions. Il en est une surtout à laquelle il faut impitoyablement enoncer, en dépit de l'amour-propre et même parfois de fallacieuses incitations. Les prouesses d'Abraham et quelques cas trop souvent cités à titre d'anecdotes joyeuses, sont de très dangereux exemples à proposer, sous peine de déchéance extrêmement rapide.

Les deux causes de la fin des vieillards les mieux portants, causes inévitables et dont on ne peut que reculer l'échéance par des soins attentifs, sont la congestion pulmonaire et l'obstruction intestinale.

Quant à l'hygiène du vieillard, en ce qu'elle dépend de sa volonté, un proverbe arabe l'a parfaitement résumée en disant que ses deux ennemis, ceux que lui dépêcherait un jaloux acharné à sa perte, sont « une jeune femme et un fin cuisinier ».

L'HYGIÈNE DES ALITÉS

On ne se préoccupe peut-être pas assez, dans beaucoup de familles, des conditions spéciales d'hygiène que le séjour prolongé au lit impose aux malades. Celui-ci étant commandé par une maladie déterminée, les soins qu'elle réclame passent naturellement au premier plan et absorbent toute l'attention du patient et de son entourage, voire de son médecin. Pour le reste, on se contente de veiller à l'alimentation et à la propreté.

Pourtant le séjour prolongé au lit place un sujet dans des conditions physiologiques très différentes de la vie normale, conditions dont il importe de tenir le plus grand compte, pour le maintien de la santé générale, et même pour la bonne évolution de la maladie en cours, sur laquelle cet état général exerce toujours une influence considérable.

L'alité, par le fait du repos qui lui est imposé, a des combustions organiques réduites au minimum. L'absence d'exercice entraîne une diminution extrême de l'effort cardiaque et de l'activité circulatoire. Les muscles immobilisés voient fondre leurs fibres et tendent vers l'atrophie, d'où un ralentissement plus grand encore apporté à la circulation. Les fonctions digestives sont amoindries : l'appétit faiblit parce que le besoin de réparations des forces est au minimum ; l'énergie musculaire de l'estomac et de l'intestin, que ne secondent plus, comme à l'ordinaire, les contractions de la paroi abdominale dans la station debout, est très réduite, d'où les fermentations gastriques, la flatulence et la constipation.

Le système nerveux est diversement impressionné, selon la maladie qui a causé l'alitement. Si le malade souffre il devient particulièrement nerveux, toute son attention étant concentrée, sans distraction, sur sa souffrance ; et, par suite, il dort mal, S'il ne souffre pas, par exemple s'il est condamné à attendre patiemment la lente consolidation d'une fracture de cuisse ou la cicatrisation d'une plaie opératoire, son activité cérébrale, que ne sollicite plus avec variété le spectacle de la vie, s'engourdit peu à peu ; il devient à la fois veule, paresseux, égoïste, très exigeant ou très indifférent, selon son caractère particulier.

Il s'agit donc de tout un équilibre physiologique nouveau, qu'il faut prendre en considération, si l'on veut, dans ces conditions inhabituelles, maintenir le sujet en bonne santé et le préparer d'avance à retrouver, quand l'heure en sera venue, et après une période de transition aussi courte que possible, sa vie normale.

La question du régime alimentaire a ici une grosse importance. On choisira des aliments légers, de digestion rapide et facile, et non échauffants. Pas de chocolat, très peu de thé ni de café, pas du tout si l'on peut, et pas de lait en mangeant comme on croit trop souvent devoir le faire ici : c'est le meilleur moyen de provoquer des fermentations gastriques, c'est-à-dire des gaz et des aigreurs. Si celles-ci se produisent, même avec un régime mieux compris, — et elles sont presque inévitables quand le malade prend ses repas étendu sur le dos ou à demi-couché, et se place ainsi dans les conditions les plus favorables pour faire naître l'aérophagie, on administrera, dans un demi verre d'eau, une heure environ après le repas (jamais plus tôt), une petite dose d'une poudre alcaline faite de bicarbonate de soude, de craie, d'hydrate de magnésie et de sous-carbonate de bismuth, en proportions égales. On évitera le vin. Une tisane bien chaude terminera le repas.

Si le malade est au régime lacté absolu, le lait sera donné tiède, par petites tasses, d'heure en heure, au besoin caillé, s'il est mal accepté; on administrera trois ou quatre fois par jour la poudre que je viens de mentionner, pour combattre l'effet des fermentations inévitables : on surveillera la constipation, quitte à administrer des lavages intestinaux réguliers, plutôt que des laxatifs.

On n'oubliera pas de faire rincer la bouche et brosser les dents, au moins deux fois par jour, précaution essentielle pour prévenir la mauvaise haleine et même la carie dentaire, celle-ci s'installant facilement sur une denture inoccupée, qui ne se nettoie plus automatiquement à l'occasion de la mastication des aliments.

Pour les sujets que leur maladie n'astreint pas à un régime spécial, réclamant les prescriptions particulières du médecin, les aliments seront choisis parmi les suivants : panades ou bouillies farineuses pour le petit déjeuner; à midi, œuf à la coque ou œufs mollets, poissons bouillis, froids ou chauds, avec une sauce blanche ou une légère vinaigrette, viandes grillées ou braisées, viandes froides surtout, légumes verts cuits à l'eau, farineux en purées passées, les uns et les autres avec adjonction de beurre, non dans la casserole mais dans l'assiette; cervelles et pâtes préparées de la même façon; fruits de saison, compo-

tes faites le jour même ; confitures, fromages demi-
sel ou Gervais, crèmes, gâteaux secs et biscuits, pain
grillé ou biscottes, vin blanc léger coupé d'eau non
gazeuse ni minérale.

Donc, proscrire ragoûts, sauces, fritures, hors-
d'œuvre, crudités, charcuterie de conserve, salades,
épices, mie de pain frais, pâtisseries à la crème, vin
pur et alcools, même les vins médicamenteux, qu'on
réservera, si l'on y tient, pour la convalescence.

Le malade peut s'abandonner à une très courte
sieste après son déjeuner : on en limitera la durée,
de crainte qu'elle empiète sur le repos de la nuit.

La question du sommeil est très importante. La
chambre, pendant la nuit, sera profondément silen-
cieuse et obscure, avec des rideaux épais préservant
de l'arrivée trop précoce de la lumière et du bruit.
La veilleuse est inutile : en cas de demi-réveil, elle
fait parfois naître des cauchemars. Par compensation.
il faudra aérer très largement la chambre plusieurs
fois pendant la journée, le malade restant bien abrité
sous ses couvertures s'il fait froid au dehors. En
hiver, on veillera à ce que le chauffage ne soit pas
trop intense ni l'air trop sec. Il est toujours sage de
ne pas admettre trop de visiteurs dans la chambre
du malade, surtout simultanément. C'est une occasion de faire consommer indûment l'oxygène de son
atmosphère, dont il a grand besoin, — parce que,
faute d'exercice, il n'a que des combustions respiratoires réduites, — et même de vicier cette atmosphère. Et puis cela contribue à l'agiter et à lui préparer une mauvaise nuit. Dans les hôpitaux, on sait
bien que la température des malades fiévreux est toujours plus élevée le lundi matin parce qu'ils ont reçu
des visites le dimanche.

On se méfiera de tous les hypnotiques, si tentants qu'ils soient. La morphine, en piqûres ou en suppositoires, l'opium, en pilules ou en potion, le chloral en lavement plutôt que par la voie stomacale, qu'il irrite, ne seront donnés que s'il y a souffrance réelle et si le médecin les prescrit formellement.

Le véronal et la série des hypnotiques de ce type, ne seront permis également qu'avec l'approbation du médecin : si l'on est réduit à leur emploi, on diminuera beaucoup leurs effets fâcheux en ne les donnant, comme je vous l'ai indiqué dans un autre article, que tous les deux jours, à demi-dose, et en les accompagnant d'une infusion très chaude, qui les fait vite absorber et agir plus rapidement à moindres frais.

Une affusion presque froide faite sur tout le corps est un bon moyen d'amener la sédation du système nerveux et de faciliter le sommeil naturel sans avoir recours aux hypnotiques, auxquels on finit par s'habituer et qui, ne l'oubliez jamais, sont toujours plus ou moins toxiques.

Les soins de propreté n'ont pas une moindre importance; ils doivent être généraux, sous forme d'affusions sur tout le corps, faute de bains, et se renouveler plusieurs fois par jour; ils procurent un bien-être physique et moral incroyable, de même que le renouvellement fréquent du linge.

Rappelons que, pour un séjour prolongé au lit, celui-ci doit être aménagé d'une façon particulière, avec adjonction d'un matelas supplémentaire très rigide, ou interposition d'une plaque résistante (planches, ou porte démontée), pour prévenir le creusement d'un fossé sous le poids du corps appuyant constamment au même endroit. Chez les malades pouvant rester assis dans leur lit, l'emploi de coussins en couronne est très utile pour éviter la fatigue de la peau du séant et même son ulcération : cette région sera lavée à l'eau de Cologne et saupoudrée de talc. Les ulcérations, si elles se produisent, seront traitées par des lavages à l'alcool très étendu, suivis, après séchage, par des applications de poudre de quinquina ou de poudre de Lucas Championnière, plutôt que de corps gras.

Dans toute la mesure du possible, les malades auront le dos relevé par des coussins en nombre suffisant, un pupitre, une chaise renversée, etc. Il faut prévenir la congestion passive du poumon qui résulte inévitablement de la position horizontale prolongée, congestion toujours dangereuse, mortelle même chez les sujets âgés.

La lecture, qui est la distraction ordinaire des alités qui ne peuvent s'offrir le théâtrophone ou la téléphonie sans fil — bien précieux pour certains — réclamera l'observation de quelques précautions, pour pouvoir se prolonger sans fatigue de la vue ni migraine. On ne lira pas immédiatement après les repas. On choisira des livres et des journaux à impression grosse plutôt que trop fine ; enfin on veillera à ce que le livre reçoive un bon éclairage, ce qui n'est pas toujours facile.

Il m'est arrivé de réaliser une grande amélioration de ce côté, en faisant accrocher provisoirement au mur, au-dessus du lit du malade, une grande glace, un peu penchée en avant et formant un précieux réflecteur, — petit moyen, sans doute, mais d'un effet très appréciable.

Enfin, point très important et presque toujours négligé, on préviendra l'atrophie musculaire en faisant exécuter deux fois par jour au malade, dans son lit, quelques exercices physiques compatibles avec son état particulier. Le massage et les frictions sont déjà choses excellentes. Les mouvements musculaires spontanés, développant un effort contre une résistance artificielle, sont meilleurs encore. On peut concevoir un grand nombre d'exercices de ce genre ; tous sont utiles, et je n'indiquerai ici que les plus simples, — à mettre en œuvre, bien entendu. seulement quand le malade est déjà depuis quelques jours hors de danger et que la convalescence est proche.

Pour les bras, haltères *légères*, tenues avec le poing énergiquement fermé, et soulevées successivement dans toutes les positions, verticalement, obliquement, horizontalement ; extenseurs à ressorts ou à câbles caoutchoutés maniés des deux mains ou fixés au pied du lit : bras ployé dans toutes les directions par l'effort du bras opposé, tout en lui résistant le plus possible : mêmes exercices pour l'avant-bras et le poignet. Torsion forcée du cou dans tous les sens en luttant contre l'effort de la main portée contre la tête. Torsion du thorax sur le bassin. Pour les membres inférieurs : soulèvement total et *lent* de tout le membre, bien tendu, en lutte contre la main d'un aide appuyée sur le cou de pied ; flexion du genou dans les mêmes conditions, etc...

L'HEURE DU MÉDICAMENT

Je n'ai en vue ici que les médicaments introduits par la bouche. C'est toujours une question extrêmement importante que de décider à quel moment il convient de les administrer, par rapport aux repas, afin qu'ils ne gênent pas la digestion de ceux-ci d'abord, et qu'ensuite ils produisent le maximum de leurs effets : et peut-être est-ce là un point auquel on n'apporte pas toujours l'attention qu'il mérite.

Pour rendre la visite ou la consultation du médecin aussi fructueuse qu'on est en droit de l'espérer, il convient, l'ordonnance rédigée *pendant qu'on a fait silence*, de la relire avec lui et de se faire bien expliquer à quels moments précis les médicaments prescrits doivent être absorbés : en l'absence d'indications suffisamment claires, ou si elles sont mal comprises, on peut s'exposer à des erreurs fâcheuses, voir le médicament être mal toléré, l'estomac se révolter, ou l'effet thérapeutique être considérablement réduit.

C'est ainsi que toute une série de médicaments irritent la muqueuse gastrique lorsqu'ils sont mis en contact avec elle quand elle est à jeun : l'iode et ses composés, l'acide phosphorique, le tanin, la quinine, le salicylate, un grand nombre de sels solubles ou non, l'éther, les solutions alcooliques, les vins médicamenteux, etc. Plus ou moins rapidement, selon le pouvoir plus ou moins irritant de ces diverses substances, il se produit de l'excitation de la muqueuse, de la douleur, voire des crampes d'estomac.

Il arrive même que des médicaments peu irritants par eux-mêmes, comme l'antipyrine, l'aspirine, la plupart des composés antinévralgiques ou hypnotiques, le deviennent dans ces conditions quand on les ingère en cachets ou en pilules, et en les accompagnant de trop peu d'eau. Cachets et pilules se fixent sur un point de la muqueuse pour s'y dissoudre lentement : la solution très concentrée qui en résulte peut alors exercer une action irritante, presque caustique, à l'endroit où elle se trouve. Règle générale : cachets et pilules doivent être ingérés avec un grand verre d'eau, et qui ne soit pas trop froide : une infusion très chaude, bien sucrée, est presque toujours préférable.

Il faut faire exception pour les médicaments qui ont précisément pour objet de stimuler la muqueuse gastrique, afin de provoquer l'appétit (la noix vomique, l'ipéca à petites doses, l'angusture) ou, au contraire de la calmer si elle est trop irritable (graine de lin, graine de moutarde blanche, agar-agar, huile d'olive). Ceux-là doivent être pris avec très peu d'eau, cinq minutes avant la première bouchée d'aliments, — ni plus tôt, car l'excitation serait trop forte, ni plus tard, car l'effet n'aurait peut-être pas le temps de se produire avant l'arrivée des aliments.

D'autre part, si l'on absorbe un médicament au milieu du repas, on risque, dans bien des cas, de contrarier l'action des sucs digestifs, en un mot, de troubler la digestion. De plus, dilués dans la masse alimentaire, ils ne passeront dans l'intestin que peu à peu, en même temps qu'elle : c'est-à-dire qu'ils ne

parviendront dans la circulation que progressivement, par doses fractionnées, s'échelonnant pendant
les deux, trois ou quatre heures et plus que durera
l'absorption complète du repas. L'effet thérapeutique s'en trouvera alors amoindri dans des proportions considérables, parfois réduit à presque rien,
car, l'élimination par la voie rénale s'exerçant en
même temps, il n'y aura jamais dans la masse totale
du sang, à aucun moment, qu'une faible partie de
la dose utile. Si l'on veut produire une saturation
lente, graduelle et prolongée, — comme avec les
iodures et les bromures, par exemple, — il n'y a là
aucun inconvénient. Si l'on désire au contraire agir
avec quelque énergie et quelque promptitude sur le
système nerveux ou sur le cœur, on n'obtient de
cette façon que des effets assez médiocres.

En règle générale, le meilleur moment, pour
ingérer la plupart des médicaments, se place deux
ou trois heures après le repas, selon son importance.
L'estomac n'est pas encore vidé, et le médicament,
se mêlant au résidu alimentaire, n'altérera pas la
muqueuse ; d'autre part, le travail chimique de la
digestion est accompli, suffisamment amorcé du
moins, et à l'abri de toute perturbation due au médicament ingéré. Enfin, le tout est prêt à passer dans
l'intestin : l'absorption se fera donc assez vite et
l'effet produit sera beaucoup plus puissant.

Le bicarbonate de soude et les poudres alcalines destinées à calmer l'estomac irritable, à saturer
le suc gastrique trop acide, doivent également être
ingérés une heure ou deux après le repas, à moins
que l'éveil d'une sensation douloureuse impose leur
emploi immédiat, avant ce délai. Pris au sortir de
table, ils amèneraient une saturation trop précoce

et ralentiraient le travail digestif : celui-ci se prolongeant, la crise apparaîtrait plus tard et il faudrait alors en absorber une nouvelle dose.

Si l'on veut obtenir un effet rapide, pour calmer une violente névralgie, pour provoquer le sommeil, pour stimuler le cœur ou le modérer, il faut au contraire choisir le moment où l'estomac est vide, afin que l'absorption se fasse en quelques minutes: mais, comme je l'ai dit tout à l'heure, il faut en même temps avaler une large tasse d'infusion bien chaude, pour dissoudre promptement le médicament s'il est donné sous forme de cachets, pour le diluer le plus possible et pour éviter l'excitation gastrique.

D'une façon générale, les médicaments destinés à agir uniquement sur l'estomac doivent être pris avec très peu de liquide. Par contre, pour ceux qui sont destinés à d'autres organes, auxquels ils parviendront par l'intermédiaire de la circulation, il y aura toujours avantage à les faire accompagner d'une large tasse d'infusion chaude. L'effet est beaucoup plus rapide, au point qu'on peut souvent se contenter alors de doses moindres.

Cette observation est particulièrement intéressante en ce qui concerne les hypnotiques et les médicaments cardiaques, pour lesquels il faut craindre l'accoutumance et le besoin d'élever constamment les doses.

Je ne puis examiner ici tous les cas particuliers; ce serait donner à cet article de trop vastes proportions, et, d'ailleurs, c'est au médecin de donner les indications nécessaires, lesquelles comportent souvent quelques corrections selon l'état du malade et selon la dose adoptée. Je n'ai voulu qu'appeler l'attention sur ce sujet et en montrer toute l'importance ; je me contenterai des quelques remarques suivantes, qui s'appliquent à des médicaments d'emploi usuel et spontané, à propos desquels on commet le plus d'erreurs.

L'huile de foie de morue doit être donnée aux enfants, non avant le repas, car elle empêche la digestion, ni après, car elle provoquerait des renvois pénibles, mais au milieu et plutôt vers la fin : l'indication est la même pour toutes les huiles et essences (térébenthine, gaïacol, créosote, santal). Les vins médicamenteux doivent être donnés non au début du repas, mais après, même ceux qui sont dits apéritifs.

La pepsine et la peptone doivent être prises une heure avant le repas et non au cours de celui-ci.

Les purgations doivent être absorbées, rigoureusement à jeun : il est mauvais, surtout pour les purgations salines, de les faire suivre, comme on en a l'habitude, d'une tasse de thé ; on ne ferait que diluer la solution saline, qui agit précisément par sa concentration, et la rendre beaucoup moins active. Le thé ou le classique bouillon aux herbes ne doivent être pris qu'après l'effet produit. Dans ces conditions, la purgation agit en une demi-heure ou une heure tout au plus.

Le calomel doit être pris en se couchant, deux heures au moins après le diner, qui se composera, ce jour là, uniquement d'un bol de lait sucré : c'est un purgatif lent, dont l'effet se manifeste le lendemain matin, au réveil.

VARIATIONS FAMILIÈRES
SUR QUELQUES THÈMES D'HYGIÈNE

> Ugène, Ugène,
> Tu m'fais languir,
> Ous qu'y a d'l'hygiène,
> Y a pas d'plaisir.

L'auteur de cette poésie (?) qui fit, il y a trente ans, la fortune d'une opérette, et tourna en *scie* traditionnelle, a été sans doute entraîné, au galop d'un Pégase de manège de chevaux de bois, par le vertige de la rime. Il est mort depuis, encore jeune et devenu infirme incurablement, d'où je ne veux pas induire que l'hygiène se soit vengée sur la personne de cet écrivain, par ailleurs esprit fin et charmant.

Il y a quelque chose de plus grave, en l'affaire, que cette morale à la façon des anthologies édifiantes. On peut soupçonner, en effet, que le succès énorme de cette rengaine est venu de ce qu'elle a trouvé chez nous un public naturellement disposé à admettre qu'il s'agissait là d'une idée toute naturelle, un public toujours prêt à mettre en chansons tout ce qui représente un maître, une loi, une règle...

Car c'est cela qui est ennuyeux, paraît-il, dans l'hygiène : c'est la règle, la discipline qu'elle conseille d'apporter dans la vie, laquelle n'est déjà pas si gaie, n'est-ce pas, tandis que la joie, le plaisir, c'est de satisfaire ses goûts en liberté, de ne faire que ce qui nous plaît, sans nous inquiéter de ce qui en résultera, quitte, au besoin, à s'en prendre aux autres, si cela tourne mal, — par exemple, dans la question qui nous occupe, à accuser la médecine de n'avoir pas encore trouvé le moyen de nous permettre de réparer d'un seul coup, en avalant une simple pilule, toutes nos erreurs, si anciennes qu'elles fûssent, ou de nous donner, pour l'heure de la faute, par quelque recette préventive, cette sécurité morale des bandits calabrais, qui n'hésitent pas devant un brigandage dont ils savent qu'ils n'auront ensuite qu'à demander pieusement l'absolution.

Comme, à ce point de vue, on ne changera pas, chez nous, les idées de la masse, comme, d'autre part, l'avenir d'un peuple est dans sa santé, et sa santé dans son hygiène, il ne reste d'autre ressource, aux prédicants un peu désabusés qui en ont la charge, que de s'efforcer à la rendre agréable, comme on a fait des exercices physiques en les transformant en sports, — tout au moins de combattre cette idée fausse que l'hygiène embarrasse la vie, en vieille « raseuse », qu'elle nous impose une tyrannie de tous les instants, bref qu'il est bien temps d'attendre, pour prendre des soins, que l'on soit malade. Est-ce que les animaux font de l'hygiène ?...

Eh mais, les animaux en font! Ils se baignent avec délices, et il y a longtemps qu'on sait que le cochon, s'il se roule dans la vase, c'est qu'on ne lui offre rien de mieux pour ses ablutions. Combien d'autres animaux passent une partie de leur temps à se nettoyer, de la langue, faute de mieux, du bec ou des pattes, à supprimer leur vermine avec une ténacité qui ferait honte à bien des humains! L'homme est un des rares animaux qui n'aient pas l'instinct inné de la propreté : l'enfant qui en aurait le goût naturellement, sans qu'on le lui ait inculqué, serait vraiment une exception. On dirait qu'à mesure que l'intelligence s'est développée dans les anthropoïdes, l'instinct s'est retiré devant elle, en lui laissant la responsabilité de veiller seule à notre santé. Faut-il rappeler que la plupart des animaux ne mangent que quand ils ont faim (1), qu'ils se couchent volontiers, s'ils en ont le loisir, après leurs repas, et, non le dos, mais le ventre tourné vers le foyer, ce qui est absolument logique, et que certains d'entre eux, même, savent faire la diète et se purger avec des herbes judicieusement choisies, quand ils sont malades?

L'hygiène est à la santé du corps ce que les religions ou la philosophie sont à celle de l'âme, ce que les lois sont à celle du corps social; les unes et les autres s'imposent par la connaissance des sanctions, sanctions corporelles dans le premier cas, sanctions morales, actuelles ou futures, dans le deuxième; sanctions pénales dans le dernier.

C'est pourquoi, en matière d'hygiène, ce sont les préjugés et l'ignorance qu'il faut combattre tout d'abord : ce sont les sanctions qu'il faut faire connaître ensuite. Comprendre, a dit le poète, c'est avoir à moitié pardonné. Connaître un péril, en cette matière, c'est l'avoir plus qu'à demi conjuré. Rien

---

(1) Il est vrai que les animaux sont capables de se pervertir à notre exemple et dans notre fréquentation trop intime : c'est le cas des petits chiens d'appartement à qui nous apprenons la gourmandise pour nous amuser, et qui, d'ailleurs, l'apprennent fort bien. Mais ils ne vivent pas vieux...

n'est plus vrai en matière d'hygiène et c'est à quoi, si l'on veut bien nous rendre justice, se seront efforcées ces modestes causeries.

Le second point, c'est de présenter les précautions hygiéniques nécessaires comme autant de pratiques faciles et, s'il se peut, agréables, sinon d'une façon immédiate, du moins pour le bien-être qu'elles procurent tôt ou tard, et que le sujet finit bien par constater lui-même. Il est plus facile de guérir un vice en lui opposant un autre vice, moins dangereux, qu'une vertu. Ici, à la paresse, à l'incurie, il faut opposer l'égoïsme bien compris.

Il faut insister sur la sensation si nette d'euphorie, de « confortable » comme disent les Anglais, qui succède aux ablutions matinales et surtout au bain. Pendant la grande guerre, je me suis trouvé dans un train qui nous ramenait de l'avant, en compagnie d'une troupe de braves poilus, héros magnifiques, hirsutes et vermineux. Au cours d'un long arrêt à une station, ces braves passaient leur temps à boire, à faire mille plaisanteries et à chanter à tue-tête les prétendues infortunes conjugales du chef de gare. En face de nous vint stationner un train de soldats anglais qui, dès l'arrêt, se précipitaient vers la pompe, se déshabillaient jusqu'à la ceinture, et, au cœur de l'hiver, se douchaient le torse et le cou, se frictionnaient dans une véritable joie, et remontaient ensuite dans leurs wagons, roses et frais, soigneusement rasés, d'ailleurs, et faisant plaisir à voir. A ceux-là, l'éducation, l'exemple familial et surtout l'expérience personnelle — l'égoïsme bien compris, ai-je dit, — avaient appris depuis longtemps que se laver est une véritable volupté.

Volupté également l'entrée dans du linge frais

et blanc, le remplacement des chaussures, au retour du travail, par de larges pantoufles où les pieds se reposent.

La culture physique, si nécessaire à tous les âges, n'exige pas, comme on se le dit trop facilement pour s'en dispenser, une grosse perte de temps quotidienne, l'emploi d'engins compliqués, ni la fréquentation d'établissements spéciaux et coûteux. Je sais des gens qui, chaque jour, se contentent d'un simple manche à balai, tenu des deux mains à chacune de ses extrémités, qu'ils font passer bien horizontalement plusieurs fois au-dessus de leur tête, en partant du voisinage le plus prochain du sol, sans plier les genoux, pour le rabattre ensuite au niveau des reins. Cela prend trois minutes, le matin, avant de s'habiller, et si on le répète chaque jour, il n'en faut pas plus pour développer le thorax et maintenir bien droite la colonne vertébrale jusqu'à un âge avancé ; l'impression de souplesse et de légèreté que l'on éprouve ensuite est vraiment délicieuse. Croyez-moi, l'hygiène ainsi comprise devient aisée et agréable dès qu'on s'en est fait une habitude.

L'hygiène alimentaire n'a rien, quoi qu'on en dise, qui ressemble à une pénitence. On vous recommande avant tout de bien mastiquer, surtout le pain, de manger lentement, de boire peu en mangeant et à petites gorgées, de ne pas manger au delà de votre appétit, de ne pas stimuler artificiellement celui-ci par des condiments auxquels on s'habitue fâcheusement, poivre, moutarde, vinaigre, enfin d'être très sobre quant à certains aliments agréables et peu utiles, dont on ne doit pas ignorer les méfaits en cas d'abus, vin pur, liqueurs, sucre et pâtisseries. Usez de tout ; n'abusez de rien. Et si, quelque jour vous avez succombé à une tentation, — car, enfin, la chair est faible, — rétablissez votre *moyenne* par l'abstinence à l'heure du repas suivant. Tout cela n'est pas bien difficile ni bien pénible, et nous laisse encore tout loisir de passer quelques bons moments à table. Préférez-vous attendre, pour prendre ces bonnes habitudes, et si simples, qu'éclate un jour une bonne dyspepsie, que vous n'aurez pas volée, et qui vous imposera, pour un temps au moins, des restrictions fâcheuses et un régime assommant ? Notre égoïsme lui-même n'y trouve-t-il pas son compte, puisque c'est le meilleur moyen de conserver toujours notre estomac en bonnes dispositions, comme on conserve indéfiniment ses dents en en prenant soin chaque jour ?

Les sports sont une ressource précieuse pour employer les heures de loisirs, en entretenant en soi un excellent état général, une euphorie qui nous fait trouver la vie belle, — bien mieux, plus durablement, plus innocemment surtout qu'un verre d'alcool. Cela ne donne-t-il pas autant de plaisir vrai que de jouer aux cartes autour d'une boisson alcoolique dans l'atmosphère viciée d'un café ou d'un cercle ?

Ce n'est pas non plus un bien gros effort que de choisir pour sa chambre à coucher la pièce la plus claire et la plus ensoleillée de l'appartement et d'en maintenir les fenêtres ouvertes en permanence dès qu'on en est sorti, et même de les entre-bâiller très légèrement pendant la nuit, derrière les rideaux fermés, — quitte, bien entendu, à faire du feu dans la chambre s'il fait froid et à se bien couvrir dans son lit. Aussitôt qu'on aura pris cette habitude, on constatera soi-même que le sommeil pris dans une pareille chambre est infiniment plus réparateur, et l'on ne pourra plus dormir autrement.

Ces exemples, dont je pourrais facilement allonger la liste, suffisent à ma démonstration. Jean-Jacques Rousseau prétendait que l'homme naît honnête et bon, et que c'est la fausse morale sociale qui le pervertit. Il est plus certain que l'homme naît apte à se bien porter et à vivre vieux, et que la plupart de ses maladies non accidentelles résultent de ses imprudences, les unes inconscientes, dont il lui est facile de se préserver en se renseignant, les autres acceptées par veulerie et mauvaise éducation de la volonté. L'histoire de presque toutes les affections chroniques qui abrègent l'existence n'est, quand on l'analyse un peu soigneusement, que celle d'un lent suicide quotidien, et il y longtemps que Senèque a dit que l'homme ne meurt pas mais qu'il se tue.

AU CONFESSIONNAL DU MÉDECIN

Le médecin, dit-on communément, est un confesseur; ce qui signifie qu'il faut tout lui dire et qu'il saura tout garder.

Il y a beaucoup plus d'analogie qu'on ne le pense entre les méthodes d'hygiène du corps et celles de l'hygiène de l'âme, qui sont les pratiques religieuses, et cette analogie, aux âges anciens, a pu aller jusqu'à la confusion complète.

Et je m'autoriserai de ce rapprochement, où je supplie qu'on ne voie aucune impiété, pour vous adresser, à la fin de ce volume, un dernier sermon, qui portera, si vous le voulez bien, après l'abstinence que je vous ai si souvent prêchée, sur la confession, je veux dire sur le genre de confession que nous attendons de vous, puisque confesseurs nous sommes.

Ces considérations ne me paraissent pas inopportunes à l'heure actuelle, autrement dit à notre époque, car mon expérience de ce rôle est, hélas! assez vieille pour m'avoir permis de remarquer qu'ici, comme sur bien d'autres points, l'évolution des mœurs avait amené peu à peu des changements notables dans les rapports entre le médecin et le malade.

Les mœurs ont changé, en effet. Des notions médicales ont pénétré de plus en plus dans une grande partie du public, non pas, malheureusement, les notions d'hygiène, du moins à un degré suffisant, et telles qu'on s'est efforcé à vous les présenter ici, mais un certain degré de connaissances médicales très superficielles, très éparses, issues de la publication, dans la grande presse, des comptes-rendus des Académies, nées de la lecture des prospectus tendancieux et roublards des spécialités pharmaceutiques, et aussi, depuis la guerre, des conversations des personnes qui ont rempli les fonctions d'infirmières dans les hôpitaux, et qui, elles aussi, — *miles gloriosus* — racontent volontiers leurs campagnes.

Bref, par quelque voie que ce soit, une bonne partie du public se croit fondée aujourd'hui à avoir « des idées sur les maladies », et l'esprit avec lequel on réclame et l'on reçoit les conseils du médecin diffère très sensiblement de celui d'autrefois.

Jadis, un malade entrant dans notre cabinet disait : « Voilà ce que je ressens. Qu'est-ce que c'est, et qu'est-ce que je dois faire ? »

Aujourd'hui, il dit en arrivant : « J'ai telle maladie. J'ai fait telle chose, qu'on m'a conseillée et qui a, d'ailleurs, réussi à un ami qui éprouvait les mêmes symptômes. Je voudrais bien savoir pourquoi cela ne s'en va pas ! Et puis, docteur, comment cela m'est-il venu ? »

Ce souci de l'origine du mal est la préoccupation principale du consultant. Il n'y faut pas voir un louable désir de rechercher la faute d'hygiène qu'il a pu commettre, afin de ne plus y retomber, car, dès que vous passez en revue avec lui la série des erreurs possibles, dans son cas, il les écarte toutes : il est innocent comme un nouveau-né. Si vous l'interrogez sur la santé de ses ancêtres, ils sont à l'abri de tout soupçon. Quand vous avez, si vous possédez un peu de flair et beaucoup d'incrédulité, mis le doigt sur la cause vraie, il s'en défend plus que de toute autre : on dirait que son amour-propre est mis en jeu. Au fond, il décline à l'avance toute responsabilité et vous demande de l'aider à mettre en cause celle d'autrui, les bureaux mal balayés, les magasins trop chauffés, le métro où l'on coudoie toutes sortes de gens. J'attends le jour où quelqu'un, qui se sera cassé la jambe, dans la rue, en glissant sur une pelure d'orange, attaquera le préfet de police, responsable du mauvais balayage. Bref, tout le monde est responsable, excepté lui. Dites-lui qu'il mange trop, qu'il ne prend pas assez d'exercice ; il vous dira qu'il ne peut pas faire autrement. Expliquez à cette dame qui s'enrhume sans cesse, qu'elle a tort de se décolleter en hiver, de s'habiller en décembre comme elle devrait l'être en été, et en été comme elle devrait l'être en décembre, — si elle éprouve certaines douleurs abdominales, qu'elle porte des talons trop hauts ou un corset trop serré, elle vous regardera comme un ignorant ou comme un malappris, ce qui est encore bien plus grave.

Une dame, genre très « nouveau riche », vint un jour me demander un moyen de la faire maigrir. Elle était en effet énorme, sanglée et haletante. Sa confession fut la suivante : « Je me lève tard, *naturellement*, parce que je me couche tard et que je dors mal. Je déjeune dans mon lit (chocolat, pain beurré), vers 10 heures, et me lève à midi. Je déjeune à 1 heure et de très bon appétit. L'après-midi je fais des visites, — en voiture, *naturellement*, parce que je marche avec difficulté. Je goûte plusieurs fois, en visites, il est vrai. Oh, seulement, quelques tasses de thé, — avec des gâteaux, *naturellement*. Nous dînons à 8 heures, presque toujours en société. Nous sortons ensuite, quand nous ne recevons pas : nous allons au théâtre ou faire un bridge chez des amis... Et comme tout cela fatigue un peu, *naturellement,* nous soupons avant de nous coucher... »

J'essayai d'expliquer à cette dame qu'elle avait fait exactement tout ce qu'il fallait pour engraisser, qu'elle devait manger moins, dormir moins, marcher davantage... Elle ouvrit des yeux ronds comme des hublots et, peu à peu, s'indigna : « Alors, c'est tout ce que vous avez trouvé pour mon cas? Ne pas boire et ne pas manger? J'en savais autant que vous, et ce n'était pas la peine que je me dérange pour apprendre un si beau secret. Je pensais que vous alliez me donner une recette, une pilule à avaler, un sérum, une piqûre, une friction, une ceinture, que sais-je? qui m'eussent permis de maigrir, *sans rien changer à mes habitudes.* (Je reconnus le cliché des prospectus pharmaceutiques). Vraiment la médecine a fait bien peu de progrès... »

Il y a quelques siècles, cette brave femme eût cherché le nom du saint le meilleur à invoquer dans son cas. Comme c'était simple, en ces temps-là !

Aujourd'hui, c'est dans le même esprit que la même catégorie de personnes, par exemple, entendent n'admettre aucune limite à leur vitesse en auto et s'inquiètent seulement de découvrir le personnage qui saura faire lever leurs contraventions...

Hélas! dans notre société où la notion du devoir — devoir personnel et devoir social — diminue à mesure que grandit celle du pouvoir de la protection et des « relations », il y a un coin inviolable où aucune influence politique ou de famille ne pénètre : c'est la santé. Ici, tout se paie, et au juste tarif, souvent aussi avec application de la loi de sursis, à condition de n'en pas abuser. Et c'est une bien fâcheuse tournure d'esprit que de vouloir considérer toujours l'arrivée de la maladie comme une injustice du sort. C'est vrai quelquefois : une diphtérie, une fièvre typhoïde, peuvent vous atteindre aussi bêtement qu'une pierre qui se détache d'un balcon. Encore trouve-t-on assez souvent ici une cause de contagion qu'avec un peu d'attention on eût pu éviter. Mais quand notre estomac, notre intestin, notre cœur, nos reins sont détériorés par des troubles déjà anciens, c'est le plus ordinairement à la suite d'une longue série d'erreurs d'hygiène que nous n'aurions pas dû commettre, et dont il faut nous accuser franchement en présence du médecin. Vous devez l'aider dans son enquête, qui est faite dans votre intérêt, afin qu'il découvre précisément les erreurs à redresser, dont vous n'avez pas deviné l'importance. Et n'imitez pas ce jeune idiot qui, sortant du cabinet d'un médecin qu'il était allé consulter pour des palpitations, disait : « Je lui ai dit que je ne prenais pas de café, parce que je suis bien sûr qu'il me l'aurait défendu. »

A cet interrogatoire du médecin, répondez avec sincérité : dites tout, mais n'en dites pas plus, si j'ose ainsi m'exprimer. Je veux dire : ne vous perdez pas en détails oiseux, en souvenirs familiaux sans valeur. Ne lui racontez pas tout votre voyage en Suisse à l'occasion d'une entorse survenue dans les Alpes. Ne vous essayez pas à formuler des explications en rattachant arbitrairement, les uns aux autres, des faits dont le praticien peut seul, en connaissance de cause, établir le lien. Ne dites pas : J'ai eu mal, à l'estomac parce que, la veille, j'avais mangé tel mets. Dites votre menu au complet ; c'est le médecin qui trouvera le mets coupable, lequel est peut-être celui qui vous plaît le plus et dont vous aurez sans doute abusé. Que de fois j'ai entendu cette phrase : « Mais, Docteur, vous me défendez tout ce que je préfère! » Et je réponds : « Vous me prouvez que j'ai touché juste. C'est parce que vous avez trop « préféré » ces choses qu'elles ont fini par vous devenir nuisibles. »

Soyez francs et soyez aussi.. un peu intelligents. En d'autres termes, employez utilement à la consultation le temps que vous consacre le médecin, lequel a, convenez-en, d'autres malades que vous à voir. Si, sur la demi-heure d'usage, vous perdez vingt minutes en préparations oratoires, en déshabillages prolongés, ne vous plaignez pas s'il ne lui reste que quelques minutes pour vous examiner, conclure et rédiger, après mûre réflexion, son ordonnance.

Et surtout ne causez pas intarissablement pendant qu'il écrit celle-ci. C'est, nous le savons bien, une forme de la nervosité pendant l'attente du jugement; mais c'est aussi le meilleur moyen de faire commettre, fût-ce à un dieu, des oublis ou des erreurs de plume, dont vous seriez la première victime.

Dans un autre ordre d'idées, ne cherchez pas à obtenir, en une seule séance, une réponse à toutes les questions les plus diverses qui vous préoccupent depuis de longues années. Laissez-vous, si c'est nécessaire, mettre « en observation » pour juger de l'effet du traitement. Les artilleurs les plus habiles ont droit à trois coups de canon pour toucher le but.

Nous connaissons tous la dame qui sort de son sac la liste, écrite d'avance, de tous ses maux, « la dame aux petits papiers », disait Charcot. Ce geste suffit déjà à orienter notre diagnostic, et caractérise une nerveuse, très occupée de sa propre personne, attachant de l'importance aux plus minimes événements qui lui adviennent et les plaçant tous sur le même plan. C'est le plus sûr moyen de se préparer une oreille distraite. Logiquement, le médecin sera en méfiance, laissera poliment passer le flot, et décidera de ne s'en rapporter qu'à ce qu'il aura constaté lui-même... si vous lui en laissez le temps.

Au total, voyez en lui un bon conseiller et ne vous efforcez pas à en faire un complice. Ne cherchez pas à « l'épater » en voulant lui persuader que votre cas est le plus extraordinaire qu'on ait jamais rencontré, qu'il faut en parler à l'Académie, etc., le tout pour faire figure, assez sottement, d'une sorte de personnage. En effet, sottement, puisque, tout au contraire, plus votre cas est ordinaire, mieux on en connaît la nature et le traitement, tandis que, s'il est vraiment inédit, chose fâcheuse pour vous, le médecin devra s'en rapporter à son inspiration, et celle-ci est toujours moins sûre que l'expérience.

On ne mérite pas toujours les maladies que l'on a. Mais on a toujours le médecin, ou plutôt la consultation, que l'on mérite.

TABLE DES MATIÈRES

MATIÈRES DU TROISIÈME VOLUME

PARIS
IMPRIMERIE PAUL DUPONT
4, RUE DU BOULOI.